中医理论热力学论

李 诚 著

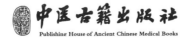

中医古籍出版社

Publishing House of Ancient Chinese Medical Books

图书在版编目（CIP）数据

中医理论热力学论 / 李诚著 . —北京：中医古籍
出版社，2023.1

ISBN 978-7-5152-2584-5

Ⅰ.①中… Ⅱ.①李… Ⅲ.①中医学—热力学 Ⅳ.
①R2-05

中国版本图书馆 CIP 数据核字（2022）第 190582 号

中医理论热力学论

李诚　著

责任编辑	王　梅	
责任校对	赵月华	
封面设计	艺点锦秀	
出版发行	中医古籍出版社	
社　　址	北京市东城区东直门内南小街 16 号（100700）	
电　　话	010-64089446（总编室）010-64002949（发行部）	
网　　址	www.zhongyiguji.com.cn	
印　　刷	北京市泰锐印刷有限责任公司	
开　　本	710mm×1000mm　1/16	
印　　张	18.5	
字　　数	303 千字	
版　　次	2023 年 1 月第 1 版　2023 年 1 月第 1 次印刷	
书　　号	ISBN 978-7-5152-2584-5	
定　　价	78.00 元	

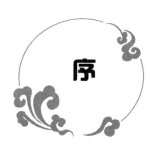

序

　　注重用现代科学解码中医药原理，是传承和发展中医药事业的重要命题。作为一名中医药科技工作者，我深知该命题意义之重大。二十多年前我便带领科研团队，率先从热力学角度对中药寒热药性等中医药基本理论进行了探索研究，并取得了一些积极进展，首次提出了中医药（药性）热力学观，建立了相关的评价方法，揭示了"寒者热之，热者寒之"的科学合理性。我们认为，生命体系本身是一个复杂的开放的热力学系统，从热力学角度审视和研究中医药，可为科学解码中医药原理打开一个新的窗口。

　　我与李诚先生素未相识，他毕业于山东师范大学化学系，长期在一个与化学和中医药几乎无关联的山东省电力学校工作，却潜心琢磨中医药与热力学的科学关系。去年以来，他几次电话联系我，我们进行了较深入的交流，分享了他基于自己二十几年工程热力学教学工作而深入思考中医理论的心得，深为其热爱中医、思考中医的热忱和执着所感动。李诚先生所著的《中医理论热力学论》，对我来说处处充满新奇感和启发性，作者这种勇于探索、勇于创新的精神让我肃然起敬。

　　以临床价值和科学内核为基础的中医药传承与创新是中医药科学发展的真正要义。多年来，中医药现代化发展取得了令人瞩目的成就，但是对中医药核心理论的研究重视不足，对于中医药核心理论的多维度、深层次的探索和解析还不够深入。李先生十多年来，也积极探索应用热力学理论解码中医药原理的科学内涵，取得了系列学术成果，并推出心血之作《中医理论热力学论》专著。该书巧妙地以热力学理论推演出阴阳、五行、六气等中医药理论；应用等效体循环法、精微化能法对中医药学与热力学的共性提出了自己的关联思考，并将热力学和中医药理论进行了对接和整合，促进了西方现代物理学与东方传统医学的思想碰撞和交汇。李先生还试图将阴阳、五行、河图、六气和藏象等理论统一起来，以形成整体，这更是难能可贵的。相信该书的出版，对科学解码中医药原理会提供有益的参考和启示。

诚然，由于多方面的条件所限，李先生的《中医理论热力学论》目前还处于探索思考和起步阶段，能否在实验或临床中得到重现或验证，尚需假以时日、假以物力。但不管怎样，在当今浮躁之风蔓延的科技界，能够静下心来，专注于学术问题的探索和研究，这本身是非常值得称道的。

故欣幸然，乐为之序。

研究员　专业技术少将
全军中医药研究所所长
中华医药学会常务理事　2022.8.15

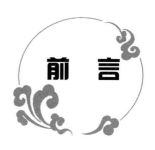

前言

（一）

语言的翻译，是由一种语言所述知其所指，再把所指表述为另一种语言。说起来很容易，但将中医基础理论翻译成现代科学语言，却成了一大难题，其中的关键问题是理论内容的所指不明。

有人说中医是超科学，有人说是艺术，有人说是朴素的唯象理论……无论哪种说法，虽然对中医学的层次定位具有天壤之别，但都有不是科学之意。

道理、天理、物理、伦理，之所以有这么多的理，是因为中华文化是讲理的，国人是爱讲理的。怎可借一个"唯象"的帽子，就可以逃避不究其理的责任？艺术不是科学，但也绝不会违背科学，也是有规律可讲的。中医毕竟不是艺术，怎可用"艺术"遮掩回避掉讲其理呢？无论"超科学"一词到底是如何定义的，但其中终究包含了"科学无法解释的规律"之意，免不了置中医学于神秘。

五年前，笔者信翻医书，边学边借助热力学知识来解读，很快便发现中医学理论与热力学是相通的，便不满于那些评价了。受好奇心驱使，不断求索，日积月累，便想记录下来，这是2018年底的事。近三年来，边思考边书写，边书写边修改，便有了本书这个模样。借助热力学和易学知识努力推演出中医学理论，是本论的主题内容，当然并没有全部做到如此。推演过程是高度抽象的，但结论是形象直观的，"唯象"不过是抽象的表象。

为什么中医学基本理论中有那么多有效的哲理？这是因为这些哲理是将其科学原理向上泛义化而得到的，自然就能包容其科学内容了。

本书内容谈不上"论"，不过是笔者的读书心得，但又是"论"，因为内容具有内在的科学逻辑性。

（二）

小时候没什么可看的，偶然会有几本书。早已忘记了书名，特别吸引我的是书中的探险故事。细节也是忘了的，大致的情节却是记忆深刻的。受好奇心驱动，主人翁只身野外寻宝，历经千难万险，终于如愿以偿。或许因为有同样的好奇心，我好向往自己也来这么一段精彩的探险。

随着年龄和知识的增长，这种好奇心便逐渐转移到知识上来了。大学以前，一直幻想着成为一名科学家。这种幻想的破灭，来得很快，那是上大学期间。因为我发现自己不仅智力平平，尤其可怕的是精力不足。不甘与无奈扯拉到那个程度，经历了艰难痛苦的煎熬后，便也接受了。

内心的种子，总是会偷偷萌发的。虽然早已没有了远大的志向，压根不敢遥问科学之难，但总是喜欢究问接触到的东西。其过程经常充满了曲折艰难，而又乐趣横生，每每体验到豁然开朗的酣畅淋漓感。此时，我便会联想到打开"宝盒"的瞬间，这是我经常性的"探险"活动。

大约在2009年，一日忽然意识到"太极生两仪，两仪生四象，四象生八卦"是世界的一种运化模式。醍醐灌顶，知识和思想当即便聚拢于此。又碰巧我终于有了精力，便想试探其普适性。

自此便拉开了序幕，开始了将其应用于不同学科的长途"探险"。

对易学普适与否的好奇，让我不断转移领域。先是试探传统文化经典，接着是汉语语法，又转战管理学。摸摸索索，磕磕碰碰，不知不觉便走到了2016年中。虽然依然身处茫茫黑夜，但总是不断有希望之光在指引着我，激励着我不断向前。每前进一步，就总觉得挖到了一个宝藏，兴趣便越来越浓。然而，"探险"的旅途还是没有尽头。虽然兴奋总能战胜失望，但情感上的不断轮替，让我更易筋疲力尽。我停留下来，回望"探险"的历程，猛然意识到自己不能再企图走捷径了，必须从基础做起，真正弄明白传统文化有关理论的基本内涵。传统文化的最佳范本是中医学，于是便决定学习她。

时至今日，对前面的很多难题，不能说都明白了，但总可以说排除了大量的不确定性。然而，此时却收获了对中医学理论的新认识。这，却又是未曾想过的。这样的可以与人共享的意外收获，不正合乎探险特征了吗？当年考大学时，因厌恶背诵而拒绝学医的建议。未曾想，在职业生涯末期，却不经意间踏进了中医学！冥冥之中，若有神灵安排，"探险"或许是我今生注定的宿命？

面对这个意外收获，我心中突然响起一种声音：向中医学与热力学的先辈们致以崇高的敬礼！正是因为先辈们的开拓，才使我今生有了一个稍微像样的"探险"之旅。这种感谢，是自心底油然而生的！

（三）

中医学的科学解读，路还很远。本论还十分稚嫩，主要记录了自己的学习心得。心得不完善，内容便不会形成合乎学科要求的知识系统，而且其中一定有诸多错误。我深深地知道，自己智力平平，对热力学也是一知半解，又不自量力地应用于新的领域，焉能不出错？但我也相信，本书还是有用的，可能在黑夜中展示出了一条通向宝藏的路。虽然只是布满了荆棘、险象环生的羊肠小道，但是通的，只要不断地修补扩充，就有希望成为康庄大道。自此，科学于中医学便有了着力点。

将路扩修，当然是我的兴趣，但不敢奢望。这主要是受到了知识上的限制。坦率地说，至今我没有读完一本中医书。基本是把中医书当成了手册，边用边查。如果中医学理论的知识是100分的话，那么往高里说，我也就有10分，而关于中药、诊断和治疗的知识，则不超过1分。这么多知识上的空白，余生只能偶然翻翻了。若有中医人士不弃，一起来继续研讨中医学与热力学，那将是余生之大幸！100多年来，中医日渐式微，与中医界不能说清理论有关。笔者希望本论能成为中医支持者批驳的靶子，以助兴中医。

笔者当下想返回去，继续用传统文化的理论去改写汉语语法、文化学和管理学等。

（四）

一路风尘，一路艰辛。假设、求证、推翻、重来，不断循环。一路心血，一路孤独。没有家人对我的全力支持，这路是不可能走出来的，衷心感谢我的家人给了我安心探索的巨大空间！

李　诚

于岱下

2021 年 11 月 10 日

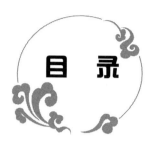

目 录

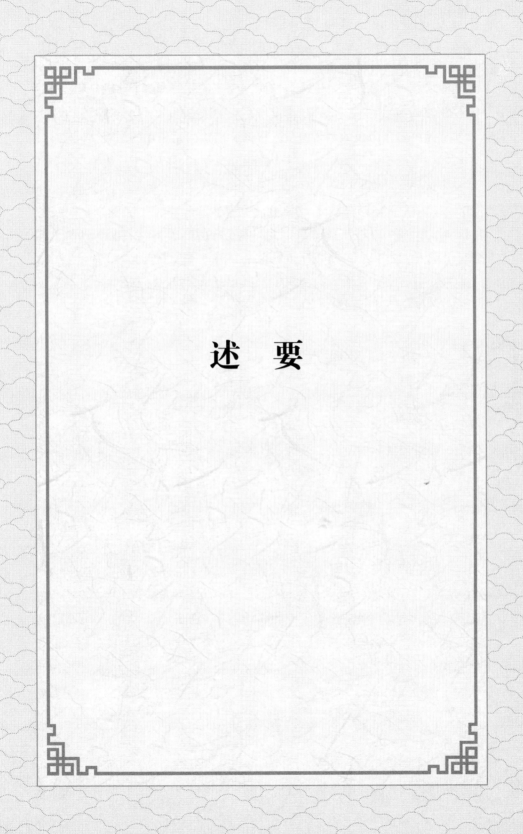

述　要

人赖水谷而存活。从水谷的化学能中提取到功是生理的根本任务，其他功能均服务于该任务。生理是如何完成该任务的？这个问题是生命之所以存在的根本问题，医学必须给出回答。中医学给出了完整的解答，只是其理早已沉陷在历史的烟云中了。本论所描绘的正是她的面貌，只是采用了现代科学的描述手法而已。这个面貌如此简约，以至于可用寥寥数语说完。为及早明了她的面貌，以便对该论内容有整体方向感，这里便用极简的语言，结合生活接触到的"机器"解说如下。

本论的核心内容是借助热力学知识，阐明中医学理论所运用的模型。关于生理的这些模型，是相互关联在一起的，并且形成了一个中心，这便是河图。往河图内部看，按结构单元由大到小，便有了阴阳学说、五行理论和藏象学说。往河图之上看，便提出了六气学说。

一、中医学的生理模型

某个角度的科学分析当然是不全面的，但其结论也是不可违背的，研究也可由此而起。本论，便是选择了一个特定的角度来研究生理的。这个角度，便是能量转换所遵守的热力学规律。人作为动物，须发生机械运动。无论发生的是速度变化，还是位置改变，都起于功的输出。

这些功从哪里来？

站立时，手能动。这个动能，不是来自势能，只能来自热能或化学能。自发的化学反应具有输出功的能力，又常常具备输出功的机制（如气体膨胀）。人之动对应的动能，来自精微的化学能是符合实际的，也是十分自然的理解。但这样将"压平"了五脏六腑，使它们在能量转化中具有平等的角色，都只是为精微发生反应提供场合，便不会形成由不同功能单元组成的五行系统。与该思路不同，中医学认为动能直接从热能而来。完成此化热为功任务的简洁系统，一定是生理的基础模型。实际上，生理的能源是食物。食物提供的是化学能。为了继续使用化热为功的物理模型，便需要先将化学能化为热，这便需要将精微热化。如此，高级的化学运动便归结为了低级的物理运动，便会扩大相应结论的适用范围。精微热化使化学运动归算了物理运动，这便是可以采用普适性易理来研究生理，在方法论上的成因。这种天才的想法，过于大胆。在现代科学中，没听说有这样处理的实例。

1. 自热体稳定取热的动力循环

（1）工作于热体与冷源间的动力循环——"蒸汽机"

生理要稳定不断地输出功，便不能不形成稳定的动力循环。热力学指出，这最少需要一个稳定的供热者和一个稳定的受热者。供热者与受热者，都属热源。热源是能不断释放或吸收热量，而温度不变的物系。有了热源，对于连续不断地对外输出功或热的循环便有了能源上的保障。这对于理论的简化，是必要的，也是合理的。除环境是一个很好的冷源之外，现实中鲜有可供生理利用的热源。动力循环的热量提供者通常不是热源，而是热体——温度会随热量的进出而变化的物系。

如图 0-1 的左边所示（设右边的"空调"没有工作），"蒸汽机"利用高温热体向低温热源的散热，而提取到功。随着过程的进行，热体的温度逐步降低，工作温差会越来越小。当小到一定程度时，提供的功便难以满足需要而发生问题。对于需稳定输出功的系统而言，必须想办法解决这个问题。

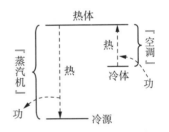

图 0-1　河图所涉能量间的关系

（2）使热体变成热源的负向循环——制热"空调"

为了功获得的稳定，需要维持高温热体的能量稳定，这便需要在取热的同时向其供应等同的热。热体因此便成了热源。"空调"能把热从低温转移到高温，向热体供热的工作可由"空调"来完成。这也意味着"空调"与"蒸汽机"共用了同一个热源。

"空调"为"蒸汽机"提供热量，"蒸汽机"为"空调"提供功。如果"空调"工作所耗功大于"蒸汽机"输出的功，两者的联合便无法持续。只有所耗功小于"蒸汽机"输出的功时，方能持续进行下去。这必然要求"空调"的工作温差要小于"蒸汽机"的，即"空调"的冷体温度必须高于"蒸汽机"的冷源温度。"蒸汽机"与"空调"的工作温度区间关系，如图0-1中的纵向高低所示。

（3）"蒸汽机"与"空调"的联合——"河图"

由上可知，想让工作于热体与冷源间的动力循环稳定运行下去，需要为其附属一个制热"空调"发生的负向循环，以便将热体变为热源。"河图"，便是这种两循环形成的整体。之所以加引号，是因为这样的河图依然不能稳定运行，因为图0-1中的冷体不是冷源，能量供应依然不稳定。

2. 化化学能为热——精微热化

精微热化一方面将化学变化归算为了物理变化，另一方面使图0-1中的"冷体"变成了低温热源，从而满足了系统稳定运行的需要。精微虽然可以功化（见§3-4），但在图0-1中所列示的"设备"功能中，没有功化。

（1）只有精微热化

生理的实际系统，显然不可能是0-1所示"河图"所直接对应的系统。因为人体内既不可能有温度高的"热体"，也不可能有高于体温用于供热的"冷体"。没有却还要有，就只能是一种"等价"的了。限于生理的实际情况，与热等价的能量不可能是机械能，只能是饮食物的化学能。饮食物是物质，却被视为能量。这是化物为能，是物的能化。真正能为生理所利用的是饮食物中的精微，便称为精微能化。说得准确些，这里是精微热化。有了精微热化，在没温度更高的地方，便可"凭空"形成供热者，图0-1中的冷体与热体便是这样而成的。水谷的摄纳是不连续的，根本谈不上稳定性。但水谷以精微的形式在体内储存、调用，再经热化，便可使图0-1中的冷体成为源源不断稳定提供热量的冷源了。

中医学在理论上，将精微热化之"热"视为图0-1中冷体从外界接受的热，继而冷体再转输给热体，这便使"两体"都变成了热源。

（2）没有精微功化

人体内当然没有"蒸汽机"这样的设备，人运动所赖的动能实际是怎么来的？找来找去，只会有一种结论，即只能是由精微化学能而来。功来自精微的化学能，将精微视为相应的功，便是精微功化。第八章认为相火是由体内供功器提供的，"相火"在供功器中的储存方式只能是精微，这便需要精微功化了。但在图0-1所示的模型中，并不需要考虑相火，便不涉精微功化。

虽然功实自化学能而来，但在中医学理论中，因已将精微热化，便不能再考虑化学能，即功只能是"蒸汽机"直接从热中转化出来的，便一定没有精微功化。

3. 可稳定工作的动力循环——河图

将精微能化后，生理便成了一个只有物理运动的河图。

河图有一工作于热源与环境冷源间的"蒸汽机"，有一工作于热源与水谷精微热化而成的冷源间的"空调"。两设备联合工作，便形成了可稳定工作的循环，便是河图所描述的动力循环系统。河图，便成为描述脏腑工作所依据科学原理的完备模型。

二、本书的内容体系

第六章研究河图。在此之前，研究的是河图的结构单元。河图由内外圈两五行组成。作为生理模型的河图有化热为功的特定任务，两五行便不是泛泛的，而是有特定功能的。内圈是动力循环，外圈是负向循环。第三章指出，五行是两级的阴阳易系。第一级阴阳必须是功能阴阳，第二级必须是能力阴阳。功能阴阳，在第一章中进行了研究。能力阴阳，则是第二章的主题。毕竟这两章所论还杂有其他内容，故章名用了"初论"和"再论"。为了简化，需要"压缩"河图，由此便提出了六气学说，这是第八章的内容。第九章初步探讨了如何将本论所涉理论运用于推析证上。

生理中到底是否存在热力循环？至今，在医学上都没有明确提出来，可是河图明明是一种循环。为将其应用于生理中，生理应有热力循环发生。为此，第四章将稳定工作状态甚至定态转化为了等效体循环来进行研究，这便确保了有关的循环一定存在于生理中了。第五章按合适的置式来叠联脏五行循环与腑五行循环，从而破解了经气流向问题。

中医学理论以河图为中心，把生理视为正向循环与负向循环的联合。据此，河图二分得内圈循环和外圈循环，都是两级易系的五行循环。将河图压缩简化，得到六气循环。循环，既是中医学的生理观，也是中医学的方法论。这些内容与等效体循环组成了本书的理论部分，接下来便是理论的应用内容了，参见图0-2所示。无论是否符合史实，本论都努力用五行理论、河图和热力学知识来解释藏象学说的内容，这是第七章的内容。由于结果的满意性，笔者认为藏象学说的确是五行理论和河图的应用结果。没有争议的是，经气流向与证候分析属真正的理论应用了。

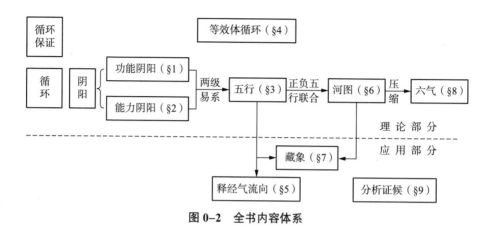

图 0-2　全书内容体系

三、中医学的基本生理观

聚焦于所关心的生理，按热力学和有关理论来解读出的上述理论，便得中医学的基本生理观。

人体是能量转化体。生理形成含㶲能的收纳与功的输出的等效体循环。收纳为阴，输出为阳。这是阴阳学说的基本生理观。对阴阳再二分，便得四维行循环。含㶲能经金收而藏于水，水所藏的㶲经木生发后由火行以功的形式输送出去。前一阴过程与后一阳过程需要中土来统合，便形成了符合轴轮关系的五行等效体循环，这是五行理论的基本生理观。

由于天然界中没有可以直接利用的㶲源，便需生理自制。生理耗用的㶲实际上来自水谷中的精微化学能，精微热化后便是来自热了。脏五行循环便是将所纳热转变为输出功的正向循环了。为完成从水谷中提取热（精微）的任务，特设了负向的腑五行循环。脏五行与腑五行当然需要密切协作，由此便形成了河图。脏循环是生理的中心，便是中医学的中心，脏中心观是基于客观关系而形成的。

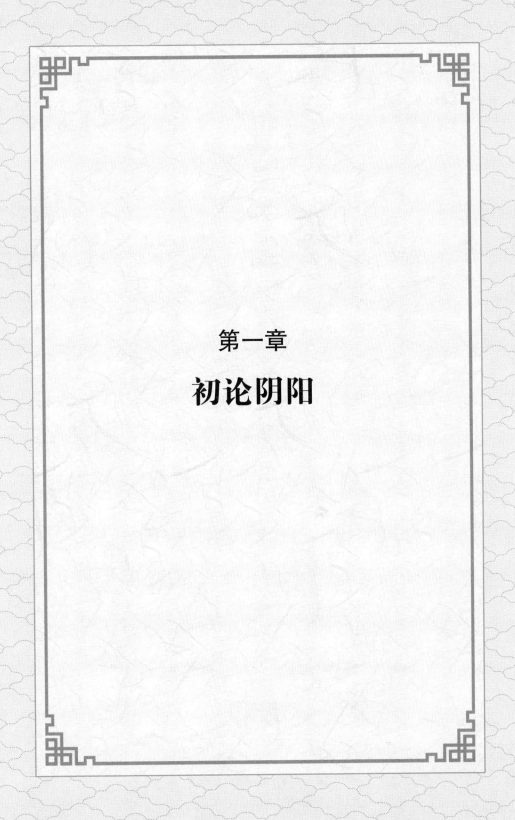

第一章

初论阴阳

自传统文献理解阴阳，常常让人晕头转向，不知所云，只好死记硬背。对这样的阴阳，不免多了些神秘，少了些灵活运用。笔者以阴阳的传统结论为准，围绕能量来思考，发现阴阳的界分与能量有密切关系。本章与下一章试图揭示出这种关系，以期获得阴阳划分的依据，并使各种阴阳获得一致性的内涵，从而为拓展阴阳学说的应用奠定坚实的基础。

科学研究首先要确定研究对象。把研究的物质或空间称为体系。除此之外的物质或空间，称为外界。这里的任务是确定体系内两部分的阴阳属性。为方便，称其一部分为观察体，与观察体发生作用的相对部分称为相对观察体。在有关表述中，有时外界也包括了相对观察体，这决定于具体的语境。

本章所讨论的观察体和相对观察体，都处于平衡状态。因相互作用引起能量在两者间转移时，便可由此确定两者的阴阳，这是对对方作用结果的性质界定，属于功能阴阳。

观察体发生变化，便会与外界发生作用，便表现出一定的功能。观察体发生的变化，实是观察体状态的改变。观察体发生什么样的变化，就导致状态发生什么样的改变。过程中表现出的功能与状态发生什么样的改变是对应的。根据过程引起能量转移方向的不同，界定出功能阴阳；再结合功能与状态改变的关系，可以界定出状态的阴阳。后一课题放在下一章中，本章只研究前一课题。

本章依据对古代阴阳的感悟，从能量角度逐步给出过程阴阳的几种定义，在验证、改进的过程中，分四节试验了过程、物、空间和四季的阴阳，得到了用㶲的得失来定义过程阴阳的规则。在此基础上，第五节结合热力学定律，论证得到了更严密的结论——功能阴阳的判据㶲规则。参见图1-0-1。

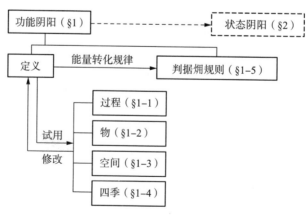

图1-0-1　第一章内容脉络

重要新观点

1. 物升为阴，物降为阳。动物自升为阳，自降为阴。（§1-1）

2. 过程阴阳判据：导致观察体判据㶲增加的过程为阴过程，反之，为阳过程。（§1-5）

第一节 | 单一过程

关于过程阴阳的概念，本节保留了思索的过程，故其定义是逐步变化的。

由内而外，显出为阳；由外而内，隐藏为阴。我们的讨论始终围绕能量进行，阴，隐也，将能量隐藏起来；阳，扬也，将能量展扬出去。虽然这种说法很粗糙，却是提出过程阴阳的胚芽，是探索的思想起点。由此可以初步地说：观察体释放能量的过程是**阳过程**，观察体吸收能量的过程是**阴过程**。首先，"吸收""释放"的能量，是观察体与相对观察体发生交换的能量。观察体只有与相对观察体交换了能量的过程，才有阴阳可论。没有能量交换的过程，无所谓阴阳。观察体与相对观察体交换的能量虽然都来自也都归结为其自身能量的变化，但自身的能量不直接与过程的阴阳关联，观察体能量的多少、能质的高低与过程阴阳没有直接联系。其次，观察体发生的过程与相对观察体发生的过程，一阴一阳，始终配合在一起才完成了现实的过程。

如果过程涉及的物只有两个，并且一个释放能量，另一个接受能量，这样的过程是**单一过程**。单一过程由一物的阴过程与另一物的阳过程组成。本节谈的都是单一过程。

一、胀缩与摩擦

根据热力学第二定律，凡运动就要耗费㶲，引发外部运动的体就一定要耗费自身的㶲，这就是阳过程。㶲的耗费，最易让人想到的是对外做功。

由此就得到了过程阴阳确定的初步规则：观察体向相对观察体输出功的过程，为观察体的**阳过程**；相对观察体对观察体做功的过程，为观察体的**阴过程**。

1. 胀缩

弹簧弹起重物，弹簧的弹性势能减少变成了重物的重力势能，对外做了功，为阳过程。弹簧被重物压缩，重物对弹簧做功，为阴过程。

气体流出人体，人体必须对气体做功；气体流入人体，气体必须对人体做功，因此中医上说"呼气为阳，吸气为阴"，张景岳说"阳微者不能呼，阴微者不能吸"。可是，呼气时肺要收缩，不需要向肺输入功吗？如果是的话，那么呼气应是阴过程。这样的质疑，是偷换了相对观察体引起的。"呼气为阳"是以大气为相对观察体的，而向肺输入功的却是人体。观察体与相对观察体的选取会影响过程的阴阳属性，谈论阴阳当先明确观察体与相对观察体。

气体向真空绝热膨胀，与相对观察体没有能量交换。该过程为阴为阳？易学不研究与外界没有相互作用的过程，这样的过程就谈不上什么阴阳了。在与外界有相互作用时，气体膨胀一定对外做功，因而为阳过程。反之，压缩气体需要外界对气体做功，为阴过程。当"大小"对应的是物的胀缩时，则大为阳小为阴。黄元御说："大小者，阴阳之象也。阳盛则脉大，阴盛则脉小，大为阳而小为阴。"[1]

2. 摩擦

以发生摩擦的两物体为观察体，则与外界没有能量交换，就无所谓阴阳过程了。摩擦时，运动物体输出功，发生的是阳过程；静止物接收功，发生的是阴过程。

[1]《四圣心源》，清代黄元御著，中国中医药出版社，2009 年 11 月出版，第 41 页。

中医理论热力学论

二、升降

1. 物的升降

物被举起，一定有功输入了物，就是阴过程。物落下去，有时对外输出了功，如通过滑轮将另一侧的物拉起来，一定为阳过程。有时没有对外做功，如在真空中自由下落，释放出的重力势能全部转变为动能，没有与外界交换能量，无所谓阴阳；即便如此，物最终还是要落下来并撞击地面的，撞击便使物对外输出了功，故物下落终究还是阳过程。

2. 动物自升自降

人跳起来属阳，为什么？因为在这个过程中有内能变成了重力势能，对外（地球）做了功。这里需要申明，通常不认为该过程对外做了功，因为物理学将重力势能归为物体所有。自身的内能变成自身的重力势能，没有与外界交换能量，自然也就没有功。实际上重力势能是归物与地球所共有的，物与地球之间犹如存在一无形弹簧，这个无形弹簧中储存的"弹性势能"就是重力势能。重力势能既不能全部归为地球所有，也不能全部归为物体所有。物理学之所以全部归为物体所有，是一种能够满足其研究需要的简化处理方法。但，在这里必须回归到客观中去。否则，人跳起来是其内能变成了自己的重力势能，与外界没有能量交换，就无所谓阴阳了。

与上面相反，人跳下去属阴，为什么？因为这个过程导致重力势能变为了动能，外界（地球）对物体做了功。热力学上通常将动能与重力势能合并在一起称为外部储存能，之所以使用了"外部"两字，是因为动能与重力势能都与外部参照物有关。动能的大小与运动速度有关，运动速度与参照物的选择有关。重力势能的大小则与参照物的相对高度有关。从这个意义上说，动能与重力势能确实与外界有关，但从能量所属上说，动能只属于物体，与外界无关，这与重力势能不同。人的重力势能变为动能后，那些本属于地球的势能就完全归属于人了。这些势能由地球转移给人的过程，就是对人做功。

动物自升为阳，自降为阴。故抬腿为阳，落脚为阴。

从物理过程上说，人从高处走下来与物落下来是没有区别的。虽然人能控制下降的速度，但当脚落到地面上时，无论速度多小，也照样有功的输出，就也应是阳过程。但为什么加了个"自"字变成"自降"后，就成了阴过程呢？这是因为这个"自"字意在强调行动的目的只是人想把自己降下来，并不是要对外发生某种影响。用这里的话说，"自"要求影响人这个观察体的物要尽量地少，最少的极限就只剩下无法避免其影响的地球了。自升为阳自降为阴，是关于人与地球相互作用的结论。这里人是观察体，地球是相对观察体。在考察物的升降时，通常关注的焦点是物与其他物的作用。为此，当然应当把无法消除的地球影响归并于物上，相当于把物与地球同时作为了观察体，并让地球"隐身"于物中了。

3. 生理

生理是生物活动的基础。彭子益认为人的生理是一个左升右降的圆周运动，左升为阳，右降为阴。如果把所有参与生理活动的物质——包括脏腑、气血和食物等——都视为观察体，是得不出该结论的。实际上，人的生理活动不能把所有参与物（比如脏腑）都提升起来，其"升""降"只发生在气血上。当把中医关注的气血作为观察体，"左升"时气血对脏做功，并经脏转送出去，是气血的阳过程；"右降"时外界对脏做功，并由脏转送给气血，是气血的阴过程。这样便有"左升为阳，右降为阴"。

三、换热

换热过程中，没有功交换，就无法通过功来分别阴阳。用功转移来判断阴阳的适用面太窄，需要扩充，怎么办？能否把转移的功拓展为某种既等价于功又不是"功"的能量？这让我们想到了㶲[①]。于是，观察体向相对观察体输出含㶲能量的过程，为观察体的**阳过程**；观察体接收相对观察体提供的含㶲能量的过程，为观察体的**阴过程**。当"含㶲能量"是功时，该定义便是前一阴阳定义。该定义包含了前一定义，将该定义运用于上面各

---

①《热力学分析》，朱明善、陈宏芳等著，高等教育出版社，1992 年 8 月出版，第 116 页。

例，同样会得到正确的结论。

现实的换热，都是温差换热。温度高的物体输出热量，热量中有烟，该过程就是输出含烟能的过程，为阳过程。温度低的物体接收热量后，如果烟增多，增多的烟必来自热量烟，过程必为阴过程。如果烟没有改变，只是增加了能量，则热量烟全部变成了炕。这个变化，有的可能是在接收前变成了炕，但无论是否真的是这样，都一定有在接受后才变成炕的。因为如果在接收前就全部变成了炕，而现实中炕不可能在没有烟的伴随下独立地转移。否则，孤立系的炕便能自发地转移，而不引起烟的减少，就违背了热力学第二定律。也就是说，温度低的物体接收热量时一定接受了一些含烟能，该过程就一定是阴过程。接受的烟全部变成炕时，单从能量结果上看，这种阴过程只收含烟能却不藏烟。为避免不必要的歧义，可以将**阴过程**定义为因配合相对观察体输出含烟能而发生的相应过程。

四、化学反应

化学反应会同时发生多种过程，如体积改变、发光、发热等，其中有阴过程，有阳过程。这些过程综合起来就是一个过程——化学反应，如何判断是阴还是阳？反应中输出了含烟能，就是阳过程。反应中接收了含烟能或反应后烟升高了，就是阴过程。

第二节　　物

功能是在过程中表现出的作用，过程的阴阳就是功能的阴阳。功能是外显的性质，性质是内隐的功能。性质通过功能来确认，稳定的功能便对应着性质。稳定功能的阴阳便是性质的阴阳。性质是物的性质，性质有阴阳，物便有阴阳。说物的阴阳，便是说性质的阴阳。物的阴阳总要表现为功能阴阳即过程阴阳，由过程阴阳便可确定物的阴阳。

谈过程时，说的是观察体发生的过程，如"吸热为阳，放热为阴"中的"吸热"与"放热"都是观察体发生的。说物时，一般两物相对而称，并且常用两物的相对性质来指称，如"刚柔""动静"等。以性能代言物时，虽然没有直接言说过程，但实际上常特指了能同时表现出两相对性能的过程，称为**特指过程**。如"动静"的特指过程是两者发生相对运动，"刚柔"的特指过程是两物相互刻画的过程。

既然指定了过程，那么物的阴阳属性就可以根据物在过程中表现出的功能来确定了，如同确定观察体的过程阴阳一样了。即在特指过程中，输出含炾能的物为**阳体**，接收含炾能的物为**阴体**。

一、寒热

"热"指温度高的物，"寒"指温度低的物，这里的特指过程是两者之间发生的传热过程。根据热力学第二定律，高温物体向低温物体传热时，高温物体一定有含炾能输出，故为阳体。故热为阳，寒为阴。如火为阳，水为阴。这也是中医学上"热症属阳，寒症属阴"观点的一种根据。

二、明暗

"明"指发光强的物，"暗"指发光弱的物，这里的特指过程是两物之间可见光的相互辐射。过程的结果是有光自明亮者转移给了晦暗者，这是前者对后者做功的过程，故明为阳，暗为阴。如日为阳，月为阴；天为阳，地为阴。

三、刚柔

"刚"指硬度高的物，"柔"指硬度低的物，这里的特指过程是硬度不同的两物之间相互刻画。若柔者动而被刻，则是被自身的动能所刻划，与刚者并无能量交换。刚者只是实现刻画的技术条件，刚柔便无阴阳可论。论刚柔阴阳所指的是动的刚者刻画柔者，这是刚者对柔者做功的过程，故刚为阳，柔为阴。男女相对，男人具攻击性，女人具顺受性，故男为阳，女为阴。

特指过程也常指刚者与柔者间相互施力，结果柔者形变而刚者不变。当作用由刚者发起时，刚者对柔者做功，故刚者为阳，柔者为阴。

四、动静

"动"指运动的物，"静"指静止的物。这里的特指过程是动物以动能对静物施加作用（比如碰撞、摩擦），结果必然是动物耗费了动能输出了含烟能。故动为阳，静为阴；主动为阳，被动为阴。由此可知，天为阳，地为阴；慢者为阴，快者为阳；迟者为阴，数者为阳；多言者为阳，无声者为阴。在人生理活动中，气推动血，故气为阳，血为阴。男多动，女多静，故男阳女阴。

在药物成分中，动的阳分出化为气，静的阴分出化为味，故《素问·阴阳应象大论》说"阳为气，阴为味"；并可进一步根据气与味的占比再细分，而有"味厚者为阴，薄为阴中之阳；气厚者为阳，薄为阳之阴"。

五、药物

药入了人体参与体内的生化过程，便对人的生理产生了影响。谈论药的性能，就是谈论药对人体的作用。药性能的阴阳，便是药对人生理作用过程的阴阳。或者说，是根据对人生理表现出的作用，来确定药的阴阳属性。故张景岳在《传忠录·阴阳》篇中说：

> 以药而言，则升散者为阳，敛降者为阴；辛热者为阳，苦寒者为阴；行气分者为阳，行血分者为阴；性动而走者为阳，性静而守者为阴。

"升散"和"敛降"是对生理的作用，分别对应"左升"之阳和"右降"之阴。"辛"味药使人发热，为阳；"苦"味药使人生寒，为阴。推动属阳的"气分"的是阳，推动属阴的"血分"的是阴。"性动"必使生理表现为"走"，为阳；"性静"必使生理表现为"守"，为阴。

药影响生理的途径，既会有参与生理反应（作为反应物、生成物或"催化剂"）的，由此而来的药性是"基于动物整体水平的寒热药性生物学效应"① 确定出的药性；也会有影响藏器功能的，由此而来的药性属于"基于生物信息学的寒热药性"② 确定出的药性。

六、物与能

根据热力学第二定律，孤立系除非不变，一旦发生变化则㶲一定减少。㶲是物体运动能力的真正源头。若能把宇宙视为孤立系，则"动"一定引起宇宙㶲的减少。当宇宙中的㶲一点也没有了的时候，就处于绝对的静了（即克劳修斯的"热寂"），只剩静物了。这是纯粹的阴，故物为阴。由此可知，能为阳，物为阴，中医认为"体为阴，用为阳"即是其例。

㶲的终极源头是阳动的"天"，物之质料的源头是阴静的"地"。"阳辟阴而万物成"，质料与㶲结合而生成物，故物是天地造化的结果。㶲合入于物，动藏于静，为阴过程；㶲逸出于物，动显化出来，为阳过程。

生命在与外界交换含㶲能的过程中，伴随着物质的交换。两种交换总是进行着合适的搭配，即物质交换与含㶲能交换必须同时完成，生命活动才能实现。两者如果不匹配，即使能量交换完成了，但生命依然不会存续。物质交换与能量交换的关联性，决定了只通过对能量交换规律的把握，依然可以有效地研究生命。这，就找到了中医学理论始终抓住能量去研究生命活动的根据。推而广之，由于物质与能量的相互关联，只抓住能量去研究，依然能够掌握物质的一些变化规律。这就是易学规律具有普适性的重要根据，就可以将易学应用于各种学科中，也便有了"中医学，乃人身一小宇宙之学"③。

中医学抓住能量转化规律来研究生理，西医学则以物质结构为中心来研究人体。无论在治疗上，还是在理论上，两种医学都具有互补作用，都不能取代对方。

---

① 《药性热力学观及实践》，肖小河、赵艳玲著，科学出版社，2015年1月出版，第8页。
② 《药性热力学观及实践》，肖小河、赵艳玲著，科学出版社，2015年1月出版，第9页。
③ 《圆运动的古中医学》，彭子益著，中国中医药出版社，2007年6月出版，第1页。

言说空间时，也是两个相对而言的，如南北、上下。

空间纳物，物占空间。阳空间被阴体占据或阴空间被阳体占据，即物与其空间的阴阳属性相反的情况是难以想象的。空间本是物的属性，空间与物应该具有同样的阴阳属性。将物的阴阳属性赋予其所占据的空间，空间就有了阴阳属性。阳体所在空间为**阳空间**，阴体所在空间为**阴空间**。当然也可以反过来说，阳空间容纳的是阳体，阴空间容纳的是阴体。《黄帝内经》（以下简称《内经》）中有这样的实例，"故背为阳，阳中之阳，心也；阳中之阴，肺也；腹为阴，阴中之阴，肾也；腹为阴，阴中之阳，肝也；腹为阴，阴中之至阴，脾也"。这是**空间阴阳判断的第一种规则**。中医学就认为生长于向阳面的生物多为阳体，生长于背阳面的生物多为阴体。《素问·阴阳应象大论》说："阴味出下窍，阳气出上窍。"阴阳属性相同的物，所占空间的阴阳便相同。阴阳属性一定的空间，便会积聚同性物，这便造成了"同气相求"现象。张景岳认为"喜明者为阳，欲暗者为阴"。

物的阴阳既与过程阴阳联系在一起，又与空间阴阳联系在一起，空间阴阳就必与过程阴阳密切联系在一起。物的阴阳，可由其与相对观察体所发生的特指过程的阴阳来确定。自然地，空间的阴阳属性可由其所纳物与其相对空间所纳物间发生的特指过程的阴阳来确定。即在发生特指过程时，向相对观察体输出含烟能的物所占据的空间为**阳空间**；反之，接收含烟能或必引起相对观察体发生烟耗费的物所占据的空间为**阴空间**，这是**空间阴阳判断的第二种规则**。

非生物在与外界作用过程中，如果物发生了单向的空间移动，那么可以根据其发生的过程阴阳来确定空间的阴阳。阴过程的始空间（过程起始位置所占据的空间）为阴，终空间（过程终结位置所占据的空间）为阳。阳过程的始空间为阳，终空间为阴。这是**空间阴阳判断的第三种规则**。一阳体与一阴体间发生的含烟能交换过程，对阳体而言是阳过程，对阴体而言是阴过程，无论是根据阳过程还是阴过程确定的空间阴阳结论是相同的。如定滑轮两侧的物，一个升上去，一个降下来。升上去的阴体自下而上接受功，其始点空间"下"为阴空间，终点空间"上"为阳空间。降下来的阳体自上而下输出功，其始点空间"上"为阳空间，终点空间"下"为阴空间。

三种判断规则，可以根据方便任意选择。判断中所涉过程，都来自相应空间描述中的特指。

一、南北

这里的空间是地球北半球上的南与北。

白天南边的阳光多，北边的阳光少。南方之物总是向北方之物散射阳光，南边之物为阳体，北方之物为阴体。依据确定空间阴阳的第一种或第二种规则，都得南阳北阴的结论。

把物自北方移向南方的过程中，感受到的光压越来越大，外界必须克服这个光压才能完成这个过程，这是物接受功的阴过程。故始点"北"是阴空间，终点"南"是阳空间，这里依据的是确定空间阴阳的第三种规则。

昼为阳过程，始于日出，终于日落。日出于东，落于西。根据确定空间阴阳的第三种规则知，东为阳，西为阴。根据夜始于西、终于东这个阴过程，也得同样结论。

二、上下

上为阳，下为阴。因物自上落下，能对外做功，是阳过程，其始点"上"为阳空间，终点"下"为阴空间。反之，将物举起时，物必接受功，是阴过程，其始点"下"为阴空间，终点"上"为阳空间。中医学上"上身为阳，下身为阴""上焦为阳，下焦为阴"等观点，就是应用上阳下阴得到的结论。

三、表里

物质由里到外，表面由无到有，需要外界输入功，是阴过程，根据判

中医理论热力学论

断空间阴阳的第三种规则可知，表阳里阴。将"表阳"向内扩展一些成为"外"，剩余的"里阴"成为"内"，就得到了内阴外阳的结论。故"以阳代表皮毛、肌肉、筋骨等，以阴代表脏腑……外侧为阳，内侧为阴""表症属阳，里症属阴"[1]。

手只能向内弯曲，致手心在内手背在外，故手心为阴手背为阳。同样，背为阳，腹为阴。俯身前倾时需要背部对身体进行特别的提拉，阳病则背的提拉不能；仰身后倾时需要腹部的特别收拉，阴病则腹的收拉不能，故张景岳说"阳病者不能俯，阴病者不能仰"。

四、左右

这里的左右指的是人体生理循环的左右。生理循环以脏的功能循环为代表。生理循环中气血左升输出功，其脏便为阳脏，在生理循环的左边。根据空间阴阳判断的第一规则，"左"便是阳空间。气血右降受功，其脏为阴脏，在生理循环右边，"右"便是阴空间。完全类似，气血在背部自下而上，在腹部自上而下。上升过程发生地当具有上升的阴阳属性，即背为阳；下降过程发生地当具有下降的阴阳属性，即腹为阴。

说明一点：由于人体构造及其生理的复杂性，脏腑的功能性空间位置与形体空间位置有时会出现"错位"。中医学注重的是功能，因而生理对应的是功能性空间，于是《内经》上才有"左肝右肺"之说[2]。这里论述的空间指的也是功能空间。

| 第四节 | 昼夜与四季 |

时间离不开过程，但过程是具体的，时间是概括的、通用的。易学时

① 《中医入门》，秦伯未著，人民卫生出版社，2006年1月出版，第9页。

② 《易学十讲》，邹学熹著，四川科学技术出版社，1989年7月出版，第71页。

间对应的是地球自转或围绕太阳公转的过程。

一、昼夜

白天为阳，夜晚为阴之说，是将当地与太阳作观察体了。当当地对着太阳时，观察体能够对外（比如太空）播撒阳光；当当地背着太阳时，观察体就没有对外散发阳光。昼明夜暗，故昼为阳，夜为阴。

如果只选择当地为观察体，由于地球自身并不发光，就没有所谓的"昼"了，也就没有所谓的"夜"了。如果只选择太阳为观察体，由于太阳始终发光，就不存在所谓的"夜"了，也就没有所谓的"昼"了。

二、上午与下午

上午与下午各对应着地球与太阳相对位置的一段变化，为确定其阴阳，可以假设一物经历了上午，另一物经历了下午。如图1-4-1所示，让前物在1-2过程中向后物辐射阳光，后物在2-3过程中向前物辐射阳光。因两辐射能的数量相等，"上午"与"下午"交换的辐射能就为0，就无法由此判断阴阳了。

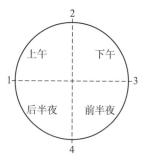

图1-4-1 昼夜再分阴阳

请关注单位时间内对外发射的辐射能数量的变化。随着过程的进行，上午辐射能速率越来越大，下午辐射能速率越来越小，笔者认为这可能是划分上午与下午阴阳的依据。辐射能速率越来越大，阳性的表现就变得越来越强。反之，辐射能速率越来越小，阳性的表现就变得越来越弱，即表现出的阴性就越来越强。前者便为阳，即上午为阳；后者便为阴，即下午为阴。

这样的判断标准，照样可以用于对夜的阴阳划分。辐射能速率，前半夜越来越小，后半夜越来越大，故前半夜是阴，后半夜是阳。这种阴阳判据自下章便不再用了，这只是初步探索时的猜测。现在笔者认为昼夜、四季是天体的四维行循环，当按第三章关于五行两级易系论之。上午与下午、春与夏的阴阳实是确态阴阳，详见§3-1。

三、四季

地球绕太阳公转一周形成了一年四季。在天文学上，季节是以地球绕太阳公转轨道上的位置确定的，如图1-4-2所示。

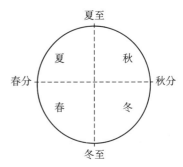

夏秋组成夏半年，冬春组成冬半年。类上午与下午，两"半年"相互交换辐射能，便有能量自夏半年输出给了冬半年，故夏半年为阳，冬半年为阴。春夏组成上半年，秋冬组成下半年。两"半年"交换的能量为0，

图1-4-2　天文上的四季

此时可用辐射能速率的变化来确定，得上半年为阳，下半年为阴。

在上面阴阳基础上，可再细分。夏半年中，用辐射能速率的变化方向判断，可得夏为阳中之阳，秋为阳中之阴。类似的，冬半年中，冬为阴中之阴，春为阴中之阳。上半年中，让春天与夏天交换辐射能，那么将有能量由夏天流向春天，故春为阳中之阴，夏为阳中之阳。类似可知，秋为阴中之阳，冬为阴中之阴。

上述结果显示，无论从辐射能转移方向看，还是从辐射能速率变化方向看，夏始终为阳，冬始终为阴，孔子说"天地定位"，指的大概就是在"天阳"与"地阴"不变的基础上，去确定其他的阴阳。春和秋都要么是阴中之阳，要么是阳中之阴，具有"中性"的特点。这很好理解，因为春秋介于夏阳与冬阴之间。如果"春""秋"要获得固定不变的阴阳，需要将其中的阴阳"分离"开来，所得的"阳"合并于夏为阳，所得的"阴"合并于冬为阴。按照均分原则分割，显然春秋的上部为"阳"，下部为"阴"。这样，就得到一种新的年循环阴阳划分结果，如图1-4-3所示。即从立春到立秋为阳，从立秋到立春为阴。

再对这个阳半年和阴半年进行二分，就得到图1-4-4所示的节气四季。这就是中国古代采用的季节，其中春夏为阳，秋冬为阴。需要注意的是，节气四季与天文四季的始终位置是不同的。为什么会这样？两者的目标都是为了将年二分成一阴一阳，但采用了不同的划分标准。天文四季只以辐射能速率变化方向为标准，节气四季却还以辐射能转移方向为标准。

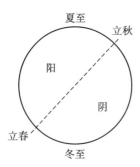

图 1-4-3　年的节气阴阳

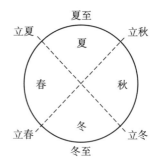

图 1-4-4　节气四季

由上可见，易学时间不是独立于物运动之外的，而是与物的运动联系在一起的。运动有阴阳，于是时间也就有了阴阳。只不过用来度量时间的运动，不是随便一物的，而是地球绕太阳公转和自转的。这样，人类便给地球上的事物都赋予了一种统一的时间。从这点上说，时间也就具有了独立于物运动的意义。易学时间既不是完全独立于物的牛顿时间，也不是完全与物运动相连的爱因斯坦时间。

校对蓝样时，笔者倾向于放弃上述针对性的定制式解释，而采用与其他相统一的解释。时间是空间的流动轨迹，也是一种"空间"（参 §2-1）。空间的阴阳与所纳物的一致，时间的阴阳便与时间所属物的功能阴阳（参下节）一致。以天地为观察体，以地球上的物为相对观察体。只要该物依靠与天地进行能量交换而发生相应的周期性状态循环（地球上的物均如此），那么天地在白天（春夏）向物供能，夜里（秋冬）接受物的散热，故昼（春夏）为阳，夜（秋冬）为阴。

第五节　功能阴阳判据

前几节针对几种不同情形，分别讨论了阴阳的判断规则。本节想将这些规则统合起来，并企图借助热力学定律将其"推延"出来。这样，会使阴阳判断规则理论化、系统化，使得其应用的基石更加牢固，也有利于推进进一步的研究工作。

到目前为止所讨论的阴阳，都是根据观察体与相对观察体发生的能量交换来确定的，都与过程表现出的性能相关，可统称为**功能阴阳**。

一、判据㶲规则

1. 孤立系判据

阴阳概念的适应力如此之大，以致阴阳随处可用。有可能与这样的概念发生对应关系的自然科学概念，其适用范围当是最广的。这样的概念不多（如质量、信息等），能量是其中的一个。同时考虑到阴与阳是意义相反的一对，就存在上说，能量正好也有意义相反的一对——㶲动[①]炋静；就过程上说，"动"（㶲）出为动，"动"（㶲）藏为静。这些想法虽然不成熟，也确实与最后的结论不完全一样。但，这却是将阴阳与炋㶲关联到一起的有道理的初始想法。

热力学第二定律指出，孤立系的能量质量不可能升高，㶲不可能增多[②]。现实发生的过程都会使孤立系的㶲降低。孤立系内如果有增加了㶲的部分，那么一定有㶲减少了更多的部分。但有㶲减小了的部分，却不一定有㶲增加了的部分。阴阳始终相随，不可或离。若认为阴阳对应的是㶲的增减，则体系有时会只有阳而没有阴。㶲增减与阴阳对应上的这种不匹配，直接威胁着判据㶲规则的可靠性。实际上，这种质疑是可以排除的。前面在分析热传递时已经指出过，根据热力学第二定律，炋的转移不可能独立进行，必借助㶲的转移才能实现。也就是说，即使一部分只是增多了炋，但在接收之初也不可能全是炋，其中一定有㶲。只是接收后，内部发生的不可逆过程致使这些㶲又全部变成了炋而已。输出含㶲能的阳过程与接收含㶲能的阴过程始终关联在一起，同时完成。这个阴阳过程完成后，两部分各自后续发生的内部过程，应该与过程的阴阳没有直接关系。这样，用㶲增加来定义阴就不存在匹配性上的问题了。只是这个㶲增加必须是阴体接收的能量初始状态，而不一定是能量的结束状态。但不得不承认，能量

第一章 初论阴阳

---

①《热力学分析》，朱明善、陈宏芳等著，高等教育出版社，1992年8月出版，第117页。

②《热力学分析》，朱明善、陈宏芳等著，高等教育出版社，1992年8月出版，第78页。

交换的结果更容易确定，也有热力学成果可以借用。如果从过程的能量结果上来定义阴的话，那么阴就是使观察体㶲增加，或在观察体㶲不变时能量增加。对于阳，为避免与只由内部不可逆导致的㶲减相混，依然没必要增加能量减少的限制。因为这样的过程只是一种内部过程而不是与体系其他部分之间的作用过程，很容易区分开来。至于孤立系内阳体对外输出能量的过程，一定会导致其㶲减少。

这里又会提出另一个质疑：阴阳是否可以直接用能量的增减来判断？首先这个质疑，是十分有道理的。根据能量守恒定律，孤立系内有能量增多的，就一定有能量减小的。有能量减小的，就一定有能量增加的。能量的增减一定是相随不离的，这点与阴阳完全一样。将能量增减与阴阳对应起来，似乎更加无懈可击。用能量增减来逐个判断前面的实例，的确都可以得到正确的结论。但如果采用这个规则，会让我们失去对阴阳内涵的把握。如阳是"动"吗？"动"对应的内涵是什么？如何理解"动为阳，静为阴"？如何理解"天阳地阴"？只有将"动"与㶲，"静"与㶢对应起来，这些传统结论才有了更确切的意义。古人认为天地之间，万物皆太极，太极皆阴阳。如果将能量区分为㶢和㶲的话，能量也就有了阴和阳。

在孤立系中发生相互作用的两部分中，从严格意义上说，阳是输出含㶲能的，阴是收藏㶲的。从过程的能量结果上说，㶲降低者为阳，㶲增加或㶲不变且能量增加者为阴。用 E_x 表示㶲，用 E 表示能量，则阴阳的判据是：若过程导致观察体有 $dE_x < 0$，则观察体发生的是阳过程，为阳体；若过程导致观察体有 $dE_x > 0$ 或 $dE_x = 0$ 且 $dE > 0$，则观察体发生的是阴过程，为阴体。

该阴阳判据所涉能量不全是㶲，还涉及了㶢（能），但实际上只关涉到㶲。㶲会因为内部发生的不可逆过程而下降，也会因向其他物体转移而减小。但阴阳与内部不可逆引起的变化无关，而只与相互作用的过程有关（该过程可以是可逆的，也可以是不可逆的）。为了消除内部不可逆对判据㶲的影响，阴阳判断采用的㶲必须是在内部过程可逆时引起的㶲变化。

观察体有时同时发生多个独立的过程，某过程的阴阳只与该过程引起的㶲变化有关。为确定这个过程引起的㶲变，必须排除其他独立过程的影响。只与考察的观察体和考察的过程有关的㶲，就是上述判据规则中的 E_x。为了铭记该规则所涉能量的实质，避免被形式误导，称这里的 E_x 为**判据㶲**。

2. 普适判据

上面推延判据熵规则时，始终以孤立系为前提。对非孤立系，能用这些规则吗？当然可以。因为用来进行阴阳判断的是判据熵，而判据熵本身已将考察体系处理成了"孤立系"。

"处理"是如何进行的？举例来说，在气体 A 膨胀举起重物 B 过程中，A 发生了阳过程，B 发生了阴过程。即使 B 同时举起了另一物 C，也依然不会改变 A 与 B 相互作用过程的阴阳属性，即与 B 没有举起 C 时是一样的。换句话说，A 与 B 作用过程的阴阳属性与 B 与其他部分发生的能量交换无关，虽然 A 对 B 做的功量常与 C 有关（该例中，有 C 时会做更多的功）。只有过程直接相连的两物间发生的含熵能转移，才与该过程的阴阳属性有关，称其中的熵为**阴阳判据熵**；而与其他部分之间发生的过程无关，判断阴阳时应将所有其他过程都视为"没有"发生。无视了其他过程后，就只有 A 与 B 之间的过程，A 与 B 就形成了"孤立系"。

观察体若与体系其他多个部分同时发生了能量转移，则观察体在体系中的阴阳属性当由这多个过程共同决定。如果这些过程的总结果使得观察体的判据熵降低，则观察体为发生了阳过程的阳体。否则，观察体为发生了阴过程的阴体。在不同的相对观察体选择中，同一观察体的阴阳属性是会不同的。如图 1-5-1 所示，如果选择的相对观察体是 B，则 A 是阴体。如果选择的相对观察体是 C，则 A 是阳体。而在由 A、B、C 组成的体系中，A 的阴阳属性决定于 A 发生的两过程导致其判据熵的变化结果。在这三种体系中，都没包括 D，A 在三体系中的阴阳属性就都与 D 无关。也就是说，观察体在体系中的阴阳属性与体系之外的部分无关，如同没有这部分一样，体系就如同"孤立系"一样了。

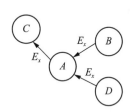

**图 1-5-1　阴阳属性
与体系选择有关**

无论是过程还是体系，对于考察范围之外的，在阴阳判断时都选择了无视。因其能量变化不影响其判据熵，对观察体阴阳的判断没有影响，这使得孤立系的阴阳判断规则可以适用于非孤立系。

虽说如此，但在没有任何"剔除"规则限制而划定的"孤立系"内，会出现真正孤立系内本不可能发生的非自发过程。比如，空调的工作任务是把热量从低温物体转移到高温物体，付出的代价是耗费了功。这个热量转移是非自发的，并不违背热力学第二定律。但如果无视了输入空调的功，结果就出现了热量"自发"地从低温物体转移给高温物体的过程。在孤立系中原本不会出现的这种能量转移，但在认可的"孤立系"中出现了，并且提供热量（全是相对炻）的低温物体是阳体，其发生的是阳过程。这种阳性情况绝不会出现在真正孤立系的判据炽规则中，故将该规则推广到非孤立系中时，需要补进这一条。即任意体系中阴阳的判据炽规则是：

若过程[1]导致观察体判据炽减小即 $dE_x < 0$，或 $dE_x = 0$ 且 $dE < 0$，则观察体发生了**阳过程**，为**阳体**；

若过程导致观察体判据炽增加即 $dE_x > 0$，或 $dE_x = 0$ 且 $dE > 0$，则观察体发生了**阴过程，为阴体**。

对于只由两部分组成的孤立系而言，上述判据炽规则与"能量增加为阳，能量减少为阴"是一样的。因为在这样的体系中，只有两部分间的能量转移，当观察体的炽减小时，其能量也一定减小；当观察体的炽增加时，其能量也一定增加。这就是采用"能量增加为阳，能量减少为阴"规则于实例中，大多数也会得到正确结论的原因。但就本质上说，判断的依据应是炽，而不是更广泛的能量。在空调将热自低温物体转移给高温物体例子中，低温物体之所以能转移出热量，离不开制冷剂在温度更低段的吸热过程，更低温度的出现导致低温物体提供的热量中就包含了炽，这个热量转移就借助了这个炽的流动。只是无视空调且只看结果后，才使这些热量全变为了炻，并流向了高温物体。

阴与阳相对，不可或离。阴阳既然由判据炽的得失来界定，那么判据炽的得与失也必须是不可或离的。否则，判据炽就不会成为判断阴阳的完美指标。如果炽守恒的话，那么孤立内系判据炽的得与失就确实不可分。可是实际上，孤立系的判据炽是减少的。虽说判据炽转移时不存在定量的守恒关系，但判据炽的得失不可或离的定性关系是存在的。因为阳体必有含炽能输出，阴体即使接受后全变成了炻，但在接收时的能量中一定还有炽，这些炽已被判据炽定性地囊括进去了，即用炽不变时的能量增加来定

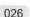
---

① 指与相对观察体发生的能量转移过程，而不是独立的变化过程。

性描述了这种烟的接收。用这样的判据烟来判断，阴与阳就必然是不可或离的。这表明判据烟可以成为判断阴阳的完美指标。

3. 中性

有了判据烟规则，无论观察体发生了多少个过程，也总可以根据其判据烟的变化确定出它的阴阳。但在由多部分组成的体系内，会出现既不是阴也不是阳的情况。假如体系中有一部分既接收来自阳体的能量，又向阴体输出能量，结果其能量没有发生任何改变。这种情况下该部分既不是阴，也不是阳，而是**中**。

若过程导致观察体有 $dE_x = 0$ 且 $dE = 0$，则观察体发生的是**中性过程**，为**中性体**。

任何循环都是中性过程，其工作介质都是中性体。

二、烟加速度规则

除了判据烟规则外，在对时间阴阳的判断中还采用了另外的判断规则。上半年与下半年时间一样，输出的烟一样，故烟速率一样。**烟速率**是单位时间（用 t 表示）内输出的烟，数学表达式为 $\dfrac{-dE_x}{dt}$。两个半年所不同的是，烟速率一个越来越大，一个越来越小。定义单位时间内烟速率的变化为**烟加速度**，数学表达式为 $\dfrac{-d^2E_x}{d^2t}$。判据烟加速度大于 0，即 $\dfrac{-d^2E_x}{d^2t} > 0$ 的是**阳过程**；烟加速度小于 0，即 $\dfrac{-d^2E_x}{d^2t} < 0$ 的是**阴过程**，这符合"进为阳，退为阴"或"长为阳，消为阴"的结论。

三、功能阴阳的物理意义

《内经》说："阴阳者，数之可十，推之可百；数之可千，推之可万……然其要一也。"虽然阴阳的划分有不同的标准，但所有的阴阳都应有统一划分的规则系统，并终归为功能阴阳（见 §3-1）。只有如此，才会有世界一太极，太极一阴阳。否则，不同的阴阳间没有可统一起来的系统，就失去了统一应用的价值，更无法将世界归为一太极。问题是终归的功能阴阳的实质是什么？古人明明有确定的实质，可是千百年来没人能说清楚，只好反复例举。今天我们终于可以将这个"一"揭示出来了。

在阴阳判据中，所涉的核心物理量是焾。焾当与"要一"关系紧密。阴阳对应着焾的得失，这到底意味着什么？这其实是在追究焾得失的现实意义，这个意义应当是物理意义。因为物理运动具有普遍性，对物理意义的揭示才是对"要一"的揭示。细细品味，笔者顿悟：焾是活性之源，判据焾变化的正负是使外界活性改变的定性度量（或增强或减弱）。焾能致活外界而炃对外界不能独自发挥影响，炃没有活性，阴阳就与炃无关，故过程（功能）阴阳判据中没有炃只有焾。过程（功能）阴阳的判断也可以用致活性比较来进行。**阳**是对活性的发散，即致活外界；**阴**是对活性的收敛，即被外界致活或致外界失活。明者致活暗者，故明为阳、暗为阴；能致活物，故物为阴、能为阳。

严格来说，致活性比较应该限定在相同的时间内，即用判据焾速率来比较而不是用判据焾。但判据焾的正负与其速率的正负是一致的，故可以直接采用判据焾。但焾加速度的正负与判据焾速率的正负就不一定一致了。这解释了阴阳判据的标准为什么在判据焾与焾加速度之间，没有焾速率判据的原因。判据焾（速率）指示出的是观察体致活性的变化（快慢），焾加速度指示出的是观察体致活性变化速率的变化快慢，两种阴阳判断规则具有内涵上的高度一致性。

正是因为不同的阴阳划分标准具有可统一起来的内涵，才使不同的阴阳具有了可统一起来的效用，不同方面的阴阳才可以相互对应在一起。其典型应用实例莫过于中医学了，"……根据发病的部位和性质，区别表症属阳，里症属阴；热症属阳，寒症属阴。凡是机能衰弱，如少气、懒言、怕冷、疲倦、不耐劳动等多为阳的不足；物质流失，如贫血、萎黄、遗精、消瘦等多为阴的不足。因而把一般症状分为四个类型，即阳虚、阴虚、阳盛、阴盛。指出阳虚的外面应该有寒的现象，阴虚的里面应该有热的现象；相反，阳盛的外面应该热，阴盛的里面应该寒象"[1]。正因为各种阴阳具有内在的可统一性，中医才会在找不到原因时，依然可以正确施治。"又如找

---

① 《中医入门》，秦伯未著，人民卫生出版社，2006年1月出版，第9页。

不到原因的发热，而发热又有一定时间的，在夜间发作的多用补阴药，称为养阴退热法；白天发作的多用补阳药，称为甘温除热法。由此可见，阴阳学说在中医学中是深入浅出的一种分类方法，也是由博返约的一种归纳法则"[①]。

四、申论

1. 功判据不独立出来

是否应该单独设立一种功判据呢？从致活性上看，功确实高于热量中的㶲，将其提取出来依然符合用致活性来判断阴阳这一实质内涵。只是提取出来后，又产生了一个新问题：功判据与㶲判据是平等的，还是有优先级的？如果有优先级，只能是功判据先于㶲判据。实际上笔者总觉得应该这样做，起初也是这样开始探讨的。但真的这样做的话，对于同时有功热交换的时候，又会出现在感觉上难以接受的结果。比如，只要观察体对外做功，无论吸收了多少热量㶲，都一定是阳。于是，笔者还是放弃了独立出功判据的方案。

2. 判据㶲

并不是所有的功都属于㶲，如与环境交换的体积功和推动功。对环境可逆做推动功的体是阳体吗？如果是，那么阴阳的㶲判据便失效了。笔者认为关于能量的理论不研究主要是接受散热的环境。此时，便不能论阴阳了。

前面已经指出，判据㶲包含的"㶲"的范围由实际发生的过程来确定。这没有问题，但只有这种界定是不够的。比如一瓶由氢气与氧气组成的高压混合气体，通过管道由 A 处流向了 B 处（开始时就已充满气体）。在该过程中，判据㶲是 A 处的气体向 B 处气体输出的功（热力学上的推挤功），都是物理㶲（指的是因观察体发生物理变化而与外界交换能中的㶲）。进而知，A 处气体为阳体，B 处气体为阴体。假如 B 处的条件合适，比如有在能量数量上可忽略的光照，致使混合气体在 B 处还发生着化学反应，并对 C 输出了更

① 《中医入门》，秦伯未著，人民卫生出版社，2006 年 1 月出版，第 11 页。

多的炳，即 $E_{x,2} > E_{x,1}$，如图 1-5-2 所示。无论 $E_{x,2}$ 能否都归为化学炳，但都一定涉及了氢气与氧气反应释放出来的化学炳。判断气体自 A 处流向 B 处过程的阴阳时，这些化学炳是否应该计入判据炳中？答案是肯定的，理由如下。

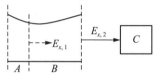

图 1-5-2　判据炳说明

首先，在由 A、B 和 C 组成的体系中，起致活作用的显然已不仅仅是物理炳，还有化学炳，那么各部分阴阳属性的判断就不能只看物理炳的转移，而应该同时看化学炳的转移。换句话说，阴阳的判据炳中应包括了体系内释放出来的所有种类的炳。具体到 A 与 B 之间的阴阳判断上，虽然实际上只发生了一个物理过程，但转移到 B 处的混合气体释放出的化学炳原本就来自 A 处。这些化学炳对体系的致活作用的"征途"开始于该过程，将其计入该过程的判据炳中是有道理的。

其次，虽然说同一观察体有时发生阳过程，有时发生阴过程，即同一观察体的阴过程与阳过程是可以分离的。但真空在没有发生阴过程之前，就不会有判据炳；没有判据炳就不可能发生阳过程。如果不将 B 处释放出来的化学炳计入气体在 A 处时的判据炳中，就会出现违背该结论的结果。比如 B 处开始时为真空，气体自 A 处流入 B 处时，没有向真空输入功和热，即没有物理炳的输入，就没有判据炳的输入。可是输入的混合气体一旦发生反应释放出化学能，如果此时才将这些化学炳计入判据炳中，那么 B 处就是阳性的了。原本空空如也的 B 处空间，在"没有"阴过程发生之前，却能对外输出判据炳。如果真能如此的话，那么就得到阳过程可以凭空产生出来的错误结论。只有把 B 处释放出的化学炳计入气体自 A 到 B 过程的判据炳中，使 B 在该过程中发生阴过程，错误结论才会消除。

最后，一阳体与一阴体间发生的在单向过程中转移的炳只能来源于阳体，这些炳是判断阳体阴阳的判据炳，也是阴体接收能量时必定有的炳的来源。假设阴体完全接受了阳体释放出的能量中的炳，接着又将这些炳全部返回给了阳体，在这样的过程中"阳体"与"阴体"都变成"不阴不阳的中性体"了。但这样的结果在现实中是不会出现的，由于不可逆的普遍性，返回阳体的炳总是要少一些的。阳体就依然还是阳体，阴体也就依然还是阴体。这表明完全来自阳体的炳，无论是否有返回的部分，也无论以什么样的方式返回，都不会改变阳体及其阴体的阴阳。这个结论与炳起始

中医理论热力学论

时是什么种类、在体系内的什么位置或什么过程释放出来，都没有关系。否则，就会发生阴阳倒置的错误。比如上面的例子，B 处的混合气体发生反应所释放出来的化学㶲，如果不计入自 A 处转移到 B 处过程的判据㶲中，就会因为反应释放出的化学㶲再返回 A 处（比如把反应设计成原电池反应，并将其释放出的电能引入 A 处）时，当 A 接受的能量中的㶲高于向 B 输出气体时所付出的能量中的㶲时，A 处就成了阴，B 处就成了阳。其实，直觉就告诉我们这个结论是错误的，因为在 A 与 B 间相互作用过程中所释放出来的含㶲能，原本都来自 A。A 是体系活力的源头，无论如何 A 也不应该是阴。由此可知，在决定 A 是阳体的判据㶲中，并不能仅包括其对阴体直接释放出来的能量中的㶲，也应当包括转移给阴体后才在阴体中释放出来的能量中的㶲。这意味着从 A 处离开的能量中的㶲，无论离开时是否释放出来，但只要在后续过程中释放出来了，就都要计入离开过程的判据㶲中。气体自 A 处流向 B 处时，流出的判据㶲必须包括了在 B 处释放出来的化学㶲。只有这样，才会保证 A 始终为阳的正确结论。

凡体系释放出来的并且发生了转移的㶲，从其第一次转移时就要计入判据㶲中。物质转移必然携带着其具有的所有㶲发生转移，但不能说这些转移的㶲都是判据㶲。那些在体系中没有释放出来的，就不会对体系或外界发生实际的致活作用，就不属于判据㶲。比如，体系内没有化学反应发生时的化学㶲。

第二章

再论阴阳

上章所论阴阳以过程为基础，内容重心是功能阴阳。本章所论阴阳以状态阴阳为基础，内容重心是能力阴阳。循环所涉的阴阳散见于后续章节中，对阴阳的专论至本章便结束了。

内容脉络

不考虑平衡过程时，孤立系便只能阴变，故其"过去"为阳，"未来"为阴。这是第一节的内容，是状态二分的实例。第二节便接着明确提出了状态阴阳的定义。第三节则给出了阴态与阳态在状态参数坐标图上的相对位置，这为研究提供了直观性的分析工具。如果视"状态"为多个"过程"的综合，那么这多个"过程"便纠缠为了一个"状态"，称其为确态。确态也可像状态一样有阴阳之分，这便是第四节的内容。由于确态并非热力学状态，并不属状态阴阳的内容，但又具类同性，便依然将其置于"状态阴阳"条下。为同时做出区分，在内容脉络图中用虚线绘制其条框，见图2-0-1所示。

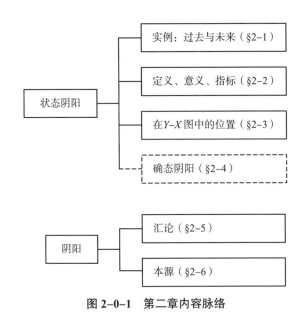

图 2-0-1　第二章内容脉络

第五节汇总了已经讨论的阴阳，第六节则论述指出阴、阳在能量上的源头是炘、烟。

重要新观点

1.孤立系的过去为阳，未来为阴。（§2-1）

2.比烟高的状态是阳态，比烟低的状态是阴态。阳态活性高，阴态静

中医理论热力学论

性高。(§2-2)

3. 在 $Y-X$ 图上，上为阳态，下为阴态。在右上压强高时，则左下为阴态，右上为阳态。(§2-3)

4. 易系的合化必须是一阴与一阳的合化，而不是阳与阳、阴与阴的整合。(§2-4)

5. "木火为阳，金水为阴"与"火金为阳，水木为阴"中的阴阳，实质上是相同的。(§2-4)

6. 按左上右下切分生理循环，则右上过程的确态一定为阳态，左下过程的确态一定为阴态。(§2-4)

7. 从能量上看，阴源自烋，阳源自烟。(§2-6)

第一节　过去与未来的阴阳

一、错误猜测

对时间与空间阴阳的确定，让人充满了疑惑。时间动，空间静。由此，时间应为阳，空间应为阴。空间显明，时间隐幽。由此，空间应为阳，时间应为阴。未来与过去的阴阳，也类似。过去显明，未来未知。由此，过去应为阳，未来应为阴。过去已静止不动，未来变化多端。由此，过去应为阴，未来应为阳。正好相反的结论，到底哪个正确？至此，笔者意识到：阴阳的确定不能简单地套用既有的结论，而必须回归到客观本原上去思考。

为了探寻答案，最初笔者将"至者为阳，去者为阴"草率地推广到过去与未来的阴阳确定上，因为两者具有过程的类似性，结果得到"未来为阳，过去为阴"的结论。后来觉得需要说明推广的理由，于是就有了接下来的论证。现代物理学认为，让"现在"的三维空间流动起来，便形成了时间。时间是三维物体运动产生的第四维空间。这样，时间与空间就都属于同一"空间"了。"未来"的空间挤出"现在"的空间，便使"现在"成为"过去"，"未来"成为"现在"。时空是物质的属性，空间沿时间维的流动当类似于流体的流动。即从"未来"到"现在"，直到"过去"的过程，犹如流体流动经历的三种状态。"未来"推动了"现在"，"未来"为阳，"现在"为阴。"现在"推动了"过去"，"现在"为阳，"过去"为阴。故"过去"为阴，"未来"为阳。进而可知，空间静止，为阴；时间变动，为阳。

二、正确观点

上面的论证刚写出，笔者便觉得不对。因为时空毕竟不同于物，没有能量，便不会有"推动"。这里可能有类似"自动"与"被动"一样的相反结果。将物质系统阴阳确定的方法直接拿过来，是不可靠的。怎么办？此时想到前面由物与过程的阴阳来确定空间阴阳的方法，并认为应该在这里也这样做。因为用这个方法得到了空间阴阳的正确结论，而时空具有同一性，故应是可靠的方法。

为了排除非时空因素的干扰，选择的体系应是孤立系。当孤立系处于一定的热力学状态时，便是"现在"。当发生了热力学状态改变时，"过去"就收容了"现在"，"现在"就收容了"未来"。这是"过去""现在"和"未来"依次代换

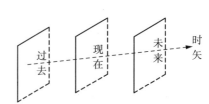

图2-1-1 未来为阴，过去为阳

的过程，如图2-1-1所示。这个过程一定对应着孤立系㶲的减少。孤立系不受外部影响，㶲减完全来自内部原因，这个原因是什么？是时间！通常说"时间能改变一切"，就有这个意思。孤立系的㶲之所以减少了，是因为"未来"代换了"现在"，"未来"具有致使"现在"的㶲变成㶲的功能。活性本是㶲的功能，对外的致活性实际上对应的是内部㶲的减少。虽然不能说㶲多者其致活性一定高，但总可以说㶲越多，内部持有的活性就越多。内部活性输出后，便致活外部了。由此可知，致活性来自内部的活性，内部的活性出自拥有的㶲。㶲的活性当与致活性具有同样的性质，这就是阳性。与活性相对的是死性或静性，对应的应是内部得㶲，这就是阴性。孤立系的㶲越多，阳性就越强。孤立系的㶲越多，阴性就越强。"未来"使孤立系㶲减少，当是阴，"现在"就当是阳了。"过去"的孤立系包含的㶲多，

"现在"的少了，故"现在"是阴，"过去"是阳。至此可知，"未来"是阴，"过去"是阳。故道教认为先天为阳，后天为阴。

三、旁论

1. 孤立系失活没有过程阴阳

孤立系只能发生失活的过程，这岂不是说只能发生阴过程，而不能发生阳过程吗？如果是的话，就会出现有阴无阳的错误结果。这种疑问的背后隐藏的是错误的理解。前面讨论的过程阴阳是功能阴阳，分属观察体和相对观察体，并且两者间要发生含烟能的转移。只有如此，才有阴阳过程。孤立系没有相对观察体，也没有与外界的能量转移，其失活就既不是阴过程也不是阳过程。

非孤立系的烟会因与外界交换含烟能而发生改变，为了获得单纯时间对非孤立系的作用，必须将外界作用剔除掉。剔除以后，其效果就相当于孤立系了，结果也必然是未来为阴，过去为阳。

2. 答疑

有人说，"过去"与日俱增而变大，为阳；"未来"逐日减少而变小，为阴。这种机械套用"大为阳，小为阴"的做法，是不可靠的，会湮灭各种阴阳的本质。

静止不动的空间是阳，变动不息的时间是阴，这不与"阳动阴静"矛盾吗？不矛盾。因为"动为阳"中的"动"指的是"对外施动"——使外物运动，属功能阴阳；而时间之"动"却是"对内施静"——使孤立系内部静止，属状态阴阳。虽然两个都是动，但动的效果却恰好相反，故一个为阳，另一个为阴。

"未来"对应"至者"，"过去"对应"去者"，但两对对应者在"未来为阴，过去为阳"与"至者为阳，去者为阴"中的阴阳却正好翻了个。其中的原因与出现两个"动"相比，更加复杂。"未来"和"过去"是虚物，"来"和"去"都与外部无关，只是孤立系的自发变化出现的两种状态，并根据状态包含烟的多少界定其阴阳。但"至者"和"去者"是实物，"至"

和"去"都需要与外部发生能量转移，并根据能量转移的方向不同分出了阴阳。"至者"可带来㶲，"去者"却只能带来㶲减，两对对应者便正好具有相反的阴阳属性。

第二节 状态阴阳与态变阴阳

一、状态阴阳

"山南水北为阳""有光之地为阳，阴影之地为阴"，这样表述的阴阳明明不是过程，而是状态。前者以方位指陈状态，后者则以"光""影"例举了不同状态的㶲量。上节讨论的"过去"与"未来"，是孤立系失活过程中的两个"状态"。两者的阴阳，实是孤立系两不同状态的阴阳。

1. 用能质来定义

（1）定义

当观察体输出能量的能质高于自身能量的能质时，其终态的能质便低于始态的能质，观察体便变得"阴"了，因为可供衰减的能质幅度变小了。该阳过程的能质低的终态便为阴态，能质高的始态则为阳态。当观察体接受能量的能质高于自身能量的能质时，其终态的能质便高于始态的能质，观察体便变得"阳"了，因为可用于衰减的能质幅度更大了。于是，阴过程的能质高的终态为阳态，能质低的始态为阴态。基于这些感悟，便可提出定义：能质高的状态是**阳态**，能质低的状态是**阴态**。

一阴态，一阳态，要相对而论。若是一体之两态，则可成其过程之始终。观察体的某一状态会因"终态"的不同，而改变其阴阳性。比如，氢气与氧气的混合气体，若后续发生吸热过程，则处于阴态。若后续发生化学反应，则处于阳态，不可离开相对状态谈论态的阴阳。

（2）物理意义

我们始终围绕着能量来探讨阴阳，所有阴阳判断指标都与能量有关。

将能量称为能更科学。"能"的本意是"你真能"中的"能"的意思，就是"有本事""有本领"。炕不能自主转移，没有活性只有静止性。烟能自主转移，就具有活性。烟是事物活性的源头，炕则是静止性的源头（详见第七节）。由此，能量可分出阴阳。烟为阳能，炕为阴能。由此出发，阳态应是烟多炕少的状态，对应着更高程度的活性、动性和发散性，这是**阳态的物理意义**。阴态应是烟少炕多的状态，对应着更高程度的死性、静性和守藏性，这是**阴态的物理意义**。将两者综合在一起，状态的阴阳就应由能量质量来定义。能质高的阳态的活性强，能质低的阴态的活性低。

2. 用烟来定义

（1）定义

孤立系的自发过程，是能质由高到低的过程，故阳态对应能质高的状态，阴态对应能质低的状态。按照同样的逻辑，因孤立系的自发过程是烟由多到少的过程，故阳态是烟多的状态，阴态是烟少的状态。两种态阴阳的定义，对孤立系而言效果是一样的。虽然如此，但能质与烟这两种指标的实质是不一样的。对非孤立系态阴阳的判断结果，也不都是一致的。

能质的计算式更复杂，且缺少简单直观的讨论工具，而烟有直观的几何意义（见第三节），便于定性而简洁地讨论状态阴阳。最关键的是，采用烟指标判断状态阴阳完全可以正确得到中医理论中有关阴阳的结论。还有，当采用烟作为阴阳判断指标时，既会与过程阴阳的判断指标协调一致起来，又会与供功器的状态阴阳判断指标取得协调（见第三章），使得阴阳判断规则具有更大的统一性。具有决定性理由的是因为中医学关注的是生理功能，即生命对外作用的效果是否正常。这个效果在能量上，则归结为与外界交换的能量是否正常，其中最为关键的是输出的功是否正常。

虽然从对运动变化本质的反映上说，能质更全面一些，笔者在直觉上也倾向于选择能质来定义态阴阳，但基于以上考虑，状态阴阳的衡量指标自此以后便选择了烟。单纯的物质质量改变，不会改变阴阳状态，故我们定义单位质量的物质包含烟（比烟）多即活性高的状态为**阳态**，单位质量的物质包含烟少即活性低的状态为**阴态**。

（2）例析

粗细。"粗"指粒径大的态，"细"指粒径小的态。这里的特指过程是物由粗粒变成细粒或由细粉变成粗粒。粉碎物质以增加表面积，需要耗费功。在其他方面不变时，物质的表面积越大，包含的烟就越多，这是物理学上的结论。粗粒变细粒，是输入功的阴过程。阴过程之始为阴，之终为阳，故粗为阴，细为阳。这是表面或烟上的"大为阳，小为阴"，只根据文字去确定阴阳，不免误解为粗者为大为阳。

清浊。"清"指溶液或气体的均匀态，透光性好。"浊"指透光性差，不均匀状态下的溶液或气体。这里的特指过程是流体均匀度的变化。一般来说，流体由浊到清，需要输入含烟能。如温度升高，物质的溶解度提高，有固体小颗粒的"浊"液就会变成溶液。故中医认为清为阳，浊为阴。

固体颗粒分散到分子层级，便溶于了流体中，以至于透光，便是"清"。反之，包含了固体颗粒的流体，透光性就差，便是"浊"。根据"粗者为阴，细者为阳"知，清为阳，浊为阴。这样的论述是不严谨的，因为由"浊"变"清"的能量变化，并不只涉及固体颗粒由大变小吸收的能量，还涉及固体物的分子与溶剂分子结合释放出的能量。但也不失为一种可接受的解释。

轻重。"轻"指密度小于溶剂的物，"重"指密度大于溶剂的物。当"重"物变为"轻"物时，就会由溶剂底部上浮，直到浮出液面。位于上部时，重力势能多，为阳态。位于下部时，则为阴态。故重为阴，轻为阳。

中医学认为人体"上部轻清，下部重浊"，应是基于这样的理解。

聚散。物以类聚。"聚"指同类事物结合在一起，其极端结果是纯净物。"散"指不同类事物相互混杂在一起，对应的是混合物。混得越均匀，就越"散"。热力学指出"聚"（如从空气中提取氧气）是必须耗费外功的非自发过程，致体系阳变，故始态"散"为阴态，终态"聚"为阳态。请不要将"聚散"与"粗细"相混。

3. 泛化

有了状态阴阳概念，就很容易将阴阳泛化应用于更多的领域中了。古人就是这么做的。

就人心理而言，处于积极心态时，更容易发生主动对外提供服务的行为，当为阳态；处于消极心态时，更多发生的是自我封闭，被动接受外部的行为，当为阴态。阳态下，体系的组成物或特性为阳；阴态下，体系的组成物或特性为阴，故《鬼谷子》说："故言长生、安乐、富贵、尊荣、显明、爱好、财利、得意、喜欲为阳，曰始。故言死亡、忧患、贫贱、苦辱、弃损、亡利、有害、刑戮、诛罚为阴，曰终。"进而，人们通常将"好"赋予了阳，"坏"赋予了阴。

性质、状态及其所属的观察体，古汉语常用同一词语言指。如刚柔、大小、轻重，等等。因为三者的阴阳是一回事，上章关于物的阴阳，也多可理解为状态阴阳。汉语多义词虽多，但用而不乱，可能与阴阳概念的这种统摄力有关。这就是将成分性能预先固化了的西语语法套用到汉语上来，结果很不理想的基础原因。

二、态变阴阳

1. 定义

由阳态到阴态的过程，称为观察体的**阴变**。由阴态到阳态，称为观察体的**阳变**。因相互作用导致阴变的观察体是**阳体**，导致阳变的观察体是**阴体**。

2. 过程阴阳的态变判据

处于平衡状态的观察体，与外界发生能量交换时，通常会导致其状态阴变或阳变，参见图 2-2-1。

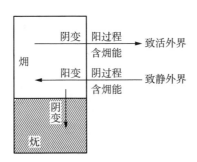

图 2-2-1 态变与过程阴阳的关系

阴态活性低，自发变化就不容易发生，变化更容易由外部"强加"而引发，这便是阴过程。只有阴过程才能使观察体比㶲升高，引起阳变，故阳变必对应着阴过程。阴过程一定具有引起阳变的能力，但实际不一定引起阳变。阳态活性高，较易发生阴变而输出更高品质的能量，如气体膨胀做功。但阴变对应的也不全是阳过程，如孤立系发生的自发过程（当然，也不是阴过程）。

因与相对观察体发生作用而导致观察体阳变的过程，是观察体的**阴过程**。因与相对观察体发生作用而导致观察体阴变的过程，是观察体的**阳过程**。这便是**过程阴阳的态变判据**。

3. 证候不与理化指标对应的原因

确定了始态与终态，便确定了态变，但过程并不会因此而完全确定下来。因为过程还有途径之别，故态变与过程并不能形成一一对应关系。

同一过程的不同途径与外界交换的热和功是不同的，其功能便是不同的。如果过程发生于生理中，那么功能的正常便既关乎态变的正常，又关乎途径的正常。从病理上说，态变异常，自是病象；途径失常导致功能失常，也是病象。两病象都有相应的证候。关于产物的西医理化指标，虽然能反映出物质代谢即态变的正常与否，但产物正常时只表明物质代谢的终态物正常，这并不能排除途径的失常，也便不能反映出途径失常的症候。这便是"把中医证候和西医理化指标进行一对一的对应的症候研究，很难获得值得公认的结果"[1]的根本原因。

| 第三节 | **阴阳态在 Y-X 图上的位置** |

这里只讨论我们所关心的稳定流动系，且其自由度最大为 2。热力学指出，稳定流动系所涉烟是焓烟。比焓烟高者为阳态，比焓烟低者为阴态。

---

①《非平衡态热力学理论在症候热力学研究中的应用》，李洪娟、王乐鹏、魏明等著，北京中医药大学学报，2015 年 3 月第 38 卷第 3 期发表，第 158 页。

中医理论热力学论

一、在 p-v 图上

热力学[1]指出，在如图 2-3-1 所示的 p-v 图上，0 点是死态（下同），1 点的焓㶲是 1-0-2-3-1 所围图形的面积。其中 1-m 是绝热可逆过程，m-0 是等温可逆过程。

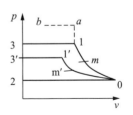

图 2-3-1 阴阳态在
p-v 图上的位置

1′点位于 1 点的左下方，其焓㶲是 1′-0-2-3′-1′ 所围图形的面积。显然，右上点 1 的焓㶲多，为阳态；左下点 1′ 的焓㶲少，为阴态。如果 1′点位于 1 点的右下方，那么两点焓㶲的图形面积大小无法比较，故左上与右下的态阴阳是不确定的。

a 点位于 1 点正上方时，其焓㶲所对应的图形包围了 1 点的，故 a 点为阳态，1 点为阴态。即正上方点为阳态，正下方点为阴态。同样地，当 b 点位于 a 点的正左边时，b 点的焓㶲小于 a 点的，便有正左边点为阴态，正右边点为阳态。

二、在 T-s 图上

在如图 2-3-2 所示的 T-s 图上，有两条等压线 4-1 和 4′-1′，有一条等焓线，其焓是 h_0。热力学[2]指出，1 点的焓㶲是 1-m-0-2-3-4-1 所围图形的面积。

压强低于 1 点的 1′点的焓㶲是 1′-m′-0-2-3′-4-1′所围图形的面积。易知，右上方点的焓㶲多，为阳态；左下方点

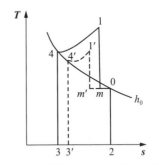

图 2-3-2 阴阳态在 T-s 图上的位置

①《热力学分析》，朱明善、陈宏芳等著，高等教育出版社，1992 年 8 月出版，第 141—142 页。

②《热力学分析》，朱明善、陈宏芳等著，高等教育出版社，1992 年 8 月出版，第 142—143 页。

的焓㶽少，为阴态。如果 1′点的压强高于 1 点的，1′点便位于 4—1 线的左上方。由图形面积易知，左下方与右上方、左上方与右下方、正左边与正右边，其状态的阴阳都是不确定的。只有当左边点的压强不高时，左下方点才一定为阴态，右上方点才一定为阳态。正上方点为阳态，正下方点为阴态。

三、在 *h-s* 图上

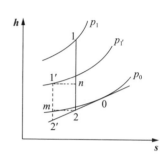

图 2-3-3　阴阳态在 *h-s* 图上的位置

在如图 2-3-3 所示的 *h-s* 图上，有三条等压线，压力分别是 P_1、$P_{1'}$、P_0。热力学指出 1 点的焓㶽是 h_1-h_2，1′点的是 $h_{1'}-h_{2'}$。图中 2 与 2′点所在的直线为环境直线[①]，即 P_0 线在死态 0 点处的切线。

结合 *h-s* 图易知，正上方点为阳态，正下方点为阴态。因 P_1 线的斜率高于环境直线的，1—*n* 的长度便大于 *m*—2′的长度，故左下方点为阴态，右上方点为阳态。同理，正左边点为阳态，正右边点为阴态。左上点为阳，右下点为阴。

上述结论汇示于表 2-3-1 中。

表 2-3-1　阴阳态在状态参数坐标图上的相对位置

状态参数坐标图	处于相对位置上的状态阴阳							
	正上	正下	正左	正右	左下	右上	左上	右下
p-v	阳	阴	阴	阳	阴	阳	？	？
T-s	阳	阴	？	？	阴 $_{p不高}$	阳 $_{p不低}$	？	？
h-s	阳	阴	阳	阴	阴	阳	阳	阴

四、在 *Y-X* 图上

当 *Y* 与 *X* 为两独立状态参数时，便可用 *Y-X* 图上的点来表示自由度为

①《工程热力学》，严家騄、王永青著，中国电力出版社，2014 年 8 月出版，第 88 页。

2 的体系的状态。上面三种图都是这样的图。为了述说方便，将上述三种状态参数坐标图统称为 **Y-X 图**。

归结上述三种图的结论，得其共同规律。凡是位于正上方的点一定是阳态，位于正下方的点一定是阴态。这呼应着"天地定位"。在左下方点的压强不高于右上方点的压强时，左下方点为阴态，右上方点为阳态。其他位置关系上的点的阴阳，不都是确定的。

第四节　确态阴阳

观察体与相对观察体间发生能量转移，两者便有阴阳之分。这个过程是观察体的性能表现，由此确定出的便是功能阴阳。

两个阳（阴）过程，该如何区分阴阳？如上午与下午、金行与水行等。第一章中采用了炯加速度指标来确定上下午的阴阳，但这样的指标即使具有普适性，因为炯加速度难以获知也会被实践弃用。作为研究，为了探索多种可能性，便在第一章中保留下来了。这里我们想寻找更广泛化的确定方法。

状态的阴阳确定，不需要两态发生作用。过程间也没有作用发生，这使得将过程关系与状态关系进行等价类比具有了合理性。若能把过程"压缩"为一个"状态"的话，过程阴阳就可像状态阴阳一样进行确定了。

一、过程确态的阴阳

不同学科对状态有不同的定义。热力学状态是"体系在某瞬刻所处的宏观物理状况"[1]。"瞬刻"强调的虽是时长的短化，但也不能太短，必须长到在"瞬刻"内有足够多的分子对外发生碰撞，使其总体表现出确定的宏

---

[1]《热力学分析》，朱明善、陈宏芳等著，高等教育出版社，1992 年 8 月出版，第 5 页。

观物理性质（如温度、压力等）。这其中包含了大量的分子力学状态，故热力学状态是大量分子力学状态的总体，这个总体也可以说是大量不同微观力学状态的平均。换句话说，热力学状态是大量微观过程的综合或平均。

由上，更大的"状态"总是可以视为由更大的"过程"组成，就完全可以把热力学过程也视为一种"状态"。这种"状态"的状态参数是热力学过程所历所有状态的状态参数的平均。由平均状态参数确定的这种"状态"，也可像热力学状态一样进行阴阳分别。我们只是想借这种"状态"来判别过程的阴阳，就称为**过程确态**，简称为**确态**。

确态的阴阳，便是确态所在过程的"平均态"的阴阳。为避免开口系受质量改变的干扰，选取单位质量进行比较。比㶲[1]多的确态是**阳确态**，比㶲少的确态是**阴确态**。

二、循环的两级确态阴阳

对循环状态参数坐标图的切分有正位与隅位两种，分别讨论如下。

1. 按正位切分

（1）先左右，后上下

先以上下两正位连线分割循环，如图 2-4-1 中的 A 所示。因在 Y-X 图中左右状态的阴阳不确定，则有两种可能的阴阳结果。一种是左半循环的确态为阳，右半循环的确态为阴，如 A_1 所示。另一种正好阴阳颠倒，如 A_2 所示。再以左右两正位连线分割，因在 Y-X 图中一定有上阳下阴，则得 A_3 和 A_4 所示的结果。图中用阴影有无和浓淡来表示循环相应过程的确态阴阳。第一次析分所得，是一级确态阴阳；第二次析分所得，是二级确态阴阳。两级确态阴阳形成了一确态阴阳易系。

A_3 的右下部既属一级阴，也是二级阴，故有两层阴影。此为"地"。左上方则是一级和二级之阳，故没有阴影。此为"天"。"天"不可能为阴，"地"不可能为阳。即左上过程的确态为阳态，右下过程的确态为阴态。据

---

[1] 指每千克物质包含的㶲，下文谈的㶲多指比㶲，不再一一注明。

此，可推析出其他部分的阴阳。与"天"相分的只能是阴，与"地"相分的只能为阳。这也是"天地定位"之义。与 A_3 左上部"天"相分的是左下过程，其确态为阴；与右下部"地"相分的右上过程，其确态为阳。其他循环的阴阳，也可用该方法进行确定。

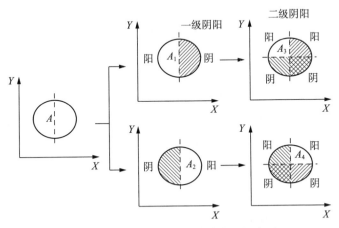

图 2-4-1　循环两次切分的确态阴阳（1）

（2）先上下，后左右

先以左右两正位连线分割循环，如图 2-4-2 中的 B 所示，则上为阳，下为阴。再以上下两正位连线分割，当左半循环的确态为阳，右半循环的确态为阴时，则得 B_1 所示的阴影图。反之，则得 B_2 所示的阴影图。

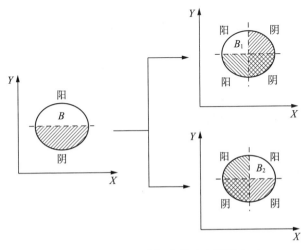

图 2-4-2　循环两次切分的确态阴阳（2）

由于切分次序不影响切分的结果，故 A_3 与 B_1、A_4 与 B_2 的阴影图是相同的。但四部分的阴阳，除了"天阳""地阴"不变之外，另两部分的阴阳恰好是相反的。这是因为切分次序的改变，导致与"天阳"和"地阴"相分的部分恰好颠倒了。这种四分阴阳分布的不同，丝毫没有改变循环的客观内容。换言之，只要"天阳""地阴"相同，那么另两部所属的阴阳就是可以互换的，互换并没有改变内容的实质。古中医学上，既有"火金为阳，水木为阴"，也有"木火为阳，金水为阴"。笔者曾为解开其中的"矛盾"，苦苦思索而不得其解，原来不过是阴阳的形式结论不同罢了。

如果认为四分阴阳图中的阳与阳合一而成一级阳，阴与阴合一而成一级阴，那么 B_1 的一级阴阳应是按照上下正位切分的。这显然是不对的。但若认为四分之"天"（"地"）与相邻的四分阴（阳）相合而成一级阳（阴），则此合化过程正好成为切分的逆过程，便是正确的。切分使一阴一阳同时"出生"，合化便应使一阴与一阳同时"消失"。合化必须是分化的逆过程，易系的合化必须是一阴与一阳的合化，而不是阳与阳、阴与阴的整合。

2. 按隅位切分

（1）先左上右下，后左下右上

对循环先按照左上右下两隅位进行切分，再按照左下右上进行切分，得循环的四分。采用上面的分析思路，结合上节给出的态阴阳在 Y–X 图上的分布结论，确定出四分的确态阴阳，结果见图 2-4-3 所示。

因 C_4 的"天""地"不是上下关系，有违易学结论，便是不可能出现的。同理，C_5、C_6 也是不可能出现的；进而，C_2 便是不可能出现的，即右上的确态不可能为阴态，只能为阳态；左下的确态不可能为阳态，只能为阴态。对于 T–s 图来说，根据上节的结论，这只有在右上状态的压强高于左下状态的压强时，才能保证一定如此。由此，我们认为易学所研究的循环，与中医学所讨论的生理循环，都一定是这样的循环。

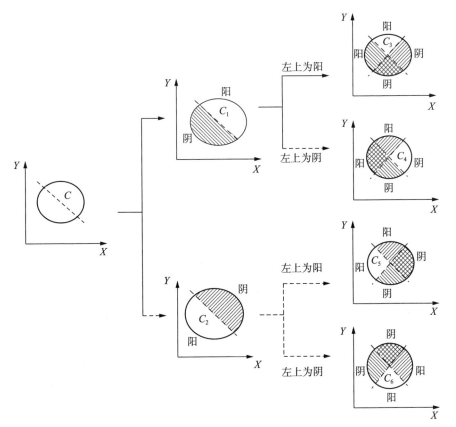

图 2-4-3　循环两次切分的确态阴阳（3）

（2）先左下右上，后左上右下

与对 C 的切分类似，只是切分次序颠倒一下，先左下右上，后左上右下。在否定了违背"天上地下"关系的结果后，便只剩下一种结果 D，见图 2-4-4 所示。

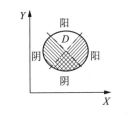

图 2-4-4　循环四分的确态阴阳

按上面所述，C_3 与 D 的阴影图相同，因为两次析分的标准是一样的。阴阳分布不同，只是主观的分组不同罢了，实质上是一样的。

3. 符合藏循环的四分阴阳图

综上所述，循环的四分阴影图只有三种，即 A_3、A_4 与 C_3。三图因切分次序不同而各有两不同的阴阳分布图，即除了上面三图之外，还有 B_1、B_2

和D，共6种。

对四维脏循环来说，在图A_4中，肝木居左上部，应夏火。这显然不符合中医学的观点，这种四分阴影图便不会出现在藏循环中。藏四分阴影图，只能是A_3或C_3；其四分阴阳分布图，便只有A_3、C_3、B_1和D。

三、提出确态阴阳的价值

始终态的阴阳和过程方向给定后，就可确定出过程的能力属性——是能输出含烟能，为阳；还是能接受含烟能，为阴。与此类似，可通过确定某观察体发生的具有某种联系（如循环的两二分过程）的两过程的确态阴阳及其态变的办法，来确定由两过程组成的联合过程的能力属性。

将联合在一起的两过程变身为两确态，使得过程间的阴阳化为"状态"间的阴阳。两分过程与其联合过程的关系，就如同状态与过程的关系一样了。从而，关于阴阳确定的知识体系，在两部分中便是同构的。如此处理可将该知识体系简化，这是提出确态阴阳对知识系统的意义。

| 第五节 | 阴阳汇论 |

本节汇总一下前面已经讨论过的阴阳，以期获得新的条理性。

一、能力阴阳

1. 状态能力阴阳

确态是很多状态的平均，其阴阳实质上也是状态阴阳。**态阴阳**包括了状态阴阳与确态阴阳。这里便只以状态来解说。

状态阴阳的衡量指标是观察体在该状态下所具有的烟。如图2-5-1所示，死态的烟为0，状态1

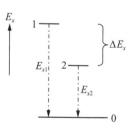

图2-5-1　态与态变的供烟能力

的㶲为 E_{x1}，状态 2 的㶲为 E_{x2}。㶲是该状态变为死态过程中所能提供的最大有用功，是做有用功的绝对能力。态阴阳是这个绝对能力的相对大小，所能输出的最大㶲多的，是阳态，少的是阴态。因图 2-5-1 中有 $E_{x1} > E_{x2}$，故 1 态为阳，2 态为阴。

2. 过程能力阴阳

体系阳变时，一定接受含㶲能，接受㶲的最大数量是其受㶲能力，完全决定于其态变。阴变时，不一定输出含㶲能，即使输出含㶲能，输出的数量还与过程的不可逆度有关。但输出含㶲能的极大值，便是其供㶲能力，则完全由态变决定。由始态到终态，㶲量增加的过程具有阴能力。反之，㶲量减少的过程具有阳能力。如图 2-5-1 所示，从 1 态到 2 态为阴变过程，能输出的最大功为 ΔE_x。从 2 态到 1 态为阳变，必须接受的㶲也为 ΔE_x。

二、功能阴阳

体系因与外界交换含㶲能引起态变时，便一定与外界发生了作用，便表现出一定的功能。这样的阴变一定能输出含㶲能，就表现为**阳功能**。这样的阳变一定接收了含㶲能，就表现为**阴功能**。阳功能与阴功能合称为**阴阳功能**，这里的阴阳便是**功能阴阳**。

态阴阳表达的是观察体㶲降低的潜在能力高低，态变阴阳表达的是观察体㶲的实际变化方向，功能阴阳反映了观察体对相对观察体的作用表现，表达的是在实际过程中是输出了含㶲能，还是接收了含㶲能。阳功能一定赖于阴变，阴功能也多赖于阳变。

阴与阳相对，㶲与㶣相对。如果由㶲来定义阳，那么就应该由㶣来定义阴。只有这样，才会阳功能对应阳能力，阴功能对应阴能力吧？这如何与现在的观点进行协调，是值得探讨的课题。

输出㶲致动外界，提供含㶲能的能力便是**阳能力**。接受含㶲能致静外界，接受含㶲能的能力便是**阴能力**。能力是潜在的功能，功能是能力的现实化。阳功能一定基于阳能力，只有在阴变过程中才得以表现。阴功能表现于阳变过程中，按道理来说，也一定基于阴能力。这种阴能力当是接受㶲的能力，但到现在为止，关于阴阳的界分都是基于㶲，而没有衡量可接受烟的能力指标。

态阳变是供烟能力增强了，态阴变是供烟能力降低了。或者说，阳变是做有用功能力升高的态变，阴变是做有用功能力降低的态变。对于可逆过程，因变化的能力完全化为了功能，故态变阴阳与功能阴阳相反。对于现实的不可逆过程，状态阴变并不一定输出能量，便不一定表现为阳功能。状态阳变一定输入了含烟能，一定表现出阴功能；阴功能发挥作用时，并不一定增加烟，即态不一定阳变。

三、体阴阳

能力和功能总要归于体，体便因此而有了阴阳之分。

1. 按确态阴阳析分

体系在过程中的状态不断变化，确态是其平均状态。确态阴阳反映出了体系在过程中所具有的致活能力的高低，体也便由确态阴阳而具有了阴阳之分。如在五行循环中，由于火行的确态为阳，水行的确态为阴，当把脏及其工质视为观察体，便有心为阳体，肾为阴体；小肠为阳体，膀胱为阴体。

2. 按功能阴阳析分

体可由功能阴阳而获得阴阳之分。表现出阳功能的体是**阳体**，表现出阴功能的体是**阴体**。引起观察体态变的过程可能有多个，也常对应多个相对观察体。这两方面的选取不同，观察体便会有不同的功能阴阳。决定某功能阴阳的过程，称为该功能的**显效过程**。功能阴阳即其显效过程的阴阳。观察体所发生的其他过程，称为该功能的**隐效过程**。隐效过程既包括与某功能阴阳无关的过程，也包括**非功能过程**（如观察体自我阴变）。观察体的态变是显效过程与隐效过程综合作用的结果，但功能阴阳只与其显效过程有关，与隐效过程无关。显效过程因功能阴阳而有阴阳之分。输出含烟能的为**阳显效过程**，接收含烟能的为**阴显效过程**。

上章所谓的过程阴阳，指的都是显效过程的阴阳。判据烟就是显效过程所涉能量中的烟。体阴阳与功能阴阳相互对应，功能阴阳与显效过程阴阳相互对应，体阴阳便也与显效过程阴阳相互对应。三种阴阳中，知其一种的阴阳，便知其他两种的阴阳。选择的显效过程改变，功能阴阳就会改变，体阴阳也会跟着相应改变。

五行既指五种功能，也指五种物质，是以"功能"来界定的"物质"。由划定的"材"来析解其功能，这是西医的思路，与中医五行理论的思路正好相反。凡见到孤立的"五材"对应物就视为相应的"行"，如见到金属制品就认为对人体有收敛作用，这又抹除了"行"必须处于对立统一体中的要求，犯了机械套用的错误。为避免此类错误，可改称"五材"为"五（功能）体"。

《素问·阴阳应象大论》说"阴阳者，天地之道也，万物之纲纪，变化之父母，生杀之本"，"道"便是变化的途径，由此成就态变阴阳和功能阴阳。天地发生周期性运动，便有两相对途径形成了循环。天地囊括着万物，万物根本的变化是跟随天地变化，便可囊括于天地的阴阳功能中，万物便有阳体与阴体之二分，概莫能外，这便是"万物之纲纪"。"变化"总因于阳体与阴体间的作用而发生，阳体为"父"，阴体为"母"，两者便是"变化之父母"。阳性功能导致"生"，阴性功能导致"杀"，"生杀"不过是阴阳功能的外显，其"本始"是阴阳。

四、例析

设稳定流动的理想气体完成了卡诺循环，其 T-s 图如图 2-5-2 所示。

1. 二分的阴阳

按 4-2 连线分割循环。因 2 点的压力高于 4 点的[1]，故 4-1-2 过程发生阳变[2]，工质在该过

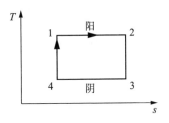

图 2-5-2　卡诺循环的阴阳

---

① 参见卡诺循环的 p-v 图，《热力学分析》，朱明善、陈宏芳等著，高等教育出版社，1992 年 8 月出版，第 86 页。

② 1-2 过程输出的技术功等于吸收的热量，为阴变过程。但 4-1 是绝热接受技术功的过程，且受功一定比 1-2 过程输出的多。因 2 态的压强高于 4 态的压强，导致 4-1-2 过程接受了技术功。结果 2 态的㶲高于 4 态的㶲。

程中具有接受㶲的阴能力。因过程可逆，故工质在该过程中表现出阴功能，为阴体。2-3-4过程发生阴变，具有输出㶲的阳能力。工质在该过程中表现出阳功能，为阳体。

按1-3连线分割循环，因1-2过程吸收的热量等于输出的技术功[①]，2-3过程是绝热输出技术功的，故1-2-3过程输出的功多于吸收的热[②]，必发生阴变，工质便具有阳能力。因过程可逆，故工质在该过程中表现出阳功能，为阳体。3-4-1过程发生阳变，具有接受㶲的阴能力，工质在该过程中表现出阴功能，为阴体。

2. 四分的功能阴阳

1-2为阳过程：理想气体等温膨胀做功，吸收的热量等于对外做的功[③]，㶲便下降，状态阴变，气体为阳体。就其中的吸热而言，热源为阳体，气体为阴体，同时伴随发生的做功过程为隐效过程。就其中的做功而言，气体为阳体，受功体为阴体，吸热为隐效过程。

2-3为阳过程：理想气体绝热膨胀，输出功，㶲下降，状态阴变。气体为阳体，受功体为阴体。只有一个功交换过程，也就只有这一种功能阴阳。

3-4为阴过程：理想气体等温压缩，放出的热量等于外界输入的功，㶲升高，状态阳变，气体为阴体，供功器与冷源组成阳体。就放热而言，气体为阳体，冷源为阴体，受功为隐效过程。就受功而言，气体为阴体，供功器为阳体，放热为隐效过程。

4-1为阴过程：理想气体绝热压缩，输入功，㶲升高，状态阳变。气体为阴体，供功器为阳体。

---

① 理想气体在稳定流动的等温过程中，焓不变，当动能和势能都不变时，根据稳定流动能量方程式，便有该结论。

② 1-2过程的流动功为0。2-3过程接受的流动功不可能大于输出的技术功，否则，就没有设置该过程的现实意义了。过程中只交换流动功和技术功，故1-2-3输出的功便一定比所吸的热多。

③ 流动功为0，其功便是技术功。

第六节　阴阳源自炕烟

一、阴阳的物理意义

根据各种阴阳的定义，结合㶲的活性与炕的静性，可得如下结论。

功能阴阳表达的是观察体实际表现出来的效用。阳者能致活外部，阴者能致静外部（使外部失活）。功能阴阳表达的是对外作用效果之分：致活还是致静。

状态阴阳表达的是观察体的活性能力。状态阴阳是潜在的功能阴阳，就自发过程而言，功能阴阳是状态阴阳的展现。既可以认为态变阴阳是阴阳能力的变化，即阳变提高了阳能力，阴变提高了阴能力；也可以认为态变阴阳是特定过程所具有的潜在致活致静能力，阳变具有致静能力，阴变具有致动能力。

综上所述，阴阳的物理意义是致活致静的效果或能力。

二、炕㶲是阴阳在能量上的源头

阳性代表的是活性，阴性代表的是静性。阳过程对应的是致活相对观察体，阴过程对应的是致静相对观察体。阴阳原本是能量的性能。阴阳的终极意义，一定可以从最简单的体系来揭示。最简单的体系是由两相对的平衡体组成的孤立系。孤立系组成体的二分，便正可与能量之二分对应起来。㶲为阳能，炕为阴能。从逻辑上讲，阳当与㶲关联，阴当与炕关联。这是确定阴阳的基本依据，但其阴阳都只由㶲来定义，而与炕不相干。这该如何理解？

阴过程使外界的㶲减少，如果减少的㶲储存到了体系中的话，那么这些㶲还有再返回外界的可能。可是若这些㶲阴变为了炕的话，那么这些“㶲”就再也没有返回外界恢复其活性的可能了。从对外界的影响上看，体系的阴过程使外界失活，体系的阴变使外界失去了复活的可能。在这个意义上说，体系的阴变是其阴过程的继续发展，两者是一整个的使外界失活的过程，参见图 2-2-1。当把体系与外界组成孤立系时，体系这样的阴过程又成了这个孤立系阴变的一部分。煾终究要变成不能变化的炋，并终结所有的过程。只有炋的状态，是所有阴性过程的极限终点，是终极的阴态，就是终极的阴能。

煾的活性对运动变化的作用无疑具有易察觉的特征，以至于常常只强调煾，这就是物理学的做法，人们也早已习惯这样看待了。拉伸皮筋时，总是强调作用于活动端的拉力，并从能量上归因于外界输入了功；收缩时，总是强调皮筋弹力的作用，并从能量上归因于对外输出了功。但西方哲学认为运动是动与静的统一，这与坚持阴阳统一思想的易学是一致的。用这种思想去审视物理学，就会发现其观点是偏颇的。从力上看，如果只有一端的拉力，没有另一端的固定力，皮筋怎会被拉伸？弹力又如何产生？没有了弹力，皮筋怎会收缩？皮筋收缩力的源头正是固定力！皮筋的伸缩离不开两端的一动一静作用，但通常只归因于动端的拉力，而忽视了静端的固定力。从能量转移看，当审视对皮筋发生作用的体系时，则拉伸是体系对皮筋做功的阳过程，并从能量上归因于体系煾的减少，但其中怎会没有皮筋对功的接受作用？收缩是体系接收皮筋提供的功的阴过程，并从能量上归因于皮筋释放出了弹性势能，但其中怎会没有体系接受这些能量的作用？无论对拉伸还是对收缩，我们总是归因于煾的动性功能上，而无视了接受煾的功能。实际上，任何体系之所以能够接受煾，其根本原因是煾能转化为炋。不用引用抽象的能势来严格解释，经验也告诉我们，在能量一定时，体系的煾变为炋即发生阴变，会使变化的"驱动力"减小，如温度降低、高度下降、速度降低，从而降低了体系输出含煾能的活性，从而具备了接受更多煾的能力。煾之所以能转化为炋，一定与煾和炋两者性质上的不同有关。煾的活性和炋的静性，都对煾向炋的转化起了作用。水从高处自动流向低处，如果能全归因于高处的煾高，那么就可以全归因于低处的炋多。没有炋，就没有能质之别；没有能质之别，就不会有自发与非自发之别。煾与炋对体系变化而言，如同皮筋的两端，不能缺少任何一个。煾的发散功能如同活动端对皮筋的拉伸，炋的固定功能如同固定端对皮筋的固定。体系没有焗，不能发生阳过程；没有炦，就不能发生阴过程[①]。上一章以过程阴阳为基础，给出了物、空间和四季阴阳的确定方法。这表明，功能阴阳都可归为过程阴阳。阳过程本是观察体的焗的活性和相对观察体的炦的静性共同作用的结果，阴过程本是观察体的炦的静性与相对观察体的焗的活性共同作用的结果。但按物理学的习惯，阳过程应是观察体的焗的活性发挥作用的结果，阴过程应是相对观察体的焗的活性发挥作用的结果。笔者认为这种观点虽然平等看待了观察体与相对观察体，但过于忽视了炦的作用。如果对焗、炦平等看待的话，那么在认可"阳过程是观察体的焗的活性发挥作用的结果"的观点时，就应接受"阴过程是观察体的炦发挥作用的结果"的观点。炦当是所有性能之阴的源因。炦又是体系阴变的终极状态所具有的唯一能量，对应着终极的阴态。由此可说，炦是所有阴在能量上的终极源头。甚至可以认为，炦对焗具有吸引作用。焗流入体系，一方面与焗的可动性有关，另一方面也与炦的不动性有关。如果可以说焗脱离所属体系的终极原因是焗的逃逸性，那么就可以说体系接受焗的终极原因是炦的静性。

前面说焗的自主性自变是变化的本质原因，这是沿用了物理学上的观点。在不妨碍相关问题研究时，可以采用这样的观点。但在逻辑上，可以将变化全归因于焗的活性，也就可以全归因于炦的静性。焗的动性与炦的静性，是一体的两面，地位平等。炦为能量之阴，是各种阴过程之终极源头。焗是能量之极阳状态，为阳能，为所有阳过程的终极源头。这样，功能阴阳便与能量阴阳对应起来了。至于状态和功能阴阳都只由焗来定义，是因为沿用了物理学上惯常将变化归为焗的思维，终极原因是动因显明，静因隐幽，这样便于研究工作。

关于能量，热力学研究的重心是能量转移的结果，当我们追问能量如何才能转移时，就会发现需要能量的提供与接受同时出现。以此为标准，体系于物上，便有了阳体与阴体。于功能上，便有了供与受，阳供是离是分，阴受是纳是合。

[①] 理论上的供功器在现实中并不存在，因为功的存取都要涉供功器构造物的内部运动，便一定会有焗变炦的阴变，便一定存蓄着炦。

三、阴阳包含了热力学知识之叹

研究至此，我们借助热力学知识的有力支持，对阴阳进行了多层面的探讨。这些成果的取得，不能不归功于热力学。或许不能由此就说，中国古人在提出阴阳理论时，一定具有了热力学知识。却不能不说一定具有了相关的知识体系，否则，就不会保证包罗万象的阴阳具有内涵上的一致性。这个知识体系的层次一定不低于热力学，其实质内容一定包容了热力学的基本概念，如热力系、㶲、㶲、可逆过程等，一定运用了能量守恒定律和热力学第二定律，其知识体系架构一定有状态和过程，也一定运用了所谓的热力学独特的研究方法，即"我们研究一个体系的变化，不能限于研究观察体系的内部，有时更要注意观察体系的外部世界所受的影响"[1]。中医学家肖小河在多年前就注意到了中医药学与热力学的关联，认为"中医药学与热力学'神交'已久"[2][3]，并将热力学运用于中药学上，取得了令人鼓舞的成果[4]。

阴阳是一种什么样的概念呀？！其中潜含了大半部经典热力学，将物与能、㶲与㶲、状态与过程、过去与未来、四季与空间、积极与消极等，那么多不同领域的概念，全部完美地收入了囊中。如此简洁，而又那么内涵丰富；如此丰富，而又那么组织条理；如此条理，而又那么切中纷繁乱象。阴阳概念既有哲学概念的高度概括性，又有科学概念的确定性和逻辑推演性，还有工程学概念的实用性。中国古人的天才智慧不得不令人叹服！也不能不因此而哀叹那些没有弄懂而对中华文化的肆意责难！

---

① 《热力学第一和第二定律》，严济慈著，人民教育出版社，1966 年 7 月出版，第 3 页。

② 《21 世纪我国生药学研究的机遇与挑战》，肖小河、夏文娟著，中国药学杂志，1999 年第 7 期出版发表，第 438 页。

③ 《从热力学角度审视和研究中医药》，肖小河、王永炎著，摘自《国际生物信息与中药论丛》，新加坡医药卫生出版社，2004 年出版，第 69—74 页。

④ 《药性热力学观及实践》，肖小河、赵艳玲著，科学出版社，2015 年 1 月出版，第 29—34 页。

第三章

管论五行

虽然前两章专门研究了阴阳，但还没有涉及循环的阴阳。五行是循环的两次二分所得，本章便以五行循环为例，来研究循环所涉的阴阳。之后，便应研究五行自身具有的内容，其中最重要的莫过于五行的生克关系。但笔者没有从热力学角度发现什么新意，所散论的便不过是一些管见了。

生理中涉及精微的化学能，但天体运行中不涉及。可是易学认为天体运行和脏腑运化符合同样的五行循环。传统观点认为五行理论来自对天体运行的观察，然后将其类比应用于生理。这样的观点总让人有隔靴搔痒和不可捉摸之感，最终必定陷五行于神秘。从物理学阐述出五行理论普适的成因，这是本章的另一课题。

内容脉络

五行是循环连续两次二分形成的两级易系，其中阴阳的划分标准是什么？工质与所涉体的易系是怎样的？阴阳，依然是这些问题的重心。基于态阴阳确定的能力阴阳，是聚焦于观察体的。功能阴阳是观察体表现出的效能，是能力的现实化。观察体要把能力展现出来，必须要有相对观察体的配合。一般说来，功能阴阳可以通过体间含㶲能量的转移来判分。此时，功能阴阳（也是体的阴阳）的确定就必须同时与观察体和相对观察体的确定配合在一起。循环中的工质可视为由处于平衡态的多体组成。体的阴阳不都有传递性。为简明阴阳的意义，需将阴阳整合到一个体系中来。如何整合？易学给出的答案是整合为易系，这便是第一节到第三节的内容。

生理涉及的化学能如果不能在状态参数坐标图上直接表示出来，也便不能形成二维的五行环形图。但中医学坚持使用二维环形图来描述生理活动，这意味着需将化学能转换为等价的热与功，这是精微能化。深入的分析指出，五行循环中既有储存、供应热的热源，又有贮存、供应功的功源。生理中，热源和功源的能量都是精微化学能所化，这是第四节研究的内容。四维行是对循环的四分，任何循环都可以看成由四维行组成。四维需要协调，这便需要中土，进而形成了五行循环。

五行循环启动需要供功器提供功。只有在天人的运行循环中都存在着供功器，才表明天人运行不但在能量转化结构上相同，而且在技术结构上也是相同的。天人运化具有相同的结构，这应是五行循环和五行理论普适于自天到人的根本原因。天人运行的供功器分别是什么？第五节对此进行了寻找。第六节结合热力学对循环的认识，简论了阴阳规律。

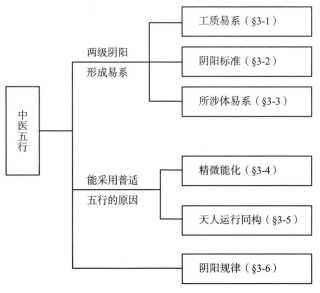

图 3-0-1 第三章内容脉络

重要新观点

1. 在五行易系中，一级是功能阴阳，二级是确态阴阳。因此便有"火为阳中之阳，金为阳中之阴；水为阴中之阴，木为阴中之阳"。（§3-1）

2. 普适的五行理论应用于生理中，是基于精微热化的。（§3-4）

3. 天地五行与生理五行中，均有供功器。（§3-5）

4. 阴阳体系中也有相克关系。（§3-6）

5. 就一行的对外作用而言，我克为的是我生。（§3-6）

第一节 ｜ 工质易系

本节以动力循环为例展开研究，其方法与结论同样适用于负向循环。

一、易系

多体系中的体之间会形成多对阴阳体，如果不统一起来形成一个整体，不同体的阴阳具有不同的所指，那么阴阳理论就失去了效用。实际上，易学总是把体系归结为多层级的易系。

参与动力循环的体可以分成工质、与工质发生直接作用的**工质作用体**两部分。最简动力循环的工质作用体包括两热源和供功器。就动力循环工质而言，所有工质为太极，其二分所得的两部分为两仪，再二分所得的四部分，为四象。如此形成的系统，称为**易系**。如图 3-1-1 所示。两仪是易系的**一级阴阳**，组成一仪的两象是易系的**二级阴阳**。

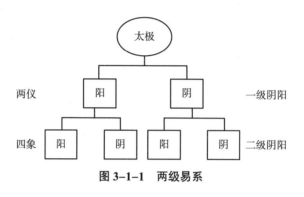

图 3-1-1　两级易系

二、五行循环易系的级规则

在研究不同的五行循环中发现，五行易系的两个层级的阴阳具有确定所指。这便是其阴阳级规则。这个规则显然不适合于三级及以上的易系，也不适合于中间有跳跃的"两级"易系。

1. 一级一定是功能阴阳

在阳过程中，工质一定输出了含㶲能；在阴过程中，工质一定接收了含㶲能。完成循环的工质，由于能量不变，就一定既发生了输出含㶲能的过程，又发生了接受含㶲能的过程，就必然有成相对关系的一阳过程和一阴过程。两过程是工质的一级过程，一级阴阳就可以是功能阴阳。

（1）任何过程的"工质"都有一级功能阴阳

循环的工质工作于对工质发生相反作用的作用体间，并把来自阳作用体的所有能量都转移给了阴作用体。从能量转移数量上看，与两体发生的直接能量转移没有根本区别，只是多了"二传手"工质而已。换句话说，与循环工质一级过程相对应析分出的两工质作用体间发生的间接能量转移，实等价于两体直接发生了该能量转移，两体便可有功能阴阳之分。工作于两作用体之间的工质与之所发生的两过程，一个用来提升工质的㶲，另一个用来降低工质的㶲，由此就可以论两过程的功能阴阳了。

直接作用的两体间发生能量的单向转移时，设介于两体能量交换处有"无形的工质"存在。由于是无形体，该体就不会对进出的能量发生改变，只是起到了"二传手"的作用。该"工质"接受能量会提高其㶲，输出能量会降低其㶲。于是，向"工质"输出能量的便是阳体，接受"工质"输出的能量者便是阴体。在前一显效过程中，"工质"表现出阴功能；在后一显效过程中，则表现出阳功能。两过程必同时同地完成，形成即时即地的"工质"循环，从而维持"工质"的虚在。于是，该"工质"便有了一级功能阴阳。

因有形的工质具有存取能量的功能，能使两过程分别独立进行。但能量转移过程中的无形"工质"没有存取能量的功能，两过程便必须同时同地发生。但过程发生的时空，不会影响两体间的能量转移结果，就不会改变两体的阴阳关系。即"工质"的有形无形之别，并不影响阴阳的本质。

至此可知，循环也好，单向过程也罢，一切变化过程总可有"工质"的一级功能阴阳。

（2）"工质"作用体有一级功能阴阳

工质作用体与"工质"有直接作用，故可根据"工质"的两一级过程将作用体分成相对的两部分。这两部分间发生的作用，便一定可以形成一级功能阴阳。工质作用体一般不会形成循环，通常发生的是单向过程。无论如何，只要按"工质"的两一级过程对其析分为两部，则其一级阴阳都可有功能阴阳。

无论是"工质"的易系，还是"工质"作用体的易系，易系的一级阴阳都可以是功能阴阳。

（3）一级一定是功能阴阳

下节将进一步指出，五行循环的工质易系的一级阴阳不能是能力阴阳，只能是功能阴阳。进而，工质作用体的一级也只能是功能阴阳。

2. 二级只能是确态能力阴阳

循环工质在两二级过程中，通常既不发生直接的能量转移，也不发生间接的形成相对关系的能量转移，便没有功能阴阳之分，便只能是能力阴阳。工质两二级过程间，也没有形成阴阳要求的相对关系的能量转移，也就没有二级功能阴阳之分，也只能是能力阴阳之分。故易系的二级阴阳只能是能力阴阳。

因组成一级过程的两二级过程，有时会发生相同性质的态变（都阳变或都阴变），便不应是过程能力之分，只能是确态能力阴阳。火行在负向循环的四隅位析分中，状态阴变；在四正位析分中，状态阳变。正向循环也存在着类似的不同。循环方向调转，过程的阴阳便也需要调转。但在五行理论中，火行始终为阳。这表明五行的阴阳不但不能是功能阴阳，而且也不能是过程能力阴阳，便只能是确态能力阴阳。若按确态能力阴阳，则无论是正向循环，还是负向循环，对于§2-4给出的几种可能的循环四分图，都有"火为阳中之阳，金为阳中之阴；水为阴中之阴，木为阴中之阳"。

第二节 | 两级易系的阴阳指标

只有递次采用不同的标准来界分阴阳，才能形成阴阳易系。科学分类通常也是这样做的，即先按某标准进行第一次分类，在此基础上，按照另外的标准再进行分类。

中医学所涉易系不超过两个层级，本节便讨论两级易系。循环易系的一级阴阳与二级阴阳采用的标准是不同的。阴阳判据包括判断指标及其取值范围。以状态参数为指标时，以该指标的阴阳分界值为中性。以状态参数的变化为指标时，通常以参数变化值等于 0 为中性。

阴阳判据指标有两类，即状态参数和状态参数的变化。对于两级结构的易系，两指标该如何选择？

一、不能采用两同类指标

1. 两级不能都采用状态参数

当采用两非独立参数来界分阴阳时，结果相当于企图用同一状态参数来界分两次，就不能完成两级易系要求四分的任务。

如果递次采用独立的 Y 判据和 X 判据，确实可以得到两级阴阳易系。但在这样的易系中只有态阴阳，缺失了关于循环方向的信息。只有引入功能阴阳才能解决这个问题，而功能阴阳不可能通过状态参数判据来得到。至此可知，循环的两级易系的析分一定不能采用两状态参数为指标。

2. 两级不能都采用状态参数的变化

当采用两非独立状态参数的变化来界分阴阳时，结果相当于企图用同一状态参数的变化来界分两次，这是不可能的。

如果递次采用两独立状态参数的变化（ΔY 和 ΔX）来界分，确能得到两级阴阳易系，并且其中包含了过程方向的信息，似乎是可用的。但其二级过程实际上并没有功能上的相对性，即此阴此阳间没有相互作用，不应构成一对功能阴阳，便是不能用状态参数的变化来界分阴阳的。否则，就是在离开意义而玩的数学游戏。

综上所述，循环的两次界分不能采用两同类指标，既不能都是态阴阳，也不能都是功能阴阳。

二、只能采用状态参数变化与状态参数的组合

对以两正位连线分割的循环而言，以 Y 进行二分得图 3-2-1，以 X 进行二分得图 3-2-2，以 ΔY 进行二分得图 3-2-3，以 ΔX 进行二分得图 3-2-4。对结果进行比对就可以发现，以 Y 与 ΔX 进行二分的结果是相同的，以 X 与 ΔY 进行二分的结果也是相同的。以两隅位连线来分割循环时，结果是类似的。由此可知，欲对循环四分，不可能同时以两状态参数（Y 与 X）为指标来界分，也不可能同时以两状态参数的变化（ΔX 与 ΔY）为指标来界分。只能用状态参数和状态参数的变化来各界分一次。这两次界分所涉的状态参数可以是同一个吗？

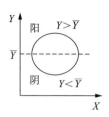

图 3-2-1　以 Y 为指标二分循环

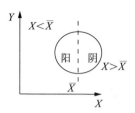

图 3-2-2　以 X 为指标二分循环

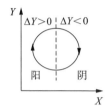

图 3-2-3　以 ΔY 为指标二分循环

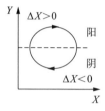

图 3-2-4　以 ΔX 为指标二分循环

1. 不能采用不同状态参数的

因用 ΔY 与用 X 来二分循环得到的结果是相同的，便不可能用这两指标来对循环进行四分。同理，也不能采用 ΔX 与 Y 的联合。

2. 只能采用同一状态参数的

根据上节内容，状态参数不能作为一级指标，因为五行循环的一级阴阳不能是态阴阳。状态参数变化不能作为二级指标，因为五行循环的二级阴阳不能是功能阴阳。结果一级指标只能采用 ΔY 或 ΔX，二级指标只能采用 Y 或 X。

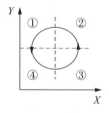

图 3-2-5　循环两级易系说明用图

对于图 3-2-5 所示的循环切分，其两级阴阳列示于表 3-2-1 中。

表 3-2-1　先后以 ΔY 和 Y 切割循环所得四分的阴阳

以 ΔY 为指标（功能阴阳）		以 Y 为指标（确态阴阳）	
①、④段	阳	①段	阳
		④段	阴
③、②段	阴	③段	阴
		②段	阳

三、结论解读

一级阴阳是以 $\Delta Y(\Delta X)$ 为指标的功能阴阳，二级阴阳是以 $Y(X)$ 为指标的确态阴阳。如何理解该结论？

从易系看，没有对外发生作用的易系是没有实践价值的。易学不会讨论这样的易系。易系所描述的体系一定是与外界发生了作用，表现出一定功能的体系。如动力循环导致热变功，制冷循环导致热从低温热源转移给了高温热源。与外界的作用是体系最高层级上的作用，相应的易系一级阴阳析分便一定与外界间的作用有关，便一定是功能阴阳，而不能是能力阴阳。如果没有两相反方向上的变化，就不能构成循环。循环一定有两相反方向上的状态改变，便一定有两相反的对外功能，便有功能阴阳之分。循环的这种一级阴阳，实是同一体的两相反功能的阴阳。对循环按过程进行方向的二分，一定与状态参数变化方向相反的两态变过程相对应，这便只能由某状态参数的变化来界分。

一级阴阳反映的是过程导致观察体的㶲的增减，体现了"天""地"互动导致能量变化的功能。二级阴阳反映的则是"天""地"包含㶲的多寡，指示的是其致动能力的高低。

第三节　所涉体的易系

阴阳不是笼统的，而是有明确所指的。要明确阴阳所指，既要明确观察体是什么（谁的阴阳），又要明确相对观察体是什么（与谁相对），还要明确要区分的是什么（功能还是能力）。对这三个问题的回答缺少一个，阴阳的含义都是不明确的。

每涉阴阳就要不断申明三方面，对于多体体系来说，是十分烦琐的。将多体体系统合成易系，先划分出体易系，在此基础上再来确定出相应的阴阳易系。有了这个易系，阴阳所指就有固定的规则了，相应体的阴阳所指便不用一一说明了。中医对于循环就是这么做的，未来遇到含有循环的系统，其阴阳便按照本节的要求来进行。

一、循环所涉体的易系

中医学并没有局限于解剖结果来界定体系的组成体，而是根据循环的功能组成来界分的。这里便是如此。

循环所涉体无论如何组合，其结构都必须符合易系。动力循环涉及的体有工质（用①表示）、至少两热源（用②表示）和提供循环启动功的供功器（用③表示）。对该系统中的体，可以组合成三种易系，如图 3-3-1、3-3-2 和 3-3-3 所示。三图中的一级"阴阳"都是根据两部分间发生作用引起的烟变确定出来的。图 3-3-1 中，因工质发生循环，状态复原，故为中性。虽然现实过程的不可逆性使热源与供功器的烟降低了，但不可能由此认为是阳功能。否则，两部分形成的孤立系就成了阳体。单从形式上看，"中"与"阳"也形不成阴阳关系。这个"一级阴阳"，实质上是不存在的。在图 3-3-1 中，便用虚线表示。在图 3-3-2 中，工质和供功器接受了来自两热源的烟，故两热源为阳，工质和供功器为阴。在图 3-3-3 中，因现实的不可逆性导致供功器的受功一定大于所供的功，故供功器为阴，工质与两热源为阳。

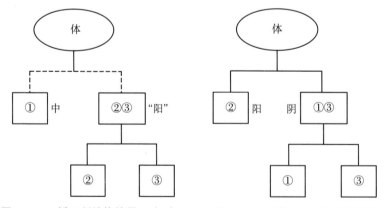

图 3-3-1　循环所涉体的易系（1）　　　　图 3-3-2　循环所涉体的易系（2）

从三个易系图中可以看出，工质只有在图 3-3-1 中即作为动力循环系统的一级组成体时才是中性体。但此时的工质并不是一级阴阳中的一部。

上节所论的是图 3-3-1 中的工质，按循环分化形成的工质易系。

如果工质是稳定流动系，则工质散布于各过程发生处，就可把工质析分成与两热源和供功器发生作用的两部分，分别用①$_2$和①$_3$来表示。这样，动力循环所涉体又有了一种新易系，如图 3-3-4 所示。

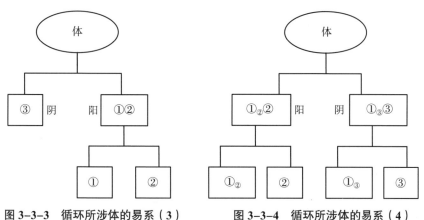

图 3-3-3　循环所涉体的易系（3）　　图 3-3-4　循环所涉体的易系（4）

还可以把两热源分开来，高温热源用②$_1$表示，低温热源用②$_2$表示。相应地把工质也再分成两份，与高温热源和低温热源作用的工质分别用①$_{2_1}$和①$_{2_2}$表示。基于图 3-3-1 的易系，便是图 3-3-5。图中对两个两级易系所标示的，都是一级为功能阴阳，并且是以对外（两易系互为外界）作用为显效过程的，二级为确态能力阴阳。

对照图 3-3-5 中两虚线方框内的部分，可以发现两者的一级阴阳正好相反，即与热源发生作用的工质①$_2$为阴体，与工质①$_2$发生作用的热源②为阳体。因为两者互为相对观察体，在功能上便是一阴一阳了。两者的二级阴阳相互发生作用的部分却同为阴或同为阳。因为这是各自内部相对两部分的确态能力阴阳，工质的能力实际上来自与其作用的作用体的能力，两种能力阴阳就必定是相同的。

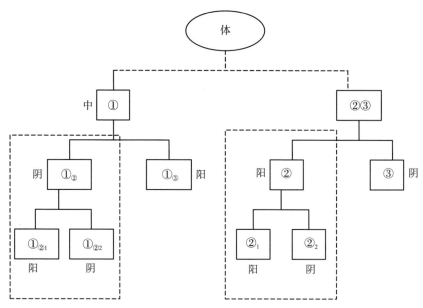

图 3-3-5　循环所涉体的易系（5）

二、易系的作用

给定了易系，则有关阴阳的一些意义便不言自明了。

1. 明确阴阳所指

参考图 3-3-5，把含工质循环的体系中的工质作为一个 0 级体，为中性体。然后，将工质析分成两级易系，工质的作用体也可相应析分成另一易系。一级阴阳是功能阴阳，是工质与其作用体间发生过程的阴阳，与两部分工质间的作用无关。二级阴阳是确态能力阴阳，是相对两部分工质致动能力的比较。

能力阴阳是一种潜在的功能阴阳，是内部两部分间对外发生阴阳作用潜能的比较。二级阴阳是为一级阴阳做准备的，只有有了二级的阴阳潜力，才能对外发生阴阳过程，表现出一级阴阳来。由此，易系内不同层级的阴阳便具有了内在的统一性，最终都归结在整体的同一性能目标上了。

2. 一致性地理解阴阳

有了阴阳易系，不同阴阳便具有了统一性的意义。

当说正向五行循环系统阳虚时，便是①的功输出虚弱，便是阳仪功能（图 3-3-5 中的①₃）不足；在五脏循环则是左升不足，人则少动懒言；则是其阳藏心输出功的能力不足。

当说正向五行系统阴虚时，便是接受含烟能的不足，便要额外耗费贮藏的烟，便是阴仪功能不足；在五脏循环则是右降不足，人则形体消瘦，则是其阴藏肾的藏精能力不足。

三、关于阴阳的两个问题

1. 对一二级阴阳划分标准的理解

循环中的工质不是孤立系，其一级阴阳如果是根据工质内两部分间的作用来划分，那么在其阴阳系统中要么不体现与外界的作用，要么将与外界的作用置于二级阴阳中来。后一种处理显然违反了易系从大到小的层级划分规则，为易系所不容。剩下来的，只有前一种情况。可是，如果不体现出与外界的作用关系，这样的阴阳系统显然就缺失了关于循环的十分重要的内容。结果，只能是一级阴阳是与外界作用的功能阴阳。

二级阴阳如果还是与外界作用的功能阴阳，一来有时会出现相对两部分的工质是同性的情况，关键是无法反映工质内部间的关系了。能否采用相对两部分工质相互作用的功能阴阳呢？对于流动的工质之间除了维持流动而必须交换流动功外，常常没有其他能量交换，基于内部作用进行阴阳划分便没有普适性。于是，只能采用能力阴阳。

2. 体阴阳不具有传递性

体阴阳既与相对观察体的选择有关，又与显效过程的选择有关。这导致不同的体阴阳、不同体的阴阳具有不同的标准，便导致了这些阴阳都不具有传递性。否定体阴阳传递性的极致情况是，两体甚至能同时形成此阳彼阴和此阴彼阳的关系。脏腑如此，下面的例子也是如此。

如图 3-3-6 所示，A 和 B 都是气体，分盛于中间被一可自由移动的隔板隔开的绝热容器中。假如开始

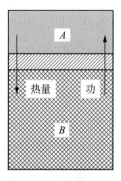

图 3-3-6 交换功和热的两气体间

时的温度是 A 高于 B，接下来便有热量自 A 流入了 B。该过程是 A 的阳过程，A 为阳体，B 为阴体。A 放热后便收缩，B 吸热后便膨胀，该过程便是 B 对 A 的做功过程。B 发生了阳过程，是阳体，A 为阴体。显然，A 与 B 可以互为对方的阴或阳。两者的阴阳之所以发生了颠倒，是由于选择的显效过程不同而导致的。

第四节	精微能化

生理涉正向循环与负向循环的联合，由此形成了河图。这些内容在 §4-4 和 §6-6 等章节中。本节研究的是单个的五行循环，便不涉两循环间的相互配合问题。虽多处以生理为名进行述说，实是由生理提取到的类似循环，以为研究生理所涉循环服务的。后面真正研究生理所涉循环的有关内容，变形于本节内容。如果只关心事关中医学的最后内容，对本节内容可以只阅读第二个问题，明白精微能化之义便可。

在生理稳定时，进出人体的水汽是平衡的，生理运行的水量便是不变的，当处于稳定工作状态时，便有可能形成了循环。循环中有水，有蒸汽，称为**水汽循环**。或许水汽循环并不存在，但这并妨碍下面的理论讨论。因为即使水汽确实没有形成循环，也总可有某种等效介质的循环来替代，详见第四章内容。

设水汽循环遵守中医学理论所描述的相关规律，这既是本研究的基本前提，也为研究指引着方向。由此出发可推知，五行理论将精微化为了能量，再进一步分析，便知转化为了热与功。

一、所论生理循环的特征

1.遵守普适的五行理论

凡普适的，一定是尽可能简单的，便不会包含高级运动的内容，便有下面三假设成立。

（1）所涉能量没有化学能

循环所涉工质的能量只有机械能和热能，不涉及化学能、核能。否则，由于天体运行中没有涉及化学能，这样的循环便不适用于天体运行，便不是普适的理论。

（2）环形五行图是二维状态参数坐标图

自由度为2的工质，在通常的状态参数坐标图上，其循环过程线一定形成了二维的环形线。通常五行图的环形，便是这样的二维状态参数坐标图。

（3）火行的确态一定为阳，水行的一定为阴

易学认为"天地定位"，火行便一定为阳，居上；水行便一定为阴，居下。这里所说的五行阴阳是二级的确态阴阳。

2. 只有一个冷源

热量的转移是普遍存在的。热源的存在不会妨害循环的普适性。生理中的热源数量，由生理的实际情况来确定。生命体可以不从任何地方吸收热量，具有普遍意义的情形便是没有外部热源。但生命体离不开向环境冷源散热。根据热力学，动力循环起码需要工作于两个热源之间，这意味着还需要另一个高温热源，但外界并没有提供，当由体内提供。人体各处的温度基本相等，内部便不会真实地存在热源。体内的热源实际存在形式是精微的化学能。

可是一旦承认化学能参与了循环，就意味着不是普适的五行循环了。为了消除这种矛盾，便需要将精微热化。

二、精微能化

五行循环至少要涉及两个热源，外界只提供了一个。这便需要在体系内"制造"一个出来。如何"造"？这便需要精微热化。有了精微热化，虽然从能量转化原理上看，就能形成生理所涉的五行循环了。但没有启动循环的功，在技术上则是运行不了的。这个功也只能来自精微的化学能，这便是精微功化。精微热化与功化合称为**精微能化**。以五行谈论生理所涉循环，便是将精微能化了。

1. 体内有调能器

只向冷源散热，而没有能量补充的循环违背能量守恒定律，是不可能存在的。循环必有能源供应。循环中工质有阳变过程，该过程便需输入含烟能，这需要有**供能器**。在外部没有提供供能器时，体内便一定有。供能器的能量必须有来源，体内便同时具有**贮能器**。贮能器的能量只能来自水谷。因具有调节体内能量余缺的作用，两器合一便称**调能器**，精微是调能器的能源。

2. 精微的热化与功化

参与水汽循环的直接来自调能器的能量不能是热能，否则，人体内就有了一个高温热源；也不能是机械能，否则，人体内就有了一个功源。体系的能量包括机械能和内能两部分，内能包括热能、化学能和核能等。体内不可能发生核反应，于是贮能器中储存的能量形式只能是化学能，这便是精微的化学能。生理耗费的能量来自精微的化学能。但五行循环中没有涉及精微及其化学能的进出，为了满足"生理循环遵守普适五行理论"的需要，需要将精微化为能量。

（1）热化

精微借助水汽的流动而散布于人体中。精微进出水汽时，必与水汽发生功交换。精微反应产生的废物，从水汽中排出去需要耗费功。在不考虑精微释放出的能量时，完成这些过程一定会导致水汽的烟减少，称由此改变的能量为**精微转移耗费能**。考虑到现实的不可逆性，即使在没有精微输运时，还有不可逆和散热引起的能损，称为**循环能损**。该能损的存在，使得水汽不可能在不引起其他的能量变化时实现循环。有精微输运时，就更不可能了。循环之所以能够实现，是因为能损得到了弥补。弥补依靠的是精微所释放出的化学能。从该化学能中扣除精微转移耗费能和循环能损所剩余的部分，称为**精微代谢能**。精微代谢能储存于调能器中，是生理循环的体内能源。

精微在付出了精微转移耗费能后，就相当于在没有引起水汽能量改变时进出了水汽。精微代谢能就成了循环水汽中的一块能量。精微对循环水汽的作用，就只是其代谢能对水汽的作用。精微就不是物质，而"只是"

中医理论热力学论

一种作用于水汽的能量了。虽然在实际中，将精微输送给调能器时，水汽对其做功；但采用代谢能概念后，便应认为是精微代谢能"自动地"（水汽和精微无任何能量变化）地进入了调能器。在水汽接受代谢能时，便如同水汽"无中生有"地增多了一些高品质的热能一样了。这导致人的生理循环，从原理上看，相当于是工作于不同热源间的动力循环。其"热源"是提供代谢能的精微，居于体内但位于脏腑的水汽之外；其冷源是环境。该模型将精微视为了能量，并且将化学能等价为了物理变化所涉的能量。这为五行理论的普适性提供了基础。这种"转化"过程，称为**精微热化**。

中医学采用的五行理论中"没有"化学能，精微热化便是中医学采用的研究方法。

（2）功化

循环需要输入的功，实是由精微化学能直接提供的，但在五行理论研究的体系中不允许出现化学变化。为消除矛盾，必从精微的化学能中转化出了功。由于化学能不全是㶲，提取功后剩余的能量变成了产物的热能。这个热能可以归并到精微热化所形成的热源中去。从精微代谢能中扣除掉这部分热能后，剩余的便是可以输出的功。由于进行了相关能量的"扣除"，化学反应所涉物便"悄悄"进出了水液，如同没有一样，只有功的输出。这称为**精微功化**。精微功化如同有了能"凭空"产生功的设备，将该设备称为**供功器**。

3. 能化对循环的影响

精微热化将精微代谢化为了体内热源的热能，精微功化化为了供功器输出的功。精微能化后，循环便是以可逆方式完成的。因为在精微代谢能中已经扣除了循环的不可逆能损。

精微能化后，脏循环与腑循环便都是按照五行模型运行的，都是工作于环境（冷源）与体内热源之间的循环，其中离不开供功器。

中医学并没有采用精微功化，是因为中医学是基于河图的，而河图是两方向相反循环的联合，将功视为全部来自其中的动力循环。这里只考虑单个五行循环，便不得不引入精微功化。

三、保证循环符合五行理论的途径

易学认为木行是阳中之阴，火行是阳中之阳；金行是阴中之阳，水行是阴中之阴。这符合循环的第一个特征，即水行一定为阴，火行一定为阳。在状态参数坐标图上，对循环按正位四分，这个结论无疑是成立的。但在按隅位四分时，木行居左下方，火行居右上方；金行居右上方，水行居左下方。按照第二章第三节的内容，两对行的确态阴阳则是不确定的。这意味着火（水）行有时会是阴（阳）态，显然这是不允许的，这便需要生理循环采取一定的保障措施以将"不确定"变为"确定"。

1. 确保火行为阳态的途径

确态阴阳只决定于确态炽的多寡。要把木行由可能的阳态变成确定的阴态，其方法是降低木行确态的炽，或者提高火行的确态炽，并保证确态炽是火行的高于木行的。从理论上说，降低炽有自我阴变、散热和输出功三条途径。中医学认为木行主疏泄，便有散热的功能。但散热的目的是排除炽，而不是散失炽。人体内没有冷源，热只能散向体外。专为散失炽而散热显然是一种浪费，生理活动不可能采用这样的设计。无端地输出功和自我衰变，就更不可能了。试图降低木行炽的方法是不可能的，就只有想办法提高火行的炽。这便只有向火行输入精微代谢能一条途径，对应的实际过程便是火行的吸热过程。从动力循环的 T–s 图上可以直观看出，火行一定是吸热过程。虽然吸热过程并不能保证火行一定成为相对于木行的阳态。但适当的吸热过程总是可以保证实现这一点的。现实中心火并不吸热，但为了保证其过程中的确态为阳态必须吸热，只是吸热功能在中医藏象学说中转移给了肾水而已。详见§7–2。肾水藏精在五行理论中视为了心火自体内的吸热。

按精微能化，提供热量的一定是调能器。当所吸热导致火行水汽的压强高于木行的之后，便可确保在 Y–X 图上，火行为阳态，木行为阴态。实际也是这样的，五脏中心脏的血压是最高的。

2. 确保水行为阴态的途径

要把水行由可能的阳态变成确定的阴态，其方法是降低水行确态的㶲，或者提高金行确态的㶲，并使金行的㶲高于水行的㶲。提高金行确态㶲的方法是不可能采用的。因为五行理论要求金行发生阴变，却又专门为其输入含㶲能，这有悖常理。降低水行的㶲，不能采用自我阴变和散热的方法，只有输出功一个办法。然而，水行实际是接受功的，㶲是升高的，详见§7-2，该办法便被否决了。从状态参数坐标图上看，只要保证金行确态的压强高于水行确态的，就一定能确保水行确态为阴。即金行的降压要足够大，导致虽然水行升压依然使其确态压强低。

四、将精微代谢能引入循环

在上述精微能化的五行模型中，精微被"提取"到水汽之外，原本的津液就应视为在精微代谢能参与下的水汽。这样参与生理活动的物质中就没有精微，而只有水汽、人体（脏腑与百骸）和冷源，还有一块可以"凭空出现"的能量，这就是精微代谢能。

人体是稳定不变的"设备"，虽然维持"设备"稳定运行是生理的目的，但从理论上则可视"设备"为在有精微代谢能参与下的水汽与外界发生作用的中介，在仅涉能量转化的理论中应将其忽略。由此，水汽发生的变化或因于冷源的作用或因于精微代谢能的作用。在水汽循环无法通过与冷源的作用而完成符合五行理论要求的过程时，便一定有精微代谢能的参与。

因在实际循环中，精微散布各处，故精微代谢能可以参与到任一分过程中，当然也可按某种模型将精微进行分合。只要把精微代谢能恰当地分配到相关行中，便会保证形成符合五行理论的循环。

1. 正向五行循环

按中医学观点，脾接受精微后转输给肺，再由肺输布至全身。这里认为精微由金行引入，并交给调能器。进入循环的精微被输送到调能器时，所需的功来自循环右降所释放出的功。此功便用于收藏精微，并随精微而进入调能器。右降便是对外界（人身之外）表现为阴性的收藏过程。调能器将精微代谢能输送给左升过程，表现为水汽状态阳变的过程，同时也可以对外界输出功而表现为阳过程，详见图 3-4-1 所示。

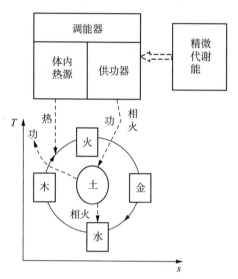

图 3-4-1　引精微代谢能入正向五行循环

需要申明，按精微能化模型，循环的右降之功已经折算到精微代谢能中了。在运用精微代谢能研究问题时，就不应另外考虑该功了。这就是在图 3-4-1 中，没有绘出输送给调能器的右降功的原因。中医学认为功（相火）经中土输入到水行（命门）中，其中的过程均与工质无关。对工质发生的作用是从木行开始的，相火也可绘为直接入木行。

工质在左升过程中，输出了功并发生了阳变。这是在调能器向其输入了热和功的前提下，才实现的。脏五行循环工质的左升就是这样的过程，在其显效过程中不包括与肝、心发生的作用，也不包括与调能器发生的作用；而是与除了三者之外的外界发生的作用。显然，是向外界输出含烟能的，为阳过程。

类似地，右降的显效过程不包括与肺、肾发生的作用，也不包括与调能器发生的作用，而是与除了三者之外的外界发生的作用。显然，是自外界收纳含烟能的，为阴过程。

2. 负向五行循环

人体耗费的功由正向五行循环制造，这需要耗费热，热的终极来源是水谷。期间要从水谷提取到精微。这便要用到五腑循环，如图 3-4-2 所示。腑循环的右升前段需吸热，后段需受功。这个热和功属于循环的先天能量，只能来自调能器。即为了保证各行的二级阴阳符合五行理论的要求，需要调能器向水行输入热，向木行输入功。调能器因此而损失的能量将由精微代谢能补充。循环左降输出精微到调能器，调能器向右升输入功和热，见图 3-4-2。

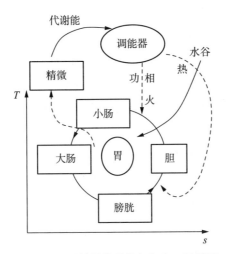

图 3-4-2　引精微代谢能入负向五腑循环

这里是将正向循环与负向循环分开讨论的，故调能器输出的热和功都直接来自精微的化学能。但在生理中，实际上两循环是联合在一起的，并且按照河图模型须对两循环进行处理，使功并不是由化学能直接转变而来的，而是由脏循环从热中提取到的。详见第六章。这里与后续内容的这些差别，敬请注意，不要混淆。

五、申论

1. 释相火、君火和六气

至此，我们研究的都是四维行循环，还没有触及中土，便谈不上五行循环。循环如何由四行变成了五行，将在第四章第五节中说明。这里先借五行循环来给出对相火、君火和六气意义的一种释读。

调能器向循环输出能量，之所以不在五行之外另外命名一行，是因为调能器寄生于五行之中，本就隐含在设定的五行变化之中，并没有离开五行而独自改变水汽状态的作用，便与五行的功能体不一样了。从对水汽状态变化的直接作用看，调能器是隐身于五行之中的。生理正常时，相火经中土降入命门，再输送到五行循环的左升过程，变成水汽的热能，便成为君火的一来源。至此才真正参与了水汽循环，故君火为主，相火为辅。

调能器毕竟对水汽循环输出相火，便无法始终隐身。一旦循环运行失常，就要展现为五行之外的"气"。由此，中医学才延伸出了六气一说。因相火能质最高，不降下来变成君火（即不输出为功），必变成"高热"。该观点与中医学认为高烧是少阳相火不降导致的观点相符。正常的五行循环，也便一定是六气循环。在六气循环图上，相火只能隐身于五行循环的中宫。否则，就成为一种阳或阴，必然对水汽有独特的状态改变作用。这就给出了中医学认为相火位居中宫的道理。

"六气者，风热暑湿燥寒。乃五行运动不圆，作用偏见之气"是正确的，但由此认为"五行六气，其实六行六气"[1]则是不对的。能为气为天，物为味为地。人体是物与能的结合体，便是"天""地"之中和。"地"之功能体有五，这便是"地有五行"，其能其气便有五；精微代谢能属"天"，正常时隐身于五行之气中，但不能不说"天有六气"。

2. 体内有先天精微

在自水谷获得精微之前，生理就已经开始了。否则，精微根本进入不了人体。但生理不可或离精微代谢能转化出的热和功，表明体内必有精微已预先存在，这便是**先天精微**。先天精微起码需要把循环支撑到获得足够的后天精微方可。

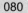

① 《圆运动的古中医学》，彭子益著，中国中医药出版社，2007年6月出版，第5页。

3. 脏五行与腑五行的关系

腑循环是负向循环，脏循环是正向循环。生理循环包括了脏五行循环和腑五行循环，其综合结果应该是正向循环。故腑循环是为脏循环服务的，中医学上便以脏循环为中心。

但脏五行循环与腑五行循环并不能进行同位叠加，更不会由此整合为一个五行循环，详见第八章第六节内容。

第五节	天人同构于五行

现代科学认为，功能决定于性质，性质决定于结构。类同的性能，必有类同的结构。天人同构，当是五行循环、五行理论普适的根本原因。五行既适用于天地运行，也适用于生理活动。天体运行与生理活动便一定是同构的。本节本意是想证明天人运行同构，以为五行理论的普适提供支持。证明如下。

对于二维状态参数坐标图上的环形循环，均可将其过程线析分为四维行（即使四维间发生了能量的转移，见§9-4，也不妨碍这里的论述）。天体运行与精微热化了的生理，便都可析分为四维行循环。这是天人运行能够同构的基本架构。中土是对四维行进行决算平衡的"机构"，不具有能量转化功能，任何四维行循环便都有中土，详见§4-3。由此便知，五行是所有能量转化循环的共同理论过程结构，便是天人运行同构的理论基础。为此发生的进一步演变，详见§9-4。但从技术上说，五行循环需要先天的功来启动，这便需要由供功器来提供。如果天体运行和生理都有供功器的话，那么天人就不仅在能量转化的理论过程上同构了，而且在技术"器械"上也是同构的。这便是"天人同构于五行"之义。实际上，天人还都有体内热源，"天"的体内热源是太阳内部发生的核反应释放出的能量。

下面对"天""人"的供功器进行寻找，如果找到了便充分证明天人确实同构于五行。为了研究的全面性，在强调同构时也应该知道两者的分别。

这是本节最后一段的内容。

一、天体运行有供功器

地球绕太阳旋转，在无阻尼的环境中，离心运动的轨迹应当形成标准的圆周运动，所历各状态的能量数量与质量都一样。这样的圆周运动，不会形成四季。之所以会出现四季循环，一定还有其他天体的作用，这便是月亮。三体相互作用，便使得地球相对于太阳的位置发生了三维空间上的螺旋运动。其在平面上的投影，便是一椭圆。椭圆运动的比较轨道的能量是负数，其离心率介于 0 和 1 之间。在势能一定时，偏心率变大时，能量（动能）会"凭空消失"；离心率变小时，能量（动能）会"无中生有"。前者是地球能量的"阴变"，后者是地球能量的"阳变"。偏心率与地球能量负相关，可以作为 X 参数。动能与速度正相关，速度便可作为 Y 参数。动能无形的"有""无"之变，恰似有一"供功器"在供应、吸纳功。地球绕太阳运动之所以形成了五行图所表达的循环，离不开"供功器"的作用。所有天体的运行，都像地球一样发生着这样的运动，五行图便普适于所有天体了。

二、生理所涉循环的供功器

根据热力学定律知，将热变功的正向循环最少需要两个热源。调能器储存的精微化学能并不全是㶲，当其释放出来时，在能质上如同热一样。这样，生理循环也就相当于工作于两热源之间的动力循环。虽然这样的理解满足了热力学的要求，却无法满足阴阳理论的要求。如在正向五行循环中，左升时水汽阳变，就应该发生阴过程，可是，五行理论认为发生的是阳过程。

既要是阳变，又必须是阳过程，这绝不是寻常的物理过程能完成的。阳变意味着㶲增多了，阳过程意味着输出了含㶲能。这明明在要求水汽能"创造"出㶲来！在不违背热力学定律（能量守恒和㶲不增）前提下，必须有㶲突然出现在左升过程中。这便引导我们将目光投向了调能器。如果调能器的能量只在左升过程中才释放出来的话，上述矛盾就解决了。

中医理论热力学论

虽然精微是循环右降所得，但其化学能在释放出来之前一直没有影响工质的状态，便不在五行循环研究范围之内。当在心火中释放出来后，便是工质于此时才获取了精微代谢能。精微代谢能中的焓不能视为金行的判据焓，因为代谢能存在于金行的工质之外，请参图 3-4-1。精微代谢能的注入对循环左升为阳起到了决定性作用，起次要作用的是相火。

在正向五行循环中，相火不是像其他能量一样，由右降引入脏循环的。如果一定要坚持只能由右降引入能量的话，那么只能说"相火"这块能量于右降中"凭空"消失了。而在左升过程中，突然释放出来，犹如"无中生有"一样。这多么类似于日地月系统的椭圆形运动！于此细微处，天人合一便也发生了！

为了区分开来，可像中医五行循环一样，称有精微能化的为**能化五行**。

三、生理五行有别于天体五行

天人五行同构，否定不了天人五行间的差别。反过来说，有差别并不一定会否定同构。为了全面理解，下面说明一下天人五行间的差别。

生理五行不能独立运行，但天体五行可以。作为普适的理论，自然要剔除这种差异性。应用时，只要把剔除的再补回来就可以了。

天体是在无阻尼环境下进行的机械能圆周运动，易学以找寻终极普适规律为己任，必然要求得到的规律符合天人合一（既可以说天人合一是自然规律，该规律来自事物的同源性。也可以说是思维的结果）。于是，人也应进行周期性活动，这便是有节律的生活。但人生活于有能耗的环境中，不可能像天体一样只凭着初始动能生活，便需要不断补充能量。补充的能量不可能直接来自阳光，因为有得不到阳光的时候。稳定的生活，需要稳定的能量供应。人体便需要贮存能量，以便随用随取。这便需要物质来贮存能量，这便是躯体的组成物的基本功能。躯体物质贮存的能量形态，显然不能是机械能，因为这要求躯体某部分高速运动或位置很高；也不能主要以热能形式，因为这要求对应高温或高压，高温热能易散失，高压要求躯体质料耐高压。不可能是核反应，剩下来的就只有物质的化学能了。贮存的物质数量当然不是微观级别的，这便使得躯体中的物质及其运动范围落入到了热力学的范畴内，这才使用热力学研究中医学成为可能。

自外界采集富含能量物质的过程，一定与天地运行是相反的。因为躯体对物质的接受，与外界对物质的给予要同步进行。只是基于直接消耗所得物质的化学烟而不提取出更高能质能的系统，就会像物一样，只能发生自发的衰败过程，并且不会与天地同步运行。躯体完成采集能源任务的"设备"是五腑系统。五腑循环之所以是需输入功的负向循环，其根本原因就在于该循环逆自然而动，是非自发过程。实际上，人不同于物，能发生自主的非自发过程——自由运动。这在能量上，需要对外输出功。为此，人体内便一定发生了某种自发过程，这是人自主运动必须付出的代价。脏循环对应的自发过程支撑起了人的自主运动，腑循环对应的非自发过程为脏循环对应的自发过程做好了准备。五脏的运行与五腑的相反，便与天地运行同步了，这便是"天地合一"在人生理上的含义。脏便是腑之主，腑便是脏之仆。中医学，便以脏为中心了。阴阳理论，便以输出功的阳过程为主导者了。

第六节　阴阳规律

任应秋在《阴阳五行》中所谈的阴阳规律，实际上是生命中的阴阳规律，即是以与外界发生物质与能量交换的五行循环为前提的。

一、终始嗣续

任应秋在论述阴阳的终始嗣续规律时，第一句话便是："阴阳运动，为什么无穷极呢？"若局限于生命，则其论点是成立的。否则，因会违背热力学第二定律，则其论点就不成立了。易学上只能说"太极的阴阳运动无穷极"，即只要太极存在，内部的阴阳运动就不会停止。因为阴阳运动是太极的存在方式，但不能倒过来说成"阴阳运动是无穷的"。

本论借助热力学知识进行研究，而热力学研究的对象是宏观[1]的，故根据热力学研究的太极当是宏观层次的。这与中医学研究的生命不矛盾，也与易学规律源自的天体不矛盾。根据热力学第二定律，运动以焓的耗费为代价。太极中的阴阳运动，也不能例外。耗费焓，是生命生存的基础。中医学和易学不关心这个基础，而是在此基础上研究事物存在的方式。存在，意味着稳定不变。非平衡的稳定状态即定态，是内部两相反作用的综合结果。这便出现了易之变与不变的关系，便出现了动与静的统一。定态的内部变化，总有其工质循环（详见下章）。

物既包含着焓也包含着熵，焓的活性与熵的静性作用相反，这便是形成循环的内在能量基础，也是运动总是曲折进行的内在原因。对循环而言，当焓减少的运动进行到一定程度时，熵对焓的吸引作用就会占据主导地位，便从外界引入焓，便开始了焓增的过程。当焓增加到一定程度时，焓的逃逸性就占据了主导地位，于是便开始了焓减的过程。焓减的阳过程结束，便是焓增的阴过程的开始；阴过程的结束，便是阳过程的开始。故任应秋说"阴阳之消，是其所终；阴阳之长，是其所始……既有消长，岂无终始？一终一始，一始一终，生命便赖此以延续下来了"[2]。

二、阴阳互含

在河图中的任一方位上，都既有阴，又有阳；内五行中既有阴（黑点）又有阳（白点），外五行中也如此。这显明地指出，循环中阴阳相随，互生互依。无法找到纯阳和纯阴，阴阳便是互含的。《内经》曰"纯阳则仙，纯阴则鬼"，非仙非鬼的人一定是焓熵都有的。

循环中，单向的过程不能一直进行下去，阴过程的终点便不会全是焓，阳过程的终点便不会全是熵，循环中的任一状态便既有焓也有熵。

热力学第三定律指出，体系的热能永远不会只有绝对的熵，而没有焓。从热力学看，焓又不可能脱离体系而独存，体系便没有只包含焓而不包含

---

① 统计热力学指出，体系包含的微粒数必须不小于0.1摩尔这个数量级。

②《阴阳五行》，任应秋著，上海科学技术出版社，1960年出版，第21页。

炽的状态。烟炽不可或离，于是，阳态中也有阴炽，阴态中也有阳烟，正所谓"阴中有阳，阳中有阴"。状态上的烟炽的不纯粹性，导致状态的阴性与阳性是互含的。这种阴阳互含，是由阴过程与阳过程组成的循环的"胚胎"。

三、阴阳互根

黄元御说："坎中之阳，火之根也，坎阳升则上交离位而化火，火升于水。"[①] "离中之阴，水之根也，离阴降而下交坎位而化水。"[②] 郑钦安的视野更广阔："坎位水，属阴，血也，而真阳寓焉。中一爻，即天也。天一生水，在人身为肾，一点真阳，含于二阴之中，居于至阴之地，乃人立命之根，真种子也，诸书称为真阳。"[③] "离为火，属阳，气也，而真阴寄焉。中二爻，即地也。地二生火，……坎中真阳，肇自乾元，一也。离中真阴，肇自坤元，二也。一而二，二而一，彼此互为其根。"[④] 正向生理循环的右降自外界收纳烟，为阴。这些烟含于阴物之中，故阳降不能虚降，必含阴而降。左升将精微输送于上，为阳，故阴物之升不能独升，必携阳而升。循环没有阴过程，就没有阳过程；没有阳过程，就没有阴过程。阴过程与阳过程互根。

循环状态阴性与阳性互含不可分离表明：没有阳性，便没有阴性；没有阴性，就没有阳性。状态的阴性与阳性，也就是互根的。这与循环的阴过程与阳过程的互根，是相呼应的。中医学认为，上火之阳能降，是其真阴的作用；下水之阴能升，是其真阳的作用。如此，便不独依烟而理解循环了，就比物理学更合乎道理，烟与炽对循环就具有了同等重要的作用。

① 《四圣心源》，清代黄元御著，中国中医药出版社，2009 年 11 月出版，第 22 页。

② 《四圣心源》，清代黄元御著，中国中医药出版社，2009 年 11 月出版，第 26 页。

③ 《郑钦安医学三书》，郑钦安著，山西科学技术出版社，2006 年 12 月出版，第 13 页。

④ 《郑钦安医学三书》，郑钦安著，山西科学技术出版社，2006 年 12 月出版，第 14 页。

中医理论热力学论

四、两极反复

循环是从“天”到“地”，从“地”到“天”的，便是两极反复。由热力学第二定律知，炁是不可能转化为㶲的，㶲与炁间便是不可能“反复”的。考虑到㶲变炁的实际不可避免性，便知循环离不开外㶲的输入和对外输出炁。由于天然界中没有能为生命利用的只包含㶲的能源，也没有只包含炁的冷源，所以生理所涉循环的“两极”状态便不可能只有㶲或只有炁。只有非纯㶲纯炁的状态才会成为发生“反复”的“两极”。这有力地表明，㶲与炁都是循环不可或离的。

只注重于㶲的解读，是偏颇的。可是物理学单凭㶲也对循环说得头头是道，这是如何做到的？当循环达极阴时，外界输入了含㶲能，便发生阳变。当达极阳时，向外界输出了含㶲能，便发生阴变。借助与外界发生的能量交换，工质便完成了循环。在这样的解说中，能量转移就只是因于㶲的运动能力。借助㶲的注入能力，工质便接受了外界输入的能量。同时再借助㶲的逃逸能力，工质便对外输出了能量。在这样的理解中，变化便只奠基于㶲的能力之上，而与炁无关了。但究其实质只是把㶲炁偷换为㶲多㶲少而已。西方文化是向外用力的，诞生于西方文化的现代物理学如此重视“有力”的㶲，就十分自然了。

以太极为代表的中华文化则注重于内，认为事物是由相反的两面相互成就的，两面具有对等作用。基于内来看，循环的极阴态之所以要接受含㶲能，是因为此态下的炁对㶲具有了极大的“吸引”作用。只有这种“吸引”达到极大，极阴态才不会继续释放㶲，才会开始“吸引”到㶲来而阳变。没有炁对㶲的“吸引”，㶲便无法进入，阳变进而循环便不可能发生。循环不断进行，是离不开炁对㶲的“吸引”的。古中医文献中的“寒性收引”观点，便因此而来。循环的极阳态之所以要释放含㶲能，是因为此态下的㶲具有了极大的“逃逸”能力。只有这种“逃逸”力达到极大，极阳态才不会继续接受㶲，才会开始“逃逸”出㶲而阴变。循环不断进行，同样离不开㶲的“逃逸”性。古中医文献中的“热性发散”观点，便因此而来。真阳恰因阴而在，这便是人之“地”即坎卦中的被两阴爻包裹的一阳爻；真阴恰因阳而存，这便是人之“天”即离卦中的被两阳爻包裹的一阴爻。真阳是阳长的"种子"，真阴是阴长的"种子"。中医学便如此这般地将循环之因归为了㶲与炽的不可或离上。物理学则归因于与外界发生的㶲交换上。相对而言，物理学注重外，中医学注重内。

五、相生相克

1. 依次相生

循环一定可以二分，便一定是介于两状态之间的，如图 3-6-1 所示。假如循环中的工质只与功能体发生能量交换，那么工质的状态变化就只与功能体的功能相关，而与外界无关了。从 1 到 2 是功能体 A 生功能体 B，从 2 到 1 是功能体 B 生功能体 A。"生"是"促进""提升"之意。如

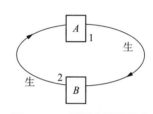

图 3-6-1　循环中阴阳互生

果只有 A 生 B，那么 A 就不可能维持功能不变。A 之所以能维持功能不变，是因为同时 B 也在生 A，并且两过程对 A 的影响恰好相互抵消了。单看 A 生 B 的影响结果，是弱 A 强 B。单看 B 生 A 的，又是弱 B 强 A。两功能体都弱己生人，才会不断相生，而又维持不变（当然两者还一定要与外界发生能量交换，以实现循环的特定功能以及弥补循环引起的能耗）。彼此成就，才形成了循环。对功能体而言，在稳定循环中，生我与我生相互依赖，作用效果恰好相反。

2. 子抑母生

循环中，每一行都不能独存，都赖相邻前行之生。前行必生后行。前行旺，利后行旺。前行虚，则后行易衰。这便是五行的相生关系。后行功能虚，有利于前行生之。后行功能强，则抑制前行生之，即子抑母生。如类例，蒸发产生的蒸汽，抑制水的蒸发；产物发生的逆反应，抑制正反应的发生。

3. 为生而克

循环如果要持续不断进行下去的话，那么不断相生便是其基本前提。为了 A 生 B，一方面需要 A 强；另一方面由 B 而生出的 A 要弱，以利于降

低 B，进而降低对 A 生 B 的抑制，即生 B 的 A 要抑制生出的 A。在只有 A 与 B 组成的体系中，抑制的手段是让生出的 A 转变为生 B 的 A。在阴阳学说中，由于没有分别出生 B 的 A 与生出的 A，将两者混同为了一个，便无法觉察阴阳间的这种相克作用。传统没有阴阳相克的观点，让笔者一直质疑而又疑惑着。因为笔者相信五行的相克关系一定内隐于阴阳中。否则，就是凭空产生的，就违背了易学的同构律。但在此之前，又一直找不到阴阳相克的机制。

当在体系中加入功能体 C 时，如图 3-6-2 所示，A 对生我的抑制作用便显示了出来。由于 C 天然抑制 B 生 C，这有利于 B 盛，进而抑制 A 生 B。A 为了更顺利地生 B，便要同时克制 C，这便是 A 对 C 的相克作用。这种相克作用的目的

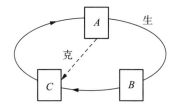

图 3-6-2 三 "行" 系统中 A 的生克

是 A 生 B。为此，对健康系统而言，A 对 C 的作用效果只能是加强 C 生 A。克我强化了我生。

循环中的每一功能体都需要如此，即相邻相生，隔位相克。按循环方向，在前的生克在后的。对于五行体系便有五行相生相克。就同一功能体所受作用而言，生我与克我相互制约。将该结论推广到所有功能体，便有 "相生者，补其不足。相克者，制其太过"[1]。相生相克，是五行体系赖以稳定的基本机制。就同一功能体的对外作用而言，我克为的是我生。就同一功能体所施受的作用而言，生我、我克和克我都有利于我生，各方的作用效果高度一致。内部必须 "生生不息"，方使 "物" 成为 "生物"。

4. 四 "行" 不谈生克的原因

在图 3-6-2 中，如果按照隔位相克的话，那么 B 所克的是生 B 的 A。这种关系与 A 所克的不具有同构性，便不是易学的体系。要符合易学的同构化要求，B 就必须另有相克者，这样便需要在 A 与 B 间插入 D 行，得到四 "行" 体系，如图 3-6-3 所示。在该体系中，每一 "行" 都有相生者

①《圆运动的古中医学》，彭子益著，中国中医药出版社，2007 年 6 月出版，第 5 页。

和相克者，关系同构，符合易学对体系的要求。可是为什么没人谈论四"行"的生克？

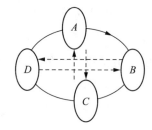

四"行"的对位"行"是互克的。A克C，C又克A。B克D，D又克B。或许这种捉对对抗的关系容易出现偏颇，追求稳定的生命体便增设了土行以回避这种后

图 3-6-3　四"行"系统中的生克

果。如果这种观点成立，那么土行的功能就不仅有统合功能，还有均化相克作用的功能了。

生命的关键是工质能从极阳的火行阴变到水行，能从极阴的水行阳变到火行，这就是中医学所谓的水火相交。或许由于烟的动性更不容易控制，火入水更不易，统合的成败便决定于此。换言之，统合的成败最关键处在火行的右降，便以此处的统合作用来代表土行的作用，于是在五行环布图上，土行便置于火行与金行之间了。

第四章

等效体循环

阴阳、五行、河图和六气，所阐释的都是循环。藏与象间的关系是基于循环的（详见第七章），藏象学说便也是关于循环的，没有循环，这些理论便无法应用。

生理中有物质发生循环吗？未必有。如果没有的话，那么上述理论为什么能用来阐释生理？这是因为即使没有物质发生了循环，但在生理稳定时，其对外作用的效果总可相当于某物质循环，便可把这些理论应用进来。这种循环，就是本章提出的等效体循环。

本章消除了是否可以用循环来研究生理的疑问。这对中医学理论及其深入研究，具有重要的基础意义。

内容脉络

要用循环来研究过程，就必须化过程为循环。当然，这里的过程只能是有物质与能量稳定进出的稳定过程。这如何才能做到？答案只有一个，即这个过程是由变化方向相反的两内部过程组成的。

为阐明这种关系，第一节便以稳定导热为例来说明，最后指出在进行稳定过程的体系内，都发生着内部的状态循环。这里的"状态"不是体系的状态，实是体系定态所对应的一半变化，便成为一"过程"；并且可以没有专门进行此循环的物质，没有物质不利于将循环展示出来，以便直观地研究。为展示出循环，就可以设想变化全部等效发生在某体上，称该体为等效体，于是等效体便发生了循环，这就是等效体循环。第二节便具体给出了热功稳流系的等效体循环，并进一步指出热力循环也一定有其所属的热功稳流系，这为将热力循环（包括阴阳、五行、河图、六气等循环）应用于生理的研究，奠定了重要的理论基础。结合精微能化和第四节阐述的生理热功稳流模型，第五节便进一步给出了脏（腑）五行的等效体循环，生理五行循环的内涵由此便得到了阐释。

土行对能量变化没有作用，如何才能出现在循环中？第三节以朗肯循环的工质循环为例，将循环解构为了五行循环。第五节是在第二节、第三节与第四节基础上，进一步阐明了脏、腑五行的等效体循环。后续研究中需要将脏循环与腑循环在 $T\text{-}s$ 上叠置在一起，像河图内外两圈一样。为完成该任务，需要将循环在 $T\text{-}s$ 上进行横向平移，由此便得到横移 $T\text{-}s$ 图。这便是第六节的内容。请参考图 4-0-1。

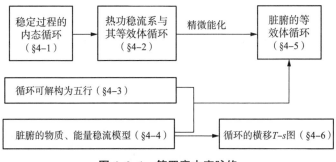

图 4-0-1　第四章内容脉络

重要新观点

1.正向循环有"木在东，金在西"，负向循环则有"木在西，金在东"。（§4-3）

2.五行间既有确态上的规定性，又有内部关系上的规定性。（§4-3）

3.分列成一环形的五行图不能正确反映五行间的能量交换关系，一定不是中医理论的正统观点。（§4-3）

4.河图是对生理进行了适当的抽象处理后的结果，其中包括了化开口系为闭口系和精微热化。（§4-4）

5.脏与腑既有所藏循环，也有所化循环。五行循环普适于热化的热功稳流系。（§4-5）

6.在 T-s 图上的重叠温度区间中，腑循环包于脏循环之外。否则，人便不具有维持不动的能力。（§4-6）

7.丙火与丁火具有弹性连动关系。（§4-6）

第一节	**稳定过程的内态循环**

体系与外界交换的能量只有热与功。稳定地与外界发生功交换的稳定传热过程，便具有了研究上的典型意义。本节在搞清楚了稳定导热的内态循环后，再由此推广到其他稳定过程中。

一、稳定导热体的热量代谢

借助从不稳定导热过渡到稳定导热的过程，可以清晰地看出能量的新陈代谢。

设导热体两侧壁面的温度不相等，此时，就有热量自高温侧向低温侧流动。随着导热的进行，不同导热面的温度在不断地变化。当该导热体自高温热源吸收的热量等于传递给低温热源的热量时，其体内的温度分布稳定下来后，就处于稳定导热。在没有其他变化的情况下，导热体的状态就不再改变了。

稳定导热后，除了两侧之外的其他导热面温度都升高了。之所以会如此，是因为从不稳定导热到稳定导热，导热体"截留"的热量越来越多，到稳定导热时，达到最大值，用符号 Q 表示。之后再流入热量，也不会改变任何导热面的温度了，因为无法再"截留"更多的热量了，只不过是新流入的热量代换出了先前"截留"的热量而已。

如图 4-1-1 所示，当再流入热量 Q 时（设需要的时间为 t），就把先前的热量全部代换出来了，便完成了一次热量的新陈代谢。热量流入导热体的过程，有使热量内藏的效果，是新能量进入导热体的阴过程。热量流出导热体的过程，有使热量外显的效果，是旧能量输出导热体的阳过程。

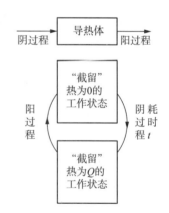

图 4-1-1　稳定导热体的内态循环

二、稳定导热体内的态循环

稳定导热时，导热体既发生着热量流出，又发生着热量流入。正是因为流出与流入间的对抗，才使导热稳定下来。如果只有热量流出，必引起导热体发生一状态改变过程。如果只有热量流入，必引起导热体发生另一状态改变过程。热量流出与流入都存在时，两状态改变过程便都存在了。

两过程联合在一起，又使导热体状态不变，这便形成了一循环，称为**稳定导热体内的态循环**，或称为**稳定导热体的内态循环**。

稳定导热时，阴过程与阳过程都在始终不断地进行着，但与阳过程形成循环的不是同时进行的阴过程，而是 t 之前的那个阴过程。Q 是完成整个循环需要交换的热量数量，称为**循环体量**[①]。

三、稳定过程中必发生着体系内的态循环

上面讨论的是稳定导热，其实我们更想将其推广到所有的稳定过程。

1. 单一过程

凡非平衡定态，一定与外界发生能量交换。一般而言，能量进入系统形成阴过程，流出系统形成阳过程。当两过程对体系的作用效果对等时，体系虽然在进行着内部的态循环，但始终保持各处的热力学状态不变，即体系处于**稳定工作状态**。

任何稳定的热力过程，其体系都一定像稳定导热体一样，发生着稳定的内部"状态"循环，称为**稳定过程体系的内态循环**。"内态"并不是体系的真实状态，但当体系只发生"进"或"出"时，便成为体系的真实状态。

视状态为微元过程，则非平衡定态便是两不同的内态以循环的形式缠绕在一起形成的状态，这意味着状态是最小级别的内态循环。

2. 多个过程

体系发生几个稳定过程时，便可有几个内态循环。如在图 4-1-2 中，实线循环由四过程组成，便由四个用虚线表示的内态循环组成。四实线过程分别是四虚线循环的综合结果，称为循环的**合化过程**。四虚线循环便是四实线过程的**分化循环**。这四个合化过程合并为一个循环，便是将四个循

---

① 循环体量的增减，可因为另外增加的散热或吸热新途径。人饭量或体重的异常增减，是否可以类似地看待？有待进一步研究。这是专门定义循环体量的考虑，后面没有运用。

环合并为了这一个循环。剔除图4-1-2中的2-3过程所剩下的三实线组成一过程，其分化循环与三实线过程的分化循环的联合效果完全一样，多个稳定过程合并为一个过程是将多个内态循环整合为了一个循环（参下章）。

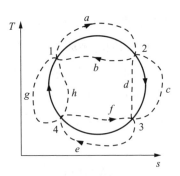

图4-1-2　循环的四个内态循环

在多个循环的合化过程组成一个循环时，则在T-s图上，每相邻的两循环都有一交点，如图4-1-2中的数字点就是这样的交点。

由于相邻循环有交点，故两个或更多个内态循环可以直接合并成一个，如1-2-3的两段对应的两循环可直接合并成1-a-2-e-3-d-b-1循环。循环的所有分化循环可形成一内侧循环和一外侧循环，即如图4-1-2中的1-a-2-c-3-e-4-g-1循环和1-h-4-f-3-d-2-b-1循环。其中，内侧循环是负向循环，外侧循环是动力循环。河图与此有什么样的联系呢？这是否是一条研究脏腑河图的有效线索呢？

第二节　热功稳流系与其等效体循环

本节想阐明热功稳流系与其等效体循环的互赖性。先说明热功稳流系一定有其等效体循环，再说明连续工作的热力循环一定有其寄生的热功稳流系。

一、热功稳流系总可有其等效体循环

内燃机不停地输出功和热，这些功与热来自不停地输入的燃料燃烧所释放出的化学能。如果将这些化学能热化，便转变为了不断向内燃机输入高温烟气的过程了。内燃机与外界发生了稳定的热功转移，称这样的体系为**热功稳流系**。在生理稳定时，人体便有稳定的散热和功的输出。假设这

些功、热全部来自精微的热化，则热化的精微如同进入内燃机的高温烟气一样。精微来自体内的贮能物。贮能物来自水谷。水谷虽以间断的方式进入人体，但借助于储藏，便保证了精微以连续的方式供应生理。内燃机工作中没有任何物质发生循环，生理也可能是这样的。但它们的工作效果与工作于两热源间的工质动力循环是一样的，就可如同有等效体在与外界发生稳定的热、功转移过程中发生了循环一样，把这样的循环称为**热功稳流系的等效体循环**。这个等效体可以是发生真实循环的工质，也可以是设想的。现实中多是设想的。这是由于等效体与外界发生的不同作用，在实际中分别作用在了不同的物上了，这些物通常不会发生循环（即使发生了循环，也与等效体循环多不是同一循环）。但如果将分散于不同物上的作用全部转移于某一体上时，该体便形成了等效体循环。

1. 与外界交换的功为 0 时

通常所说的稳定传热是与外界没有功交换时的热功稳流。如果某体发生稳定传热内态循环对应的全部过程，则该体也一定发生了循环，其循环的所有状态均与稳定传热内态循环的状态一一对应。该体对外界作用的能量效果也与稳定传热体的相同。该体所发生的循环，便是稳定传热的等效体循环。稳定传热有其不能违背的特征：传热体在 T_1 温度下吸热，在 T_2 温度下散热，且吸热量与散热量相等；同时维持着传热体的状态不随时间而改变。如图 4-2-1 所示。

设等效体是封闭的理想气体，根据传热特征，吸热与放热都是定温过程。理想气体在 T_1 温度下吸热 Q，对外做功量也便是 Q，完成 1-3 过程；在 T_2 温度下被压缩，受功量为 Q，放热量为 Q，完成 4-2 过程。从 1 态到 4 态，温度从 T_1 降到 T_2，但不能与外界交换能量，否则，吸热量与散热量就不相等了。这样的过程必须是绝热绝功的，便只能通过不可逆过程来实现，如绝热节流过程。3-4 线所表示的，就是这样的过程。

如果止于此，则理想气体并没有回复到 1 态，没有形成循环。为了恢复状态，需要经过 2-1 过程。由于理想气体在

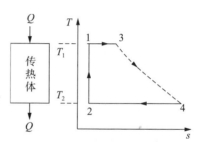

图 4-2-1　热功稳流系的
等效体循环

1-3-4-2 过程中能量不变，故 2-1 过程应是绝热绝功过程。否则，能量就无法复原到 1 态，便无法回到 1 态。但绝热能做到，绝功却无法实现，因为该过程是压缩过程，必须输入功。为此，需要由具有做功能力的 1-3-4 过程中来提供这个功。当 4-2-1 过程所耗功与 1-3-4 过程输出的功相等时，1-3-4-2-1 循环便可实现了。循环完成后，与外界交换的功为 0，在 T_1 温度下吸热 Q，在 T_2 温度下放热 Q。对外界的影响就只是稳定传热。当然，这只是稳定传热的一种循环，还有其他的等效体循环。

假如上述循环的温差十分微小（微元），那么该循环便是传热体某一层热量传递的等效体循环。

2. 与外界交换的功不为 0 时

（1）从高温向低温传热

传热有温差，便可利用其对外做功。若 4-2 过程的散热量小于 1-3 过程的吸热量，则循环必对外做功，且功量等于两热量之差。火力发电厂中的蒸汽动力循环便是其典型实例，水蒸气在循环中不断将热量自高温热源传递给低温热源，并对外做功。此时，1-3-4 过程提供的功大于 4-2-1 过程消耗的功。

（2）从低温向高温传热

热量自低温体流向高温体，必耗功。完成该任务的是负向循环。与上类同，只是该稳定传热过程的等效体循环是反时针方向运行的，4-3-1 过程所耗的功大于 1-2-4 所提供的功。

3. 热功稳流系一定可有等效体循环

由上可知，传热体内的稳定传热过程，有热效率为 0 的等效体循环。有功交换的稳定传热过程，也一定有其等效体循环。热力学指出，过程中与外界交换的能量只有热与功，故一切稳定传热体都一定有其等效体循环。我们不研究与外界没有热量交换的体系（如机械能转换系统），故在我们研究范围内，可说所有热功稳流系都有其对应的等效体循环。热力学指出，工作于所吸热量与所放热量（意指如同图 4-2-1 中吸热 Q 与放热 Q）之间的动力循环有一最大热效率。只要热效率介于 0 与最大热效率之间，便总有循环的热效率等于指定的值。

二、连续工作的热力循环总有其寄生的热功稳流系

热力学指出，动力循环至少有两热源。之所以不能只有一个热源，是因为循环只有在热量从高温热源流向低温热源的过程中，才可以从中提取到功。没有这个稳定的热流，便不会有稳定的功热输出。具有如此功用的体系，一定是热功稳流系。负向循环，则是热量自低温热源流向高温热源，期间需要输入功。没有此功的稳定输入，便不会有此热的稳定输出。具有该功用的体系，也一定是热功稳流系。由此，任何连续工作的热力循环总有稳定的热量流动与功交换，具有该功用的体系便一定是热功稳流系。换言之，连续工作的热力循环总有其寄生的热功稳流系。

如果与热功稳流系发生作用的不只是一个热源和一个冷源，而是多个热源和冷源，那么图 4-2-1 中吸热的 1-3 过程通常便是升温过程，放热的 4-2 过程通常便是降温过程。作为不同情况的概括，就可以用由曲线组成的环形作为循环的图形。五行循环常用这样的图形（中心点为土行）表明中医学认为人体内有多个热源，散热也涉多个冷源[①]。

三、循环的分合

发生稳定热力过程的体系，在其能流交换通道中的任一"截面"上都有能量的进出，并且"进"与"出"是平衡的，由此便形成了微元热功稳流系，便有其微元等效体循环。若视状态为无限小的过程，则此微元循环便是**非平衡定态的等效体循环**。所有"截面"的"进"联合在一起，形成体的"进"；所有截面的"出"联合在一起，形成体的"出"。此"进"此"出"便也一定导致体成为热功稳流系，便也一定有其等效体循环，这个循环是前面所有微元循环的叠合结果。

---

① 不同的脏腑有不同的换热温度区间，详见第七章。按精微热化，视生理为可逆过程，便必与多热源发生作用。现实中只有环境这一个冷源，并没有更多冷源。将多冷源变为一个冷源，便是将所有冷源的温度都降低为环境温度。这导致散热成为不可逆过程。但将该不可逆的影响全部归入外界的变化中后，工质循环便依然是可逆的。

上述所论，隐含着一种循环的分合方法。稳定工作时，各脏各有其等效体循环。四维脏联合在一起，也必形成一个等效体循环，这就是四维脏循环。

第三节　将循环解构为五行

本节先以朗肯循环为例，说明如何将动力循环解构为四维行循环；再说明负向动力循环四阶段与四维行的对应，最后说明循环中要引入中土。至此，便完成了将循环解构为五行循环的任务。

一、解构朗肯循环

生命体如同一座火力发电厂。电厂对外输出功（再转变为电能），生命体也对外输出功。为此，电厂需耗费燃料，生命体需耗用水谷。两者的工作过程，在原理上是类似的。火力发电厂是利用煤炭燃烧释放出的化学能变为热能，再从热能中提出获得动能的过程。腑自水谷中获得精微并热化的过程，如同电厂筛选、输运、烘干、粉碎煤炭，直到获得高温烟气的过程。工质利用高温烟气的热能，转变出汽轮机动能并排放出废热的过程，如同脏自精微热化所得的热中提取出功并散热的过程。

发电厂是直观可视的系统，并且其工作原理已有工程热力学的详细研究。故本节先对发电厂所涉的朗肯循环进行解构，以为接下来对脏腑所涉循环的研究提供一个思路类似的例子，以期有助于更好地理解后续内容。

1. 朗肯循环的 T–s 图

电厂采用的是朗肯循环[①]，其工质变化的 T-s 图如图 4–3–1 所示。3–4 是

①《工程热力学》（第三版），沈维道等著，高等教育出版社，2001 年 6 月出版，第 297—298 页。

凝结水在给水泵内发生的升压阳变过程，4–1是
水在锅炉内等压吸热阳变过程，1–2是蒸汽在汽
轮机内发生的绝热膨胀阴变过程，2–3是乏汽在
凝汽器内发生的等压等温散热阳变过程（技术
功为0，接受流动功，故㶲增）。

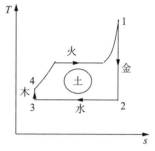

图 4-3-1　朗肯循环的五行

2. 确定四维行

工质状态变化，因于与设备交换能量，使
工质阳变的设备为阳体，使工质阴变的设备为阴体。给水泵、锅炉和凝汽
器是阳体，汽轮机是阴体。

生命是一动力循环。中医学已指出该循环是水行在下，火行在上，木
行在左，金行在右，并按顺时针方向旋转。作为动力循环的朗肯循环，在
其 T-s 图上，各行的位置也一定与生命循环的位置相同。故凝汽器为水行，
给水泵为木行，锅炉为火行，汽轮机为金行。

二、泛化循环的 T-s 图及其二分

1. 泛化图

不同的工质、不同的过程、不同的热源与冷源数量，会导致循环具有
不同形状的 T-s 图。自由度[①]为 2 的系统有两个独立变量，每个变量可以变
大，也可以变小。组合起来便有四种过程，即都变大、都变小、这个变大
那个变小、这个变小那个变大。一般来说，实际过程是由这四种过程混杂
在一起形成的，如图 4-3-2 中的实线循环所示。此时，总可以找到其平滑
的环形等效循环，即图中的虚线环。要使实线在外、虚线在内所围图形的
面积等于虚线在外、实线在内所围图形的面积，且虚线循环以熵最小的 a
点与熵最大的 b 点界分出的两半循环，要分别符合这一要求。另参 §5-1。

实际中确实会出现不能同时包含这四种过程的环形循环，如图 4-3-3

---

① 《热力学分析》，朱明善、陈宏芳等著，高等教育出版社，1992 年 8 月出版，第 434—
435 页。

中所示的两种循环，但这可以视为两种特例。如果要用一种环形循环作为代表进行研究，不可能采用特例，而只能采用通用的环形循环。

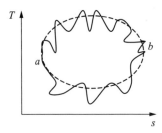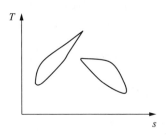

图 4-3-2　实际循环的通用环形循环　　图 4-3-3　环形循环特例

2. 二分

处于稳定工作状态的体系，阴阳是对等的。对于其环形泛化图，二分便当以穿过循环内部某点的直线进行切分。典型的切割方式有两种，一种以相对的两正位连线分割，一种以相对的两隅位连线分割。

图 4-3-1 中所标注的五行是根据过程特点切分的，与这里讲的易学采用的切法并不完全相同。

3. 设备的功能不同于功能体的功能

用泛化图代替实际循环图来进行分析时，由于泛化循环图中的过程不同于实际循环图中的过程，甚至不可能一一对应，故一般说来，实际设备的功能与泛化图中功能体的功能是不同的。

关于脏腑的功能，西医以解剖上的器官为基础来阐释，中医学则以泛化图对应的功能体的功能为基础。这便是两种医学在脏腑概念及其功能上有诸多不同的根本原因。中医学之所以要打破解剖结构的限制，为的是满足其理论运用上的要求。这导致藏象学说关于脏腑的性能，没有局限在西医脏腑功能的范围内，有些进行了赋予。对于一定的循环，有"赋予"便一定有"剔除"。中医学似乎没有提到"剔除"。其原因或是"赋予"是由内部他处"转移"来的，此增与此减同时发生，便不提"剔除"了。或是"赋予"的功能并没有将"剔除"的剔除完全，依然有剩余，便难以发现。

三、正向五行循环

在实际运行中需要对朗肯循环进行适当的调节，以保证工质的状态变化形成合乎预设参数的循环。调节时要么对外输出能量，要么自外界引入能量。起这个作用的便是朗肯循环的中土，加上四维行便成为五行循环了。在四维循环正常运行时，土行的调节作用没有显现的机会，在状态参数坐标图上，土行就只能是一个"孤立"的点，并且这个点一定居于四维循环过程线所围图形的中心。只有居于中心，才能表示土行与循环四维过程的作用是平衡的，即"交换"的能量方向相反、数量相等，土行的作用才相当于没有而成为"孤立"的点。但在土行参与调节的四维循环状态参数坐标图上，土行因调节作用一定偏离中心点形成了一段线。不同的偏离对应不同的过程线，各种偏离的机会在理论上是均等的，不同过程线的土行出现的机会是一样的，不同偏离的综合结果便还是四维循环的中心点。将中土置于四维循环的中心，便得中医学通用的五行循环圆形图。土行不偏不倚地调节四维，便有了"四季土"之说，便有了中医学上的"土布四方"之论。将五行列布于同一个圆上的图，一定不是状态参数坐标图，一定不会是中医学理论的正统观点。否则，便违背了五行间的能量交换关系。

在借土行相连的两五行循环图中，由于两土行状态不同，故在状态参数坐标图上，两者间便当有过程线。其实，对各自四维循环进行调节所需的能量进行互补是有效的节能途径，两土行发生直接作用便是必然的，如河图中央 5 与 10 间的关系，可参第六章。土行还应有一个重要的调节作用，就是维持两循环与外界（两循环工质的外界）的谐调。为此，也需要在两循环间进行能量上的转移，两循环的中土便也要发生相互作用。在借助土行调节作用使两循环都调整到正常后，多余的能量输出到外界，不足的能量由外界来补足。这种能量交换，体现在生理中便有胃纳水谷，脾主四肢。

四、负向循环四维行的确定

对于负向循环的五行确定，没有可以比照的现成实例，便应结合易学原理来分析确定。

"天地定位"中的"天""地"是什么？"阳为天，阴为地"，可是其中的"阴""阳"指的是过程阴阳，还是状态阴阳？根据"天在上，地在下"，结合通常的 T-s 图可知，当指状态阴阳。火行是"天"，阳性最高的状态便一定属于火行的一个状态。阳性最高的状态所在的过程，便一定属于火行。水行是"地"，阳性最低的状态便一定属于水行的一个状态。阳性最低的状态所在的过程，便一定属于水行。在以四正位切分的循环泛化图上，循环的极态连接前后两个过程，为了避免不必要的歧义，应说过程的确态阳性最高的属火行，阳性最低的属水行。这样，火行一定在上半循环中，在图4-3-4所示的负向循环中，要么是1′-4′过程，要么是2′-1′过程。火行是对外供热的，在该过程中，工质的温度应降低，故火行当是1′-4′过程，而不是2′-1′过程。与火行相对的3′-2′过程当为水行。

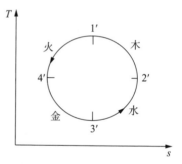

图4-3-4 负向循环五行确定

金行与木行介于火行与水行之间。根据"木在东，金在西"规则，则认为4′-3′过程为木行，2′-1′过程为金行。这种观点是错误的。因为这样便出现了不合五行相生关系的"相生"关系，即木生金和火生木。在该错误的运算中，隐含着运用了"左东右西"规则。该规则在易学中之所以流行，是因为其针对的是天地运行的方位的。如何才能脱离天地而移用？无论如何移用，都必须维持五行的内在关系（最重要的莫过于相生相克）不变。否则，五行理论便没有了价值。这样上面的五行方位规则，便只适用于动力循环。对负向循环而言，金木的位置则正好需要颠倒过来，故4′-3′过程为金行，2′-1′过程为木行。

"天地定位"中的"定"有"一定"的意思，即"天为阳，地为阴"是一定的；同时还有"确定"的意思，即用来确定金木的位置。五行间既有状态上的规定性，又有内部关系上的规定性。

第四节	关于脏腑的两模型

生理需要与外界不停地交换物质与能量。河图由一动力循环与一负向循环组成。虽然这两个循环可以与外界交换物质，也可以不交换物质只交换能量，但后一种显然具有简单性和基础性，可以视为前一种情况的初级形式。考虑到易学追求普适性，如果能将前一种转化为后一种，那么就会扩大河图的适用范围。为说明"转化"发生在哪里，本节首先说明了生理中的物质与能量交换，"转化"结果得脏腑热功稳流模型。如何实现这种转化？这便是本节的第三个问题。

一、物质与能量交换的最简模型

1. 物质交换

人体从外界引入水谷和空气，对外输出代谢产物。空气也是一种反应物，与水谷相比只是进入人体的途径不同，在理论上可与水谷归并到一起。

水谷进入腑，经腑循环加工、提纯、分离，获得其中的精微并输送给脏，为此需排除由此产生的谷渣。精微在脏循环中释放出化学能，产生了相应的代谢产物。这些代谢产物输送给腑，再通过腑排出体外。代谢产物从脏到腑的转移过程，在能量转化理论上没有特别的意义，在关于物质进出的模型中便可认为是直接由脏排出的。因谷渣一直没有进入"体"内，便不属于体系，一直属于外界，便与脏腑的物质交换无关了，故腑只有物质的引入，而没有物质的排出（谷渣的排出，只是腑对外界的做功过程）。类似地，吸气中没有进入"体"内的部分，也没有排出过程。除此之外，呼气中都是由精微代谢产生的气体，已归并到前述的代谢产物中了。该模型如图 4-4-1 所示。

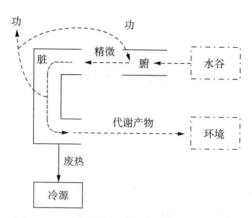

图 4-4-1　脏腑的物质与能量交换最简模型

中医学上虽有便秘之病，但在关于生理的理论中从不提及谷渣的下排。为什么？因为谷渣虽与两肠等发生了密切的作用，但并不包括在上述模型所交换的物质中。

2. 功全部来自脏

从实际看，腑加工水谷所耗功来自腑中精微所释放出的化学能。但精微热化模型要求功只能来自热，便只能来自动力循环。由此可以认为腑有一化热为功的动力循环，下节将对此进行讨论。但本节所谈的模型是最简洁的，便需将功全部认作来自脏循环。

3. 能量交换

腑产生的废热，有一部分随代谢产物排出了体外。而代谢产物的排出已经归于脏了，故这个废热也当由脏排出。还有大量的废热通过体表散失出去了。散失的这个热来自精微的化学能，便要归为精微热化产生的热中。精微热化的根本目的是获取功，提取功后所剩余的就是所散的废热。功既然已归为由脏循环产生，废热便也一定全归为由脏循环产生，便也是通过脏排出体外的。图 4-4-1 中自脏传递给冷源的废热中，不但包括了脏产生的废热，也包括了实际由腑和人体百骸所产生的。

脏循环产生的功，一部分输送给腑循环，另一部分输出体外使人做功。即图 4-4-1 中所示的两部分功。

该物质与能量交换模型指出，腑收纳水谷，脏对外做功，故当有腑主纳，脏主化。

中医理论热力学论

二、符合河图的热功稳流模型

生理必须对外界散热，生命便只能生活于有冷源的环境中。或许可以说生命体是一个热源，但说生命体内有热源更准确。生命体当然不能只是一个热源，还必须能对外做功。这个功通常与动能、势能无关，只与生命体的内能有关。生理过程涉及的内能有热能和化学能，故功要么来自热能，要么来自化学能。由于人体不同地方的温度和压力的差别很小，功便不可能依靠热能转化而来，即使不是唯一的，也当主要来自化学能。直接研究体内化学能转化为功的问题，是贴近客观实际的。这样的研究针对性强，由此揭示出的规律会更加具体，但也因此降低了普适度。

热力学指出，一切能量的最终形式是热能，热能是所有能量的归宿。考虑到热能的泛在性与基础性，还考虑到化学能变热能的易实现性，为了保持结论的普适性和研究的简单性，可以在理论上将化学能折合成在数量与品质上都等价的"热能"。这样就将化学能变功的过程转换为了热能变功的过程。生理便转变成了利用热量在热源与冷源间的流动而对外做功的过程，这是动力循环完成的任务。在生理中，是由脏循环来完成的。

在河图中，内圈是热变功的动力循环。对应到生理中，便是精微热化的脏循环。河图的外圈是自外界采集热的负向循环，对应到生理便是精微热化的腑循环。考虑到精微热化，采集到的"热"的实际存在形式可以是化学能；所耗的功来自内圈动力循环。至此可知，我们"消除"化学能的根本目的是运用河图，以使不涉化学能的河图成为中医学理论的源头。河图由内外两热力循环组成（参见第六章）。这两循环是怎样的关系？一方面，负向的腑循环必须向脏循环提供热能，此"供"此"需"能灵活适应得良好，中间当有一热源，称为**体内热源**。对应到生理上来，便有图 4-4-2 所示的**脏腑热功稳流河图模型**。图中 q 表示热，w 表示功。该热功稳流模型可以很好地解

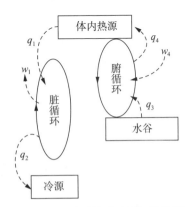

图 4-4-2　脏腑热功稳流河图模型

读出中医学对河图的运用（见第六章），这表明中医学确实是这样看待生理中的能量转换的。

将图中的"腑循环"扩展为负向循环，"脏循环"扩展为正向循环，便脱离了特定功能体的限制，成为不单适用于生理的热功稳流河图模型了。

三、由前模型到后模型

脏腑的物质与能量交换模型，主要来自对现实过程的提炼概括。在由此而出的热功稳流河图模型中，运用热力学知识的推演起到了很大的作用，其中甚至有对物质与能量进出模型的"修改"。从表面看，两模型就有明显的不同，这便需要进行协调处理。

在物质与能量交换模型中，有物质从外界进入腑中，有物质从脏排出到外界。脏与腑间也发生着物质转移。而在热功稳流河图模型中，虽然脏循环和腑循环的工质可以是与外界交换物质的稳定流动系，但不如没有物质交换的闭口系来得简单而普适。在只关心能量变化的研究中，只要设法保证有关的能量不变，完全可以将开口系视为闭口系。热功稳流河图模型中有体内热源，但不涉及化学能；物质与能量交换模型中没有体内热源，但有化学能的释放。若再将化学能转化为热，两模型便可取得一致。为用河图来描述脏腑活动，必须进行这两方面的处理。

1. 化开口系为闭口系

对于物质组成不变的开口系来说，因为物质成分及数量不变，这与闭口系是一致的，故体系的化学能不变，但物质的进出必伴随功的进出（流入需要接受推挤功，流出需要输出推挤功）。闭口系与外界是没有此能量交换的。如果把开口系与外界交换物质时发生的能量交换折扣掉（接受的流动功视为闭口系既有的能量，输出的流动功视为原本就不为系统所有），便如同闭口系一样了。能量经如此折扣之后，处于稳定工作状态的开口系便可视为与外界额外发生折扣能量交换的闭口系了。

如果进入体系的物质还发生了化学反应，那么就需要将这些物质热化，变物质为能量。物质热化后的开口系也就化为闭口系了。

需要申明的是，这里由"开"到"闭"，所排除的是图 4-4-1 中水谷的进入和向环境进行的废物排除，但各脏与各腑的工质依然是稳定流动系。

2. 精微热化

为什么要将精微热化？一是只有这样才能建立起图 4-4-2 中的体内热源；二是只有这样才能将生理中的物质进出化为能量进出，从而可将生理视为与外界没有物质交换的闭口系。只有借助这两条，生理才能运用脏腑热功稳流河图模型来展开研究。

当体系中有化学反应时，对体系的能量核算，就必须将化学能计入进来。为了采用没有化学反应的模型，可以将化学能折合为热能。设想体系内有一热源，反应释放出的能量加入进去变成其热能，再由此热源向体系内提供热能。生理中，腑向脏输送精微。这个精微在生理的热功稳流河图模型中没有出现，就必须转化为能。这就是热功稳流河图模型中腑传递给体内热源的热，再经体内热源转给脏。

腑向体内热源提供的热，终究来自水谷。在生理的热功稳流河图模型中，水谷也没有显示的位置。与精微能化类似，也需要将水谷转化为热，这便是**水谷热化**。所得到的能量，便是**水谷热化能**。

四、判据㶲所归

精微热化所得的判据㶲，应计入哪里？能化所得的能量，实是物的化身。物为谁持有，物所化之能也便应归谁所有。单看腑循环，应计入其冷源——水谷热化能中。这样，水谷冷源便向体内热源输出判据㶲，便为阳功能体，体内热源便为阴功能体。单看脏循环，判据㶲应计入体内热源中。这样，体内热源为阳功能体，环境冷源为阴功能体。

脏循环与腑循环合看，则应计入水谷这个冷源中。因为在一个体系中热化只能有一次。这便是图 4-4-2 所示的模型，其中的体内热源就与通常的热源一样了。

第五节 | 脏腑所涉等效体循环

当把脏腑所耗的功全归为由脏的等效体循环化热而来，把引入的"热能"（水谷热化能）全归为由腑的等效体循环制热而来时，就得到了脏腑热功稳流河图模型。这个模型是关于脏腑功能的最简洁模型，这是上节的内容。

实际上，脏虽然不直接引入水谷，但收纳精微的功能绝不会只由腑独自完成，况且氧气直接由脏引入。腑对精微的收纳直接耗用着精微，便有了化精为功的功能。为了更贴近实际，以有利于解读生理、病理和证候等，笔者认为可以将脏腑所涉的能量转移和转换分得更细致一些。虽然在本书所论内容中没有太多用途，但理论准备得宽泛一些是必要的。

一、涉四维脏腑的等效体循环

把自水谷纳入精微并输送到体内的过程，称为**所藏过程**。"藏"字取精微收藏入人体之意。图 4-5-1 中的方向朝下的线和 U_F（谷道的排泄）所示的过程是所藏包括的所有过程，其中脏、腑所包括的部分称为**藏所藏过程**。其精微通路，称为**藏藏道**。藏藏道位于脏或腑的内部，是引入精微的必经之路。精微从躯体转移给脏、腑，并供身体各部代谢的过程称为**所化过程**。"化"字取使精微释放出化学能，并进而获取功之意。图 4-5-1 中的方向朝上的线和 U_Z（排泄代谢产物和废热）所示的过程是所化包括的所有过程，其中脏、腑所包括的部分称为**藏所化**

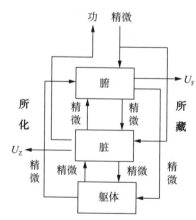

图 4-5-1 脏腑对能量的藏化

过程。其精微通路，称为**藏化道**①。

假设藏道与化道内发生的过程都是稳定的，便一定都有相应的等效体循环。

1. 所藏循环

所藏是人体自水谷中收藏到精微的过程。水谷是藏藏道精微的提供者，精微在藏藏道内逐步提升品质，达标后输送给躯体。所藏过程稳定时，藏藏道内发生的过程就一定对应一个负向等效体循环，称为**藏所藏循环**。按热功稳流河图模型，该循环是在精微热化后逆向传热的内态循环。

脏腑分视，则腑藏对应的等效体循环，便是**腑所藏循环**；脏藏对应的等效体循环，便是**脏所藏循环**，两循环合一便是**脏腑所藏循环**。

2. 所化循环

所化是指生理将精微化学能释放出来，并转化为实际能量形式的过程。精微从躯体中流入脏腑，便进入了脏腑的化道。按热功稳流河图模型，精微热化了，该过程的任务便是从体内热源吸收的热量中提取出功，并将剩余的能量垃圾（炕）输出给环境冷源。

脏腑分视，则脏化对应的等效体循环，便是**脏所化循环**；腑化对应的等效体循环，便是**腑所化循环**。两循环合一，便是**脏腑所化循环**。

3. 藏化循环

所藏循环对应的所藏过程是非自发过程，不会独自发生，时刻离不开所化循环提供的功。所化循环对应的所化过程，则是自发过程。对于体内有精微储备的生物来说，所化循环可以依靠储备的供应而离开所藏循环独立运行一段时间。两种循环在独立性上的这种差别，是过程自发与否的反映。但对于稳定的人体而言，所化循环也同样离不开所藏循环。

同一藏的所藏与所化的联合过程所对应的等效体循环，称为该藏的**藏化循环**。

---

① 其间脏腑对精微的代谢产物也一并借化道转移，最终转到腑的谷道并排出体外。

（1）脏藏化循环与腑藏化循环

脏腑分视，五脏有一藏化循环，称为**脏藏化循环**，一定是正向循环，因为人体活动耗费的功来自脏循环的提供。五腑有一藏化循环，称为**腑藏化循环**。该循环不可能是正向循环，只能是负向循环，否则，人体就不需要它了。

脏腑有分工，五腑负责传化物以提取精微，五脏负责化精微为能以输出功。腑所化循环产生的功不可能用于人运动或劳动，便只能供腑所藏循环使用。如果这个功恰好满足了腑所藏循环的耗费，则腑藏化循环的功为 0，既不是正向循环，也不是负向循环。如果这个功少于腑所藏循环的耗费，则腑藏化循环的功为负值，就是负向循环，便需要另有向腑提供功者[1]。两种结果对是否存在功的提供者产生了分歧，给理论处理带来了复杂性。或许正因为如此，中医学便放弃了这种藏化循环按脏腑分视的处理方案。

（2）脏腑的藏化循环

脏腑所化循环与脏腑所藏循环的联合，便是**脏腑的藏化循环**，一定是正向循环。脏腑藏化与脏的藏化功效在定性上是一致的，故脏腑必以脏为中心。

所藏循环的冷源是水谷，所化循环的冷源是环境，两者的热源是同一个体内热源。体内热源对所藏与所化的作用恰好相反，在两者的综合结果即脏腑的藏化循环中如同没有，即脏腑的藏化循环只工作于两个热源之间，水谷为热源，环境为冷源。

4. 腑藏脏化

如果将腑所化循环的功效赋予脏，那么脏腑所化循环的功效就全归于脏。如果将脏所藏循环的功效赋予腑所藏循环，那么脏腑所藏循环的功效就全归于腑。只是这个"脏"与"腑"已不全是解剖学上的质料性藏器，而是同时具备了被赋予功能的理论性概念，这便是中医学的"藏"[2]。

人为的"赋予"虽然不符合客观，但不一定会妨碍中医治疗。因为这

---

① 这个功的来源只能归于脏所化循环。

② 该观点是以西医的藏为基点的，中医学上的藏实是由其所属五行功能界定出来的。

样的认识方法虽然"扭曲"了脏腑的本然，但只要能被治疗方法"修正"，则基于"赋予"的知识系统就依然可以正确地指导实践。任何理论都是客观性与主观性的结合，只要能在认识与实践之间发挥出有效的桥梁作用，便是"正确"的。

阐明上述循环的具体组成过程，或许更明晰。但这常常是困难的，对于满足中医学理论的需要而言，并不是必要的。大道至简，简易倒有利于普适。

5. 析反胃

基于藏有所藏与所化，可以很好地解析反胃现象。后者既是前者的应用，又可以成为前者的支持例证。

人吐时会感到一种特别的不舒服感。这种不舒服感，并不出现在胃气不右降时。不右降是其正常的运行功能变得虚弱了而已，并没有调转方向。然而，呕吐时明明有使胃中食物反向运动的力量在，这只能是反动。何以能反动？反的动力何来？黄元御说是下脘不开，那就是水谷向下冲撞到不开的下脘而导致反溢吗？只要体验过反胃，就知道反溢的力量不是来自水谷，并且这也无法解释压喉致吐的现象，结论只能是胃土本具反转的功能。

反转的可能性机制是脏与腑都既具有藏道的负向循环，还具有化道的正向循环。正常情况下，腑表现为负向循环，脏表现为正向循环。但必要时，却又是可以反转的，即腑表现为正向循环，脏表现为负向循环。这可以解释为什么人一吐就乏力。吐是腑循环倒转的结果，输出的功用于了呕吐；与此配合，脏循环也发生了相应的倒转，不但不能输出功，反而需要耗费功。对于短暂或部分工质发生的倒转，就必然在吐的同时不能输出足量的功而乏力。

离开循环的倒转，就难以理解吐必伴随乏的现象。因为体内有可供脏循环耗用的贮备，吐不会马上导致精微缺乏，不该马上出现乏力症状，该现象也同时证明腑循环不能离开脏循环。

二、内为轴轮关系的五行循环

脏腑热功稳流河图模型阐明了脏腑获取、转移、转化能量的过程，中医学没有止于此，同时还考虑到了循环在实际运行中对整合的需要。

四维腑的功能是收纳热能（精微），以其确态胃土为代表，中医学便认为胃纳消水谷。体内到处都在释放化学能，中医学将该性能在思维中全部集合起来化为热能，以供从中提取功，并将该功能赋予了脏循环。脏循环的功能是化热为功，并可将其集于脾土，中医学便认为脾主运化。由于反应的泛在性，故解剖学上找不到对应脾全部功能的藏器，故"总之，从脾的位置、形态看，藏象学说中的'脾'作为解剖单位是现代解剖学中的脾和胰。但其功能又远非脾和胰所能概括的"①。胃土为生理提供了能源，脾土为生理转化了能量。没有胃土，就没有能源。没有脾土，就没有可用形式的能。从水谷中获取能量，将获得的能量转化为需要的形式，为此两过程便产生了各自的等效体四维循环。从能量运化效果上看，四维功用的综合效果就是脾土或胃土的功效，脾土或胃土功效的析展便成四维的运转。故彭子益明确提出四维如轮、中土如轴的观点。与其说这是思维的抽象结果，不如说是实际的形象模拟。无论四维之轮如何变化，其综合结果不过是获得能量或转化能量，即必以胃土或脾土之轴为中心。能量获取与转化，支配着四维的运行。四维的任何变化，必然影响着能量的获取与转化。把中土与四维关系比喻为轴与轮关系，十分妥帖。

至此，参与生理的便不是四脏四腑，而是五脏五腑了。由此，便有了五行。等效体循环泛存于一切稳定过程中，五行循环便普适于所有热功稳流系中了。

---

① 《中医基础理论》（第2版），印会河、童瑶著，人民卫生出版社，2013年1月出版，第91页。

三、河图是脏腑能量藏化模型中的一种

图4-4-2所示的脏腑热功稳流河图模型与图4-5-1所示的脏腑能量藏化，所阐释的虽然是同一个问题，都是脏腑的能量收藏与转化过程，但前者包含在后者中。因为河图只是对脏腑藏化能量过程进行思维处理的一种结果，远不是全部。

由河图看生理，是中医学的前提。但不能不说这只是生理研究的一种路径，还应该有其他的路径。这里面大有乾坤，虽然其研究的成效极可能远不如河图模型，但应该有理论研究价值。

第六节	两循环的横移 T-s 图

本节所谈的循环，可以是真实的工质循环，也可以是等效体循环，不再细致区分，并会常把等效体称为工质。自此以后，都准此。

一、横移 T-s 图

根据热力学知，在 T-s 图上沿 s 轴平移过程线时，不会改变过程热。因循环热与循环功相等，故"平移"也不会改变循环功。循环热与循环功是循环各过程与外界交换的热、功的总结果，其规律是生理必须遵守的。虽然细致的研究，还需要深入到循环的各个过程中去，但当只关注生理与外界发生能量交换的总结果时，就无须按照实际的熵值来确定在 T-s 图上的位置，便可以沿 s 轴随意平移循环。温度对热或功的影响，并没有类似的简单关系，便不能在 T-s 图上沿纵轴平移循环。

图4-6-1中的两循环是没有重叠的，但沿横轴平移后，就可以相互交叠在一起，如图4-6-2所示。该图便是两循环的横移 T-s 图，横移导致两循环 s 轴的同一位置所表示的数值不相同。

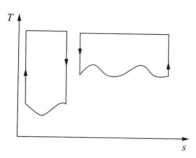
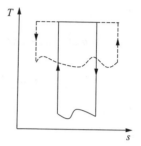

图 4-6-1　两循环的 *T–s* 图（1）　　图 4-6-2　两循环的横移 *T–s* 图（2）

二、脏吸热线与腑放热线能重合且熵变最大

根据脏腑热功稳流河图模型知，脏循环与腑循环的高温热源是相同的，脏循环的低温热源温度低于腑循环的。腑循环向高温热源散热，脏循环自高温热源吸热。在体内热源保持稳定不变时，此吸热与散热的量和质都是相同的。又因这两热都由精微热化核算而来，实际上并没有传热过程，便没有传热产生的不可逆问题，便都应是以可逆方式完成的。在 *T–s* 图上，此吸热的过程线与此放热的过程线必须重叠在一起。因脏循环的工质状态与腑循环的工质状态一般是不相同的，两过程线便不会直接重叠在一起，即两过程线的熵区间是不同的，但沿 *s* 轴平移后总是能完全重叠在一起，即是同一条线。此过程线的熵变是最大的，熵从最小到最大，否则，就还有不为过程线涉及的高温热源，而这是不可能的。

三、脏藏化循环与腑藏化循环的横移 *T–s* 图

呼气时，人对空气做功。吸气时，空气对人做功。呼吸一定耗费功，需肺脏对大气做功。因这个功不可或缺，故在下面所论的"对外做功"中并不包括这个功。

1. 对外不做功时

按热力学定义，热源的温度是恒定的。如果有多个温度的，便是有多个热源。在人不对外做功时，脏循环所围图形的面积便等于腑循环所围图形的面积。

（1）单一体内热源

当体内热源的温度只有一个时，高温热源便是单一热源。此时，脏循环与腑循环便有完全重叠在一起的等温线。在图4-6-3中，脏循环的吸热过程是3-1线，腑循环的放热过程是1-3线。

就一般意义而言，脏提供的功除了首先保证腑循环的需要之外，总要有余量提供给外界以保证人能活动，故脏循

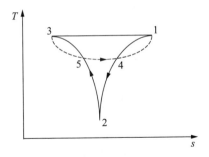

图4-6-3　两循环的横移T-s图（3）

环提供的功量一定大于腑循环耗费的功量。虽说如此，但必须承认人还具有保持像植物人一样不活动的能力。此时，两循环的功量便一定是相等的。在T-s图上，两循环所围图形的面积就相等。低温热源的温度是脏循环的低于腑循环的，故腑循环便要扁平一些，脏循环便要"瘦"高一些，即在两循环重叠的温度区间里，腑循环的过程线一定在脏循环的外面。即如图4-6-3中虚线4-1在实线4-1的外面，虚线3-5在实线3-5的外面。至于是否必须两段都这样，推理上的答案是否定的。但这样的两段过程，显然是具有代表意义的。

（2）多体内热源

体内热源有多个时，脏循环与腑循环的横移T-s图可有多种，图4-6-4所示的是其中的一种。

是否能因为人体内的温差很小，就认为这多个体内热源间的温差也很小？这样推论是不对的。因为体内热源温度是由精微热化折算出的温度，

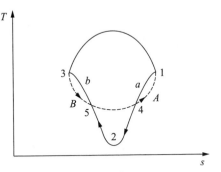

图4-6-4　两循环的横移T-s图（4）

并非体内的真实温度。其次，由于人体不同地方有不同的精微发生了不同的反应，其热化温度便可能有较大的差别。

（3）结论

图4-6-3与4-6-4可能都是正确的，考虑到代表性，笔者更倾向于以图4-6-4作为今后研究的基础图形。其中，交点1一定在最右边，交点3一定在最左边。

在上面的讨论中，两循环的冷源都有多个。腑循环的冷源是水谷热化能，人杂食，水谷多样，便是多冷源。脏循环的冷源是低温环境，环境的温度、湿度、气象等都影响散热过程。这些因素多样化的组合结果，如同是多冷源一样。

2. 对外做功时

若腑循环的图形不变，当对外有功输出时，则脏循环的图形便要变"胖"。但无论变得有多"胖"，都应当不会超出图4-6-4中的 A 线与 B 线之外。因为输入人体的热量只有通过虚线3-5-4-1输入的热量，当超出 A 线与 B 线之外时，该热量便少于脏循环通过实线1-4-2-3所散的热量。单看这一点，人体的能量便要减少而不会维持稳定。何况人体还有对外做的功，结果便失去了维持不变的能力了。过度劳累当属于这种情况，但这是不正常的情况。在正常工作情况下，人体一定具有维持稳定不变的能力。这样，脏循环与腑循环一般有1、3、4、5四交点。今后，我们讨论脏腑两循环的运行时，便可用4-6-4图来进行讨论。

四、申论

1. 丙火与丁火的联动是弹性的

人体稳定，则体内热源稳定，则脏循环的吸热与腑循环的供热同时进行，不可或缺，这便是丙火与丁火的联动。

人体稳定时，若小肠火不向体内输送热（精微），则心火便不吸收热（实际是命门不藏精微，见第七章），便不会输出功。没有饮食时，便是这种情况。但现实是依然可以输出功，为什么？这是因为生理在现实中，并不是按照躯体稳定原则运行的，此时消耗的是体内贮能物，以保证"生""活"。换言之，丙火与丁火的联动，只有在生理稳定时，才是刚性的。在实际生理中，因体内热源（贮能物）的调节作用，致使连动具有一定的弹性。

2. 脏循环具有一定的自我调节能力

脏循环由"瘦"变"胖"时，是从同样的热中提取到了更多的功。这归因于脏循环所涉精微代谢能所对应过程的不可逆度降低造成的。借助于对不可逆度的调节，使得脏循环具有了对功热进行调节的能力。

此种情况下，运动量越多，散热量就越少。但在实际中，多做的运动即使量很少，也会让我们感受到热增多了。热与功具有良好的正相关性表明，脏循环虽然对功、热具有调节能力，但这种能力是十分有限的。

3. 不可能出现的横移 *T–s* 图

在图 4-6-5 中，因脏循环是单一体内热源的，腑循环是多体内热源的。两循环所涉热源不同，意味着两循环发生后，体内热源一定发生了改变，体内便无法维持稳定，便是不可能出现的情况。

在图 4-6-2 和图 4-6-6 中，因脏循环的吸热过程线与腑循环的放热过程并没有完全重叠，同上，体内热源不能维持不变，便是不可能出现的情况。

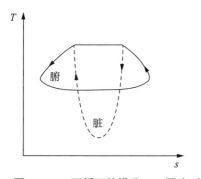 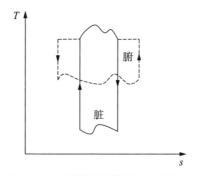

图 4-6-5　两循环的横移 *T–s* 图（5）　　图 4-6-6　两循环的横移 *T–s* 图（6）

如图 4-6-7 所示，脏循环与腑循环所涉体内热源几乎完全不同，这是不可能的；同时，脏循环的高温热源的温度比腑循环的高，这是无论如何也无法实现的，便是不可能出现的情况。

在图 4-6-8 中，除了脏循环与腑循环所涉体内热源不同之外，腑循环所耗的功多于脏循环提供的功，这种横移 *T–s* 图就不可能出现。脏腑河图通常的确是这样套在一起的两循环，由此可知，河图一定不是横纵坐标指向与比例尺都固定的 $T\text{-}s$ 图上的图形。

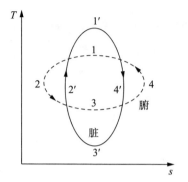

图 4-6-7　两循环的横移 $T\text{-}s$ 图（7）

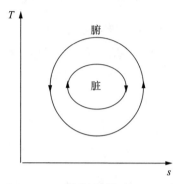

图 4-6-8　两循环的横移 $T\text{-}s$ 图（8）

第五章

析经气流向

在十二经气中，左升的有六，右降的也有六。为什么左升的是这六经气，右降的是哪六经气？这是困扰学界的一个难题。

经气是脏或腑工质的外延，经气流向便决定于工质的流向及其在空间中的置放。五脏间形成的循环，表达的是其内部以及与外界的能量关系。该关系不可违，研究便可以此为起点，这是借由循环引发的关系来寻求经气流向问题的答案。

内容脉络

脏循环与腑循环是一个整体。脏所藏循环与腑所藏循环、脏所化循环与腑所化循环、脏藏化循环与腑藏化循环，都要合一。因同性[①]循环相合，结果依然维持着循环的性质不变，在定性研究中两循环如同成了一个循环，这便属第一节讲的循环的整合。正向循环与负向循环合一，结果可能是正向循环，也可能是负向循环，其性质是不确定的，便可将两循环联合在一起进行研究，这属第二节的内容。应将循环进行整合还是进行联合，可以根据研究的需要灵活选择。以脏循环与腑循环相合为例，第三节给出了常见的选择。

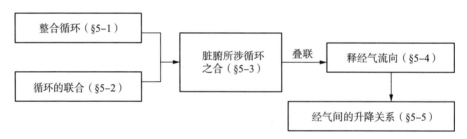

图 5-0-1　第五章内容脉络

第一节、第二节和第三节，都是为解释经气流向做准备的，但内容已超出了本章所需要的范围。至此，还没有关注循环工质"溢出"时在空间上的流向即经气流向。脏（腑）经气在空间中的流向，既与工质在脏（腑）系统的内部流向有关，又与脏（腑）系统在空间中的置放有关。同一循环不同置式的经气流向，是不同的。经气流向受制于循环及其置式，将脏循环和腑循环按照正确的置式叠联在一起，其经气流向便一定都与实际的流

---

① 循环性质指的是循环是正向的，还是负向的。

向一致。经气流向难题，便由此得解。这是第四节的内容。第五节在此基础上，结合上节给出的工质流向本源图，运用"循环"中的阴阳关系便推得相关经气升降的联动关系。

重要新观点

1. 土行是四维行的确态，与四维行形成"中土如轴，四维如轮"的关系。（§5-3）

2. 河图是循环按经气流向叠联的统括模式。（§5-3）

3. 中土循环的经气流向与轮循环的置式无关。（§5-4）

4. 就能量转化的原理性功能而言，四维脏循环、四维腑循环显，则中土循环隐；反之，亦然。（§5-5）

5. 河图轴轮关系的易学表达形式是方河图。由此看，脾不升，则肾肝与两肠不升；胃不降，则心肺、膀胱和胆不降。（§5-5）

6. 肾肝不升，则膀胱和胆不降。两肠不升，则心肺不降。（§5-5）

7. 同行的脏腑，一升一降，形成类循环关系。（§5-5）

8. 河图不指示经气流向，以便将同行的脏与腑置放于同一方位上。（§5-5）

第一节　整合循环

一、定义

整合循环需要将两同性循环变成一个循环，除此之外还必须符合下列要求。

1. 状态参数极值与两循环的相同

整合循环状态参数的极值与两循环状态参数的极值相同，这保证了整合循环与两循环的状态参数变化范围相同。该项要求是为了控制整合循环的状态参数既能达到两循环对应设备的能力极限，又能不超出其正常性能范围。对生理而言，这是不出现异常证候的必要条件。

所有状态参数的极值（最大值和最小值）相同的两循环，互称**同限循环**。

2. 能效三量与两循环的加和结果相同

按脏腑热功稳流河图模型，与外界的能量交换包括从热源的吸热量、向冷源的散热量、与外界交换的功量。为方便，称这三量为**能效三量**。能效三量都相同的循环，称为**等效循环**。在循环的能效三量中，只要两个相同，第三个就一定相同，即只有两个独立变量。

将两循环的能效三量分别加和，便得两循环的**综合能效三量**。能效三量与两循环综合结果相同的同限循环，便是两循环的**整合循环**。

3. "例外"

涉精微热化循环的整合循环，不要求是同温限循环，所涉温度在合理范围内可以"随意"选择。如在脏腑热功稳流河图模型中，因体内热源、水谷冷源都是折算的，不是真实的，"设备"的运行便不会受折算温度的影响而出现温度过高或过低的问题。脏循环与腑循环的整合循环的温限便可不接受折算温度的限制。即整合循环便没有在温限上的约束。

这为下面中土循环可以成为脏循环与腑循环的整合循环，扫除了理论上的障碍。

二、实际循环一定有多个等效同限循环

自由度为 2 的体系，在两独立状态参数变化区间一定后，这两参数的极值及其变化区域便一定了。其他状态参数完全决定于此两状态参数，其变化区间便也一定了。便可用这两独立状态参数的变化区间来界定同限循环，本论常用的是温度与熵。凡是工作于相同的温度区间和熵区间的不同循环，都互为同限循环。

从图 5-1-1 可以看出，在所有同限循环

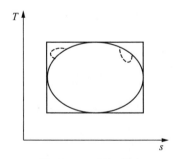

图 5-1-1 同限循环

中，矩形卡诺循环位于最外面。热力学指出，只有包含在卡诺循环之内的同限循环才是现实的循环。现实发生的循环，总可折算为卡诺循环内部的某个同限可逆循环。如果其偏离卡诺循环的程度不是无穷小（即不是准卡诺循环），例如图5-1-1中的实线环形循环，那么就总另有其等效同限循环。设图中两虚线与其横跨的实线所围两图形的面积相等，当用两虚线同时代替其横跨的实线时，则该循环就一定是实线环形循环的等效同限循环。环形循环上的这种内外"凸起"可以有多对，可以散布于循环各处，结果导致环形循环必有多个等效同限循环。

该论证与循环的方向无关，故无论是正向循环还是负向循环，只要相对于卡诺循环有一定程度偏离的循环，都一定有多个同限循环。只从正向循环来说，凡是热效率低于其同限卡诺循环一定程度的循环，总可以在同限卡诺循环内找到其等效同限循环。

三、无面重叠的两循环一定有同限整合循环

在 T-s 图上，设两循环的过程线所围的图形间没有重叠区域，即最多有重叠的过程线，如图5-2-1中的循环 1-p-p'-2-1 与循环 p-3-4-p'-p、图5-2-2 中的三环形循环。这样的两循环，称为**无面重叠两循环**。无面重叠两循环一定不是同限循环，一定都包含在以两循环的状态参数极值为边界的同限卡诺循环内部。两循环的整合循环也一定如此。因为两循环的综合能效三量一定都可以用与该同限卡诺循环内部的过程线相关的面积来表达。

下面论证两循环一定能整合在一起形成整合循环，即一定有整合循环存在。

熵限相同、温限不同的两等效循环，如图5-1-2 中的实线循环与虚线循环。两循环的等效卡诺循环[1] 一定是同一个。因为两循环等效，则两循

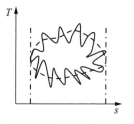

图 5-1-2　等效卡诺循环相同的两循环

---

[1] 这里采用的是热力学上的定义：循环与其等效卡诺循环相比，除了能效三量相同之外，熵限也必须相同，但并不要求温限相同。

环的吸热量与放热量都相同，在熵限一定时，其平均吸热温度与平均放热温度一定都相同。可以将该结论反过来说，任一卡诺循环总能成为同熵限的不同温限循环的等效循环。虽然说"不同温限"总须有一定的合理范围，但在此合理范围内，温限又总是任意的。任一循环总有其等效卡诺循环，该卡诺循环总有指定温限（合理范围内）的同熵限等效循环，故循环一定有指定温限的同熵限等效循环。如果循环是两无面重合循环的整合循环，当指定温限是两循环的极限温度区间时，依然有其同熵限（两循环的综合熵限）等效循环存在。该整合循环，一定是两循环综合的同限等效循环。至此，便证明了两循环一定有同限等效循环，便一定有整合循环。

一般来说，两循环都与卡诺循环有一定程度的偏离，整合循环就一定不是唯一的，而会有多个，且互为等效同限循环。选择任何一个进行讨论，效果都是一样的。

有面重叠的两循环整合为一个时，并不一定有同限等效循环，不再细论。

第二节 循环的联合

循环整合将两循环的对外作用，在能量效果上综合为了一个，当用整合循环来替代两循环时，对外作用的能量效果是一样的，整合是对循环在思维上的一种处理。这里讲的循环的联合，指的是两循环间的接续运转，即工质或等效体须连续不间断地完成两循环的所有过程。整合循环需要重构循环，循环联合则依然维持着原来的两循环不变。

联合有同性与异性、横向与纵向、交点有无、循环数量等方面的差别，下面只能拣选需要的进行讨论，以为下节解释脏与腑所涉循环的关系做好准备。

一、有交点的两循环

"有交点"指两循环在 T-s 图上起码有一相交点，当然也可以有共同的过程线。全面的讨论，包含的内容是丰富的。下面仅以图 5-2-1 所示的循环为例,进行简单的说明。

1. 横向联合

两同性循环的横向联合,如图 5-2-1 中的 1- p-p'-2-1 与 p-3-4-p'-p 联合为 1-3-4-2-1,此循环也是两循环的整合循环。

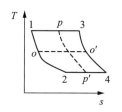

图 5-2-1 两循环的联合

两同性循环的横向联合,总需前循环自重叠线 (p-p') 开始,后循环以重叠线 (p'-p) 结束。重叠线在两循环中的作用性质相反,相互抵消,结果相当于没有该重叠线。两异性循环间的横向联合,总需前后循环都自重叠线开始或以重叠线结束,如 (p-p'-2-1)-(p-p'-4-3-p) 或 (p'-2-1-p-p')-(4-3-p-p')。

温限不同的两循环联合会复杂些,但思路类似,恕不赘述。

2. 纵向联合

如图 5-2-1 中的 1-3-o'-o-1 与 o'-4-2-o-o'间的联合便是纵向联合。

两正向循环的纵向联合,总需前循环自重叠线开始(或结束),后循环以重叠线结束(或开始)。如自上循环开始,则两循环的联合过程为 (o'-o-1-3-o')-(4-2-o-o')。重叠线相互抵消了。两负向循环的纵向联合,类似。

两异性循环的纵向联合,总需前后循环都自重叠线开始或以重叠线结束,如 (o'-o-1-3-o')-(o-2-4-o')。

二、没有交点的两循环

如图 5-2-2 所示,循环 1 与循环 2 没有交点。可通过辅助循环 a-b-a 完成联合。由于辅助循环由 a-b 和 b-a 两相反过程组成,故不影响联合的结果。同样,循环 1 与循环 3,也可以借助辅助循环 c-d-c 实现联合。

由于横移并不会改变循环的能量交

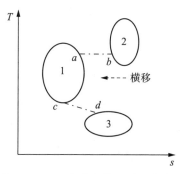

图 5-2-2 没有交点的两循环的联合

换关系，故可将循环 2 向左横移使之与循环 1 相交，变成有交点的两循环。联合便可视为有交点两循环的联合。因纵向移动会改变有关的能量关系，故循环 1 与 3 不能通过移动而使之相交，只能借助辅助循环来实现联合。

第三节 脏腑所涉循环之合

本节借助上述关于循环整合与联合的知识，针对脏腑间的关系，具体说明脏腑所涉循环的相合问题。

一、所藏循环的整合

在稳定的所藏过程中，因有精微由腑直接转移给了脏，故脏所藏循环与腑所藏循环有共同的工质状态，在 $T\text{-}s$ 图上便起码有一个交点。两循环便不需要专门的连结过程而直接联合在了一起。但如果按照循环联合的统括模式即河图来看待的话（参见本节最后），那么腑所藏循环就形成了以胃土为中心的五行循环，脏所藏循环就形成了以脾土为中心的五行循环。脾土与胃土相接，两五行循环由此而实现了联合。这两负向四维循环的整合循环，只能是负向循环。从实际看，所藏循环完成的是精微从腑到脏的过程，精微能化后，便是热能由低温热源传递给高温热源的负向循环。

二、所化循环的整合

在稳定的所化过程中，因有进行所化的精微由脏直接转移给了腑，故脏所化循环与腑所化循环起码有一交点。与所藏循环的整合同理，腑所化循环形成了以胃土为中心的五行循环，脏所化循环形成了以脾土为中心的五行循环。脾土与胃土相连，两五行循环便由此而实现了联合。所化循环完成的是精微从脏到腑逐步能化的过程，便一定是正向循环。

中医理论热力学论

三、所藏循环与所化循环的联合

循环间的组合，可以根据需要来灵活确定。

1. 脏腑的藏化循环

因输出功是生命的基本特征，脏腑所藏循环与脏腑所化循环联合而成的循环必是正向循环，该循环称为**脏腑的藏化循环**。

脏腑所藏循环的确态对应的是阳土，脏腑所化循环的确态对应的是阴土。这里土的阴阳与"胃阳土，脾阴土"中的"阴""阳"意义相同。该阳土与阴土间一定形成了正向循环。

中医学虽不从该角度来研究问题，但到底有无深入研究的价值，值得探讨。

2. 脏与腑藏化循环

如果将脏所藏循环与脏所化循环一起来处理的话，那么作为负向所藏循环综合结果的脾土是**脾阴**，作为正向所化循环综合结果的脾土是**脾阳**。脏所藏循环与脏所化循环形成的联合五行循环，称为**脏藏化循环**，其综合结果是脾阴脾阳的合体即脾土循环。由于脏藏化循环是正向循环，故脾土一定是正向循环。这应成为中医学对脾阴、脾阳和脾土的基本理解。如果将腑所藏循环与腑所化循环一起来处理的话，那么作为负向所藏循环综合结果的胃土是**胃阴**，作为正向所化循环综合结果的胃土是**胃阳**。腑所藏循环与腑所化循环形成的联合五行循环，称为**腑藏化循环**，其综合结果是胃阴胃阳即胃土循环。由于腑藏化循环是负向五行循环，故胃土一定是负向循环。这应成为中医学对胃阴、胃阳和胃土的基本理解。脏藏化循环与腑藏化循环联结在一起形成的循环，称为**脏与腑藏化循环**。

脏腑的藏化循环、脏与腑藏化循环是对同一脏腑客观生理的两种解读，只是视角的不同，两循环实际上是完全相同的，请参考图4-5-1，但两种视角中的脾土与胃土是不一样的。道理十分简单，由于析分出的两个四维循环不同，与之相配合的中土循环的析分也一定是不同的。

按脏腑热功稳流河图模型，在所藏过程中，腑经体内热源向脏输送热，便一定有"腑为阳，脏为阴"。在所化过程中，脏经供功器向腑输送功，便一定有"脏为阳，腑为阴"。

四、一种循环联合的统括模式——河图

河图有四维脏循环、四维腑循环和中土循环，参见第五节和第六章。从这三循环间的关系可知，河图是三循环相合的统括模式。

1. 脏循环与腑循环的联合等效于中土循环

从脏腑热功稳流河图模型（图4-4-2）中，可析分出三个热功稳流过程，便可有三个循环，即热量自水谷冷源流向体内热源的负向循环、热量自体内热源流向环境冷源的正向循环和热量自水谷热源流向环境冷源的正向循环。在理论上，前两循环的联合等效于后一循环，故前两循环是腑循环与脏循环，后一循环则是**中土循环**。

中土循环等效于脏循环与腑循环的联合，故从能量转化上说，谈联合循环时，就没必要讨论中土循环；谈论中土循环时，就没必要讨论联合循环。

2. 中土循环是上级循环

中土循环是一个循环，联合循环包含两个循环，但中土循环等效于联合循环。两个融合为一个，根据易理，中土循环当是联合循环的上级循环。

从易理上说，当上级分化出下级之后，低级功能便由下级来完成，上级只具有高级的统合功能（虽然实际中可以代办一些低级任务）。生理便一定由四维行与土行联合完成了，由此便出现了五行。人体系统实际已经分化出了五脏、五腑，便要发挥其功能，这必然导致脱离维脏维腑的中土循环不会真正在现实中发生。于是，在展示出脏循环与腑循环的时空里，中土循环一定隐而不显；在展示出中土循环的平面上，脏循环与腑循环则隐而不显，这便是图5-5-1中的中土循环要垂直于脏循环与腑循环所在两平面的原因。

中医理论热力学论

3. 土布四方

因中土循环是上级循环，故土行高于四维行，对四维行具有统合作用，相对于四维当是中性的。在四维行循环的 T–s 图上，必位于中心点（否则，土便或属阴或属阳了，另参见图 5-5-1 及其说明），可与任一行直接发生作用。两方面均表明土行具有"土布四方"的功用。中医学认为脾是五脏能量的总入口，从"汇总""核算"层面的意义上说，这与脾是脏四维循环的确态相吻合。由此可进一步接受脾接受精微后转给肺，再由肺输布全身的观点，也便有了彭子益"中土为轴，四维为轮"的观点。中土与四维的联系，虽实有但在能量转化上是虚无的，故五行循环图用中心一点之土与周围四行之环来表示。这比五行环列的图更能准确反映土行与四维行间的关系，应是五行的基础图式。

脾向中轴提供旋转的动力，为阳；胃则耗费这些动力，为阴。阳主阴，故脏主腑。

4. 河图是两异性循环联合的统括模式

上下级关系，决定了中土具有调整两四维循环的功能。功能上的等效而又此隐彼显，表明土行的功能不是固定不变的，随任一行的变化而变化。三循环在空间上叠置到一起时，中土循环必然在中央。这便是河图。中医学认为，四维脏循环与四维腑循环形成河图的内外两圈。因为生物阳过程之所出只能来自内，生物阴过程之所收只能来自外，故正向循环只能是河图的内圈，负向循环只能是河图的外圈。还可进一步认为，河图中央是中土循环。河图由两级三循环组成，是两循环通过上级循环连接在一起的模式。

对于工质有相同状态的两循环，工质可直接连续完成两循环。这是两四维循环间的直接联合。这种联合可能更符合脏腑的实际，却使得五行循环模式不通用了。如果坚持五行循环的通用性，就要维护循环的五行结构不变，那么就要摈弃四维循环间的直接联合，改由中土循环进行连接。

任何联合在一起的两异性循环，一定有工作于不超出两循环状态参数综合范围之外的等效循环，称其为两循环的**综合循环**。综合循环的同限等效循环有 N 个，其中一定有一个是中土循环。于是，两异性循环的联合一定可以采用河图模式。河图便是异性循环联合的普适模式了。这样，就可以认为两异性循环的联合始终是两四维循环通过中土循环来实现的，就一定是两异性五行循环的联合，五行也就成为统括所有循环的表达模式。联合在一起的异性循环就都可化为两含中土循环的联合，该模式便成为两异性循环联合的统括模式。

第四节 ｜ 释经气流向

五脏（腑）的工质可形成所藏循环、所化循环和藏化循环。在这三种不同的循环中，同一脏（腑）的功能一定是不同的，但各脏（腑）却有固定流向的经气。如何才能在完成三种循环时，依然维持着经气流向一定？为解答该问题，需先搞清楚循环置式与工质流向间的关系。

一、过程对换位致 T-s 图的坐标调转方向

循环方向及各过程的相对位置（亦即过程的进行次序）是确定循环的重要因素。以图 5-4-1 中的 A 循环为例。在维持该循环效用不变的前提下，当调转纵坐标的方向时，则 1 与 2 两过程就要换位。为了不改变过程效用，便要维持各过程的既有次序不变，且循环方向必须掉转，结果就成为 B 图。B 图是 A 图的镜像，如同 A 循环沿上下二分线翻转了过来。当调转横轴指向时，循环就要沿左右二分线翻转，3 与 4 两过程便要换位，循环方向也要调转，结果得 C 图。A 图横纵坐标指向都调转时，得 D 图。

呈镜像关系的两循环图间发生了换位的两相对过程（上述的 1 与 2、3 与 4），称为**过程对**。过程对的两过程交换位置，称为**过程对换位**。

一坐标轴指向调转时，就有一过程对换位，循环方向就调转一次。符合这种关系的循环图表示的是同一循环，即 A、B、C、D 四图表示的是同一循环。反过来说，凡不符合这种关系的循环图，所表示的便不是同一循环。

中医理论热力学论

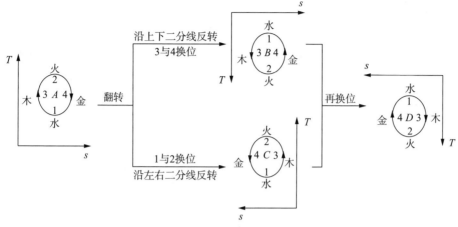

图 5-4-1　过程对换位致循环变向

二、循环的置式与工质流向

1. 基础循环

作为讨论起点的循环，称为**基础循环**。以通常的参数坐标图为准，正向基础循环是表 5-4-1 中的 A_0 循环，负向基础循环是 B_0 循环。

表 5-4-1　两基础五行循环及其置式

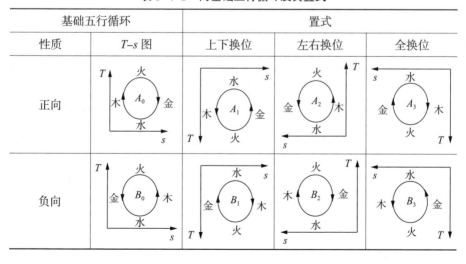

2. 工质流向随循环置式而变

为了明确物质和能量流动情况，常需要确定循环工质的流向。工质在循环的功能体中流动时，由内部不同阶段相互界定而确定出的流向，称为**工质内部流向**。这个流向，一定是水—木—火—金—水。这个顺序必须保持不变，否则，便不是循环的四维行间的关系了，便不能形成客观的循环。如果循环工质是稳定流动系，此时还有自循环外部引进或输出的工质，其流向称为**工质外部流向**。循环各处输出的工质是其内部流动外延而出的工质，在藏循环中，这便是经气。

图 5-4-1 中的 A、B、C、D 虽然是同一循环，工质内部流向相同，但工质外部流向是不同的，这因于循环在空间上的置放不同。同一循环在空间上的不同置放方式，互为循环的不同**置式**。如表 5-4-1 中的 A_0 循环与 A_1、A_2、A_3 互为不同的置式。以基础循环为准，则 A_1 是基础循环上下换位的置式，简称为 A_0 的**上下换置式**。类似地，A_2 称为 A_0 的**左右换置式**，A_3 称为 A_0 的**全换置式**。不同置式间是同一循环，当然一定互为等效循环。同一循环的置式改变时，无论是正向循环，还是负向循环，循环同一过程输出的工质外部流向便会不同。如 B_0 循环中的木行的外部工质流向是自下而上，B_1 循环的则是自上而下。

3. 中土循环的工质流向与两轮置式无关

在基础循环中，中土只是一个状态，因没有过程也就没有流向。但在与两循环综合能效相同的中土循环上，应有确定的工质流向。为调和"有"与"无"间的冲突，采用科学的惯常做法，将此流向视为工质在基础循环中的趋向，称为**工质趋向**。正向循环的中土工质趋向一定是阴变方向，负向循环的中土工质趋向一定是阳变方向，请参见 §7-3。

循环的置式改变不会改变其中土的趋向，因为置式的改变并不会改变四维过程。联合循环的两中土状态及其趋向都不改变，中土循环便不会改变。即使两四维循环都倒置了，中土循环也是维持不变的，其工质流向便也维持不变。换言之，两轮循环置式的改变，不会改变中土循环的置式。进而，"胃右降，脾左升"便是固定不变的。

4. 五行图是正负循环的概括图

在不看 s 轴指向时，B_2 循环与 A_0 循环是一样的。正向循环与负向循环便可用同样的循环图来表示了，当然必须从图上抽走其相关坐标轴。换句话说，在不指示出状态参数变化方向的示图中，正向循环与负向循环可以用统一的图形来表示。通常的五行循环图，便因此而成为所有五行循环的概括图。统一的概括图，为理论交流提供了很大的方便性。

三、经气流向解释

1. 循环叠联

循环置放于空间中时，不能破坏其内外作用关系，即只能以循环的某种置式置放于空间中。两循环以实际置式叠置并联合在一起，称为**循环叠联**。"叠"意指两循环以其实际置式重叠式地置于一定空间中，"联"指联合在一起。

所涉循环叠联时，各自所选用的置式，由经气的实际流向来确定，并且要与经气的实际流向一致。反过来，当循环置式一定后，经气的流向可由这种循环叠联来解释。

2. 脏腑所涉循环叠联成三个经气流向"河图"

两所化过程的联合，当是正向循环的两置式间的联合。符合经气实际流向的腑所化循环只能放置为表 5-4-1 中的 A_3 循环，脏所化循环只能放置为 A_0 循环。将脏所化循环置于内，腑所化循环置于外，便得图 5-4-2 中左图所示的两循环的叠联图。

两所藏过程的联合，当是负向循环的两置式间的联合。符合经气实际流向的腑所藏循环只能放置为 B_1 循环，脏所藏循环只能放置为 B_2 循环。将脏所藏循环置于内，腑所藏循环置于外，便得图 5-4-2 中中图所示的两循环的叠联图。

所藏循环与所化循环的联合，当是负向循环与正向循环的联合。将脏腑的所藏功能全部赋予腑，将腑的所化功能全部赋予脏，则有脏化腑藏。按经气流向，腑所藏循环只能放置为 B_1 循环，脏所化循环只能放置为 A_0 循环。将脏所化循环置于内，腑所藏循环置于外，便得图 5-4-2 中右图所示的两循环的叠联图。

当无视图 5-4-2 中所涉循环的性质与置式的不同时，三个叠联图就是完全一样的了，便可概括为一个图式。所得图式便是脏腑所涉循环，按经气流向叠联的统括模式。该图不是河图，因为两图中的外圈的置放是不同的。本图按照经气流向进行置放，河图按照方位与行的固定搭配进行置放。表达形式虽然不同，但表达的能量转化内容是一样的。因此，上面三图也就可以称为"河图"了。

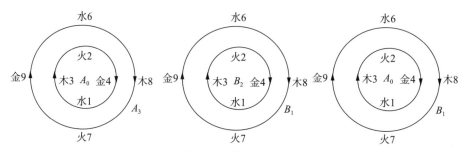

图5-4-2　脏腑所涉循环叠联成的经气流向"河图"

3. 经气流向

根据实际的作用关系和经气流向，脏循环与腑循环只有上述三种叠联方式。在这三种叠联中，八维藏的经气流向是固定的。两肠与肝肾的经气都是自下而上的，膀胱、胆、心和肺的经气都是自上而下的。§7-3将指出胃的经气右降，脾的经气左升；§8-3将说明两相火的经气流向。届时，对十二经气的流向便全部给出了合理的解释。

为何同样流向的经气，既能完成所藏循环，又能完成所化循环？所藏、所化是不同的循环，同一藏的工质在两循环中便具有不同的状态。同一藏为何能同时进行这两个循环？答案只能是两循环的工质彼此是独立的，具有不同的通道，但同藏两循环的工质外部流向是一样的，便只有一个经气流向了。

第五节　经气间的升降关系

一、脏腑工质流向的本源图

脏腑河图中有四维脏循环、四维腑循环和中土循环。分而视之，三循环都发生了能量转化，在工质自由度为 2 时，都一定能在 *T-s* 图上表示为环形，也一定能绘制于同一 *T-s* 图上。同一循环有不同的置式，导致具有不同的经气流向。不同循环置于同一 *T-s* 图上时，常常不能同时正确指示出经气的流向。如果还要表达出经气流向，那么不同循环便不能表示在同一 *T-s* 图上，这便需要把不同循环的 *T-s* 图标示在不同平面上。

除了二维 *T-s* 图所在的平面之外，还有平行与垂直于该面的两个平面可以用来安置 *T-s* 图。

1. 示图

考虑到脏循环与腑循环的地位平等，便应分别占据两平行平面。中土循环与脏（腑）循环具有此隐彼显的关系，便应分别占据两垂直平面。再结合经气的流向，结果正确置式的三循环在空间上的关系当如图 5-5-1 所示。由于该图既表示出了工质的内部流向，也表示出了工质的外部流向，就称为**脏腑工质流向的本源图**。之所以说是"本源"，

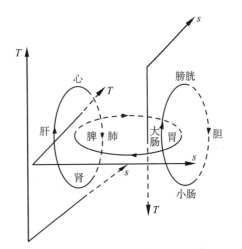

图 5-5-1　脏腑工质流向的本源图

是因为在不违背能量转化原理前提下（这里是必须维持正确的 *T-s* 图），工质在藏内外的流向只能源起于该图。

图中有三循环的 *T-s* 图。脏循环与腑循环的熵轴都是自前指向后，但脏循环的温度轴自下指向上，腑循环的自上指向下。中土循环的熵轴自左指向右，温度轴自后指向前。脏循环 *T-s* 图所在平面与腑循环 *T-s* 图所在平面是平行关系，中土循环 *T-s* 图所在平面垂直于这两平面。脾居脏循环的中心，胃居腑循环的中心。

2. 中土循环说明

轴的往复运动与两轮的循环运动，是描述车运动的两种不同方式。过

程与其内态等效体循环是对同一变化的两种不同表达方式。要将这两种表达方式同时表示在 T-s 图上，这便要将过程与其内态循环分别表示在相互垂直平面上的 T-s 图上，正如图中的脾（胃）土与四维脏（腑）循环一样。至于脾土（胃土）的过程线是怎样的，见 §7–3。

进而，中土循环为中轴，四维脏循环与四维腑循环各为一轮。处于稳定工作状态时，三循环间的关系确如车的轴轮关系一样。

三循环一定是同步运转的。但轴轮都有相当大的可调整的正常工作范围，一般不会出现一病皆病的情况，而是有病变的传化过程。但病的传化，遵从这种轴轮关系是无疑的。

二、经气间的升降关系

升是自下而上，降是自上而下。根据工质流向本源图，很容易理解经气间的升降关系。

1. 脾胃

从中土循环看，脾不升，则胃不降；胃不降，则脾不升。

右降始于胃，胃是右降的施者，脾是受者；左升始于脾，脾是左升的施者，胃是受者。施者为主，受者为从。故在中土循环中，脾主左升，胃主右降。

2. 脏与脏、腑与腑

从四维脏循环看，肾肝不升，则心肺不降；反之亦然。从四维腑循环看，两肠不升，则膀胱与胆不降；反之亦然。

3. 脏与腑

方河图中有两个方形[①]，每个方形都有通过中土连接在一起的一脏过程与一腑过程。三者便因此发生了连动，这便是轴轮关系。河图轴轮关系的

---

①《易学十讲》，邹学熹著，四川科学技术出版社，1989 年 7 月出版，第 144 页。

易学表达形式是方河图。由轴轮关系看，脾不升，则其所在方形图上的藏经气便不运。这便有肾肝和两肠不升。同理，胃不降，则心肺和膀胱与胆不降。

再借助脾升与胃降的制约关系可知，肾肝不升，则膀胱和胆不降。两肠不升，则心肺不降。反之亦然。

循环之升降，无升（降）便无降（升），有升（降）方有降（升）。升与降相互响应。热功稳流系所对应的工质循环的两二分过程，都开始于循环之始，又都结束于循环之终，既同时开始，又同时结束。故两过程只能是始对应着始，终对应着终。不管如何二分循环，结果都有肾升应心降，肝升应肺降；小肠升应膀胱降，大肠升应胆降。一言蔽之，在四维脏（腑）循环中处于相对位置的脏（腑）相应，一升一降，形成类循环关系。脏循环与腑循环既相互独立，又相互依赖，应当存在着对应关系。河图内外两圈的同行在同一方位上，这是否暗示同行的脏与腑有联动的对应关系呢？无论到底怎样，同行的脏与腑的确具有使其工质形成循环的机制（参 §8-5、§8-8），此脏此腑的功能便可借此形成一升一降的对应关系。该观点也得到了脏腑主时上的支持。循环两二分过程的功能体对同一份工质的作用时间是不同的，如心火晚于肾水。但两二分过程作用的时间是连续的。同行的脏与腑的主值时间便是如此。总之，同行的脏与腑的功能，一升一降，相应而动。肾升应膀胱降，肝升应胆降，小肠升应心降，大肠升应肺降。

三、申论

1. 阴阳学说为何不谈论阴阳之"中"

对于自由度为 2 的工质，参见图 5-5-1，在两平行平面中，阴占一二维平面，阳占另一二维平面，阴阳之"中"当是两平面连线的中点。连线有 N 条，中点便有 N 个，分布在左右两面的中间面上，因没有更高的确定性，更不会形成一个"中轴"，对阴阳的研究便没有价值，故阴阳学说中没有"中"。

五行则不同。在左平面上布有四维脏循环，便只有一个"中"点即脾土；在右平面上，也布有四维腑循环，便也只有一个点为"中"即胃土。这两个具有确定性的中土，对研究五行具有"参照物"的价值，且能进而形成中轴，故四维行中便加入了中土。

2. 脏腑河图的本源图

（1）本源图

图 5-4-2 中的三 $T-s$ 图，已经具备了河图的形式，但不是河图。河图对应的立体图是图 5-5-2，这是河图的本源图。之所以说是"本源"，是因为从能量转化原理上看，河图只能来源于该图。该图沿左右投影可使它们置于同一平面上，而成其大致形状。但三循环的示图具有不同的状态参数坐标指向和比例尺，甚至有不同的 0 点，由此可在图形上使腑循环包围了脏循环。经如此处理的图 5-5-2 投影到同一平面上，便形成了河图。

从能量转化上说，图 5-4-1 与图 5-5-2 是完全相同的。但叠合的置式不同，河图采用的是表 5-4-1 中的 A_0 与 B_2 的叠联。这种组合不包括在图 5-4-2 所示的按经气流向叠联的三种结果中，表明河图不能用来指示经气流向。河图不管经气流向，为的是将相同行的脏与腑安置于同一位置，进而将时空方位与藏功能合一，即一定方位上的藏具有一定的功能属性（所属一定的行）。实际上，从对各自工质的作用来说，无论是脏循环还是腑循环，各行的作用性质是相同的。即都是水行和木行的工质发生阳变，心行和金行的工质发生阴变，详见第七章。

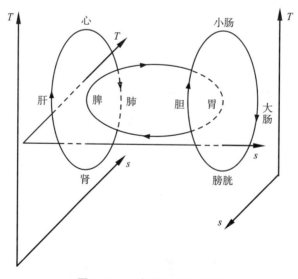

图 5-5-2　脏腑河图的本源图

脏腑河图放弃指示经气流向的功能，表明时空方位与五行的匹配关系更被看重。由于正负循环共用一个五行图，五行图便没有指示其"经气"流向的功能，但指示出了工质的内部流向（就是五行的相生次序）。实际上，"时空方位"也主要是由各行的相对位置来界定的，故脏腑河图着力描述的是脏腑的内部关系，着重描述的是脏腑体系的内在时空结构与功能结构，以及两结构间的对应关系。概言之，脏腑河图着力描述的是脏腑的内在结构。考虑到河图的普适性，易学便用这个结构将世间万物同构化了。中华文化注重内在，这一点在文化之源的河图中便已做出了选择。

（2）在河图上，中土循环只能显示为 5、10 两组点

从本源图到河图，是将三维立体图变为了二维平面图。这样既使图像变得简约了，同时又维持了五行的普适性。但同时也导致了中土循环的"消失"，因为河图并没有遵守投影规则而将其显示出来。在图 5-5-2 投影得叠置在一起的内外两圈时，环形的中土循环当是一条直线，但并不能显示出来，因为其意义已经变了。如投影到左平面时得一等温线，这样的过程实际上是不存在的。更根本的，河图实际绘制出的只是相关过程的功能体（见下章），便只能是"散立"的几组点。中土循环就必然只能绘制为位于循环中心的一个点。

自此以后，在本论中所理解的河图便是包括了这样的中土循环的河图。河图是三维的，故可对应八卦。

（3）脏循环左旋，腑循环右转

当正对 T-s 图所在平面，且让坐标图按通常方式置放时，让大拇指垂直于坐标面，其余四指垂直于大拇指并弯曲。四指曲向与四维脏循环方向相同的是左手，与四维腑循环方向相同的是右手。于是，脏循环是左手征循环，腑循环是右手征循环。

这是否与"天左旋，地右转"相通呢？如果是，那么因脏循环左旋便如天，因腑循环右转便如地。脏腑便如同天地一样运行了。

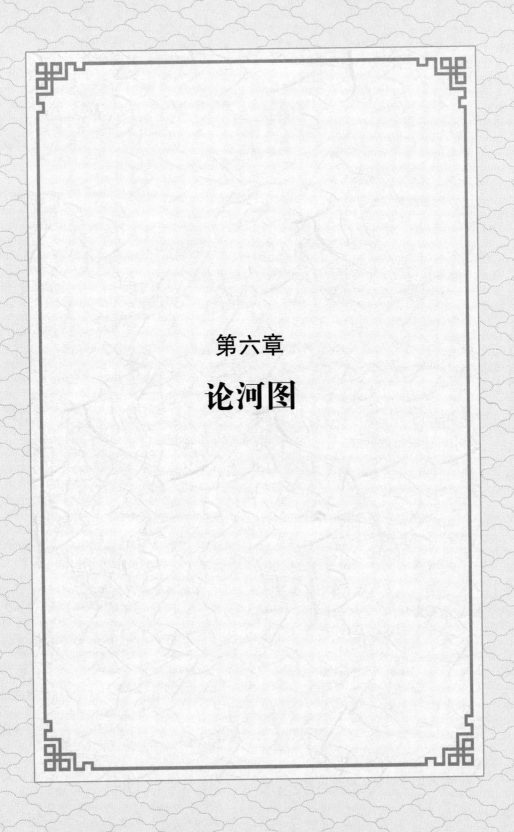

第六章

论河图

传统中医学认为其理论起源于河图，河图对中医学的重要性，自不待言。

把握结构是认识事物的重要方面。河图的图素是点，最小结构单位是点组，多个点组又形成了循环。点组的黑白及其点数代表的是什么意思？形成的循环又是什么样的？从能量转化角度对这些问题进行研究，对本论具有十分重要的基础意义。

内容脉络

河图中的点组，是用来表达河图之义的。点组有颜色和点数上的分别，其代表的意义各是什么？点组只是河图的一种结构单元，其意义解读就必须放置在河图中来进行。这就需要先解构河图。

解构应采用什么方法和原则？这便是第一节的内容，并由此得出了内外圈的正确二分。接下来便探讨点组，第二节研究了点组颜色所代表的阴阳意义，认为是藏易系两仪层级上的功能阴阳，即与"脏阴腑阳"中的"阴""阳"意义一致。第三节研究了点数之义，认为点数既是河图的易系结构等级之序，也是过程进行之序。继而便研究循环，第四节讨论了河图的内外两圈的各自所指、整体必备的功能性过程。第五节研究了中土循环作为河图之轴的性能，由此河图便也可解构为两五行循环。至此，对河图直接显示出的点组及循环进行了解构。结合能量转化过程知，河图运行需要与外界交换热与功，若要在外界不提供这些必要能量时而依然稳定运行，河图内部便一定有相应的能量储藏，因此便有了供功器和储热器。这是对河图的实践性认知结论，是第六节的内容。请参见图 6-0-1。

本章尽量基于河图结合易理推延，以体现出河图为中华文化之源。这与前章的内容在逻辑上便有了变化，故不忌内容有一定程度的重复。

重要新观点

1. 河图的 T 轴自下指向上，内圈的 s 轴自左指向右，外圈的 s 轴自右指向左。（§6-1）

2. 水行与木行发生的是阳变过程，心行与金行发生的是阴变过程。（§6-1）

3. 无论循环的二分如何进行，火行所在的确态都一定为阳，水行所在的确态都一定为阴。（§6-1）

4. 河图内圈按隅位连线切分，外圈按正位连线切分。（§6-1）

中医理论热力学论

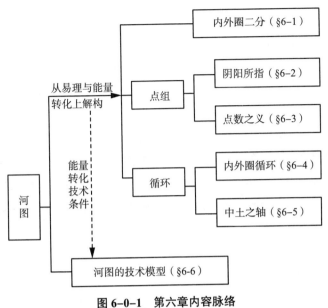

图 6-0-1　第六章内容脉络

5. 四维脏循环工质阳变或四维腑循环工质阴变的藏为阳体，四维脏循环工质阴变或四维腑循环工质阳变的藏为阴体。（§6-2）

6. 河图中的点组表示的是藏。点色表示的是藏易系两仪层级的功能阴阳。脏腑河图中的藏与其工质同为观察体，脾（胃）与四维脏（腑）互为相对观察体，这内含着轴轮关系。（§6-2）

7. 河图既描述了生命体在能量转化上的根本原理，又描述了其实现的工程路径。（§6-5）

8. 从对外作用看，有脏阳腑阴。从内部作用看，有脏阴腑阳。（§6-5）

9. 河图内藏储热器和供功器。（§6-6）

第一节　内外圈二分

本节先概说河图解构采用的方法与规则，最后运用这些知识对内圈与外圈进行二分解构。

一、按图解构

解构图之形通常是读图最重要的第一步。形是部分间的结构关系。作为传统文化源头的河图一定能解构出易系，以支撑起易学。

图素点只有黑与白两种。易系是二分的。若将这"两"与"二"联系起来，河图似可由点色二分。这种解构虽然在形式上得到了方河图，但没有意义，因为作为图素的点没有意义，便应放弃按图素解构的方案。

初观河图，有四圈。基于四圈析分河图，便有了下面的分析，其他分析见第三节。

1. 不是四象的联合

河图成员有四，即 1～4、6～9、5 与 10，便推测为四象。若如此的话，则四成员的地位当是平等的。但前两个可继续分化两次，后两个不能再分化。两部分描述的精细度不一致，由于整体的描述精细度决定于粗糙部分，故前者的继续分化便没有了意义。作为千年经典，河图不会出现这种无效表达，便应放弃这种解读。

2. 是两五行的联合

由上，必须接受四部分的地位是不平等的。两部分对等描述是处于平等地位的特征，故 1～4 与 6～9 是平等的，5 与 10 也是平等的。两组之间，地位却是不平等的。

按照易系结构，地位平等的与不平等的要搭配在一起，并形成对等描述的两部分。10 个成员，每部分应包含 5 个。包含奇数个成员的易系，一定是"两性三体"或"含三为一"的（详见§8-3）。结合河图结构容易知道，5 与 10 居"中"便为"三"，当有由 1～4 与 5 形成的内五行和由 6～9 与 10 形成的外五行。

3. 具有中土循环

1～4 形成内圈，6～9 形成外圈。两圈各自闭合，表明具有独立性。外圈包围内圈，表明内圈可只与外圈发生关系。能吃不能动的植物人，其

中医理论热力学论

四维脏循环提供的功只交与四维腑循环，正符合这种关系。此时，内外两圈具有了相依关系。

与此类似，5 与 10 既具有彼此"独立性"，以"分离"而成为内外两五行的中土；又具有相依关系，以形成中土循环。

二、解构原则

河图解构时，必须遵守一些原则。

1. 科学性

任何示图都不能违反其科学内涵。只有坚持科学性，不同的图示间才会具有统一起来的正确基础。解构时，应当坚守热力学规律。

2. 黑为阴，白为阳

点组是河图的最小结构单位。河图中的所有点组，黑色的为阴，白色的为阳。这是公认的易学结论，不能违背。否则，就会与易学的主流观点相悖。

从内圈循环看，心火为确态阳，肾水为确态阴。可是心火是偶数 2，肾水是奇数 1。其中的"矛盾"，该如何理解？首先，这表明点色所指的阴阳不是工质的确态阴阳；其次，更为重要的是不同意义的阴阳有多种，需要结合具体情况给出具体的答案。在这里到底所指的是什么，第二节中会进行专门的讨论。

3. 四维循环规则

河图的内圈为正向循环，外圈为负向循环，都顺时针旋转。上火下水，左木右金。1 和 6 是水行，2 和 7 是火行，3 和 8 是木行，4 和 9 是金行。这是易学中被广泛接受的结论，应当作为这里进行研究的原则。

无论是正向循环还是负向循环，火行的确态都为阳，水行的都为阴。因河图在上的是火行，在下的是水行，故河图的 T 轴轴向一定是自下指向上的。作为正向循环的内圈，由于左为木右为金，内圈循环的 s 轴轴向一定是自左指向右的。同理，作为负向循环的外圈，s 轴一定是自右指向左的。

4. 两极相通

火行在天，是极阳；水行在地，是极阴。循环的工质必然由"天"而"地"，由"地"而"天"，"天""地"互返，这便是易学指出的两极相通或物极而返规律。

循环的工质，自火行始，经金行发生连续的阴变才到达了水行，即火行和金行的工质阴变，可发生阳过程。自水行始，经木行发生连续的阳变才到达了火行，即水行和木行的工质阳变，一定发生了阴过程。

无论循环的二分如何进行，火行所在的确态都一定为阳，水行所在的确态都一定为阴。否则，火行的确态便不可能一直是极阳，水行的确态便不可能一直是极阴。

三、二分内外圈

1. 黑白可杂分，可纯分

在河图中，点组表达意义的方式只有三个：所处位置、颜色与点数。位置反映了与其他点组间的结构关系，见后面几节。点数表示序，见下节。这里要讨论的是点组颜色的意义。

（1）黑白杂分的根据

内圈、外圈与中央同方位上的点组，都是一黑一白搭配在一起的，例如黑 2 点与白 7 点，而不是两黑或两白相配。黑白杂分，可以更有力地显示出易系的同构性。如果认为河图的四维点组的颜色是二级的确态阴阳，那么就应当黑白杂分。因为只有这样，才能确保二级确态是一阴一阳搭配在一起形成一仪（阳仪）的。

黑白杂分，内圈的阴阳分布图应是图 2-4-1 中的 A_3 或图 2-4-4 中的 D，为正向循环；外圈的横轴掉向后的阴阳分布图应是图 2-4-3 中的 C_3 或图 2-4-2 中的 B_1，为负向循环。因为除了这两个图之外，就没有各部的阴阳与河图点组的阴阳都相符的了。虽然在意义上，内圈是黑点表示了阳（如火行 2 在图中是左上方的白区），白点表示了阴（如水行 1 在图中是右下方的黑区）。但这可以通过变换观察体等进行调整，并不会因此而否定了该结论。

因四维脏循环和河图内圈都是正向循环，故内圈为正位分割的脏循环。外圈的旋转方向虽然与内圈的相同，但一坐标轴掉向了，便知外圈为负向循环；四维腑循环为负向循环，故外圈为隅位分割的腑循环。这个结论，在形式上是令人满意的。这是支持黑白杂分最有力的理由。

（2）黑白二分的根据

内圈与外圈的点组，黑白两部明显地各集于相对的一边，应当有黑白二分之义。内外圈中，所有的白点集结成一，所有的黑点也集结成一，两"一"便形成了方河图。由此，黑白二分便得到了易学的支持。

坚持黑白二分，便是坚持认为黑点具有某种一致性，使得它们可以成为一阴；白点也具有某种一致性，使得它们也可以成为一阳。所有的黑点与所有的白点便形成了一整体太极。这更受易学欢迎。

（3）或杂分，或纯分

不但同一圈中的黑（白）点所指的应是同一意义的阴（阳），而且内外两圈中的黑（白）点所指也应是相同的。这意味着黑（白）色对应着内外圈整体即河图的二分之阴（阳），便使得散立的两圈在意义上统合为了一整个。如果黑白杂分，点色便没有了这种在意义上统合两圈的作用。终归于一是中华文化的最高追求，在有满足该追求的选择面前，无疑是要这样选择的。

但中医学好像并没有这样做，似乎只有按图形将河图解构为两五行或三圈的做法。因这两种解构中的各部都既有黑点又有白点，故这是对河图进行的杂分。中医学上没有用方河图来解构脏腑的做法，便没有对河图的纯分。但给出的脏五行与腑五行的阴阳具有一致的所指（详见下节），这又实将河图在意义上统一起来了。这表明，中医学采用了某种方法兼取纯分之所长，或许古中医学本已运用了方河图，至于其方法需要继续研究。

按黑白杂分或纯分，各有理由。笔者相信，中医学对河图既可杂分，又可纯分。对内外两圈再分，类似地，也既可杂分，又可纯分。

2. 二分

无论河图中的点色所指的是工质的能力阴阳，还是工质的功能阴阳，抑或是对工质发生作用的功能体的阴阳，都一定与工质发生的变化相关。

由循环来解读点组的阴阳所指，便要结合对循环的二分。按照易学的做法，在对循环图按对位连线进行二分后，再按照此二分线的垂线进行第二次二分，便得循环的四维。仿照在河图中的位置，将四维布置于循环图上，得表 6-1-1 所示结果。

仿四季在圆图上的分布，正向循环的四维行分布只能形成 A_1、A_2、A_3 和 A_4 四图，不可能有其他的分布结果。如 A_1 中的火行 2 不能移到 4 位上，更不可能移到 1 或 3 位上。基于此，因河图内外圈上的火行和水行都分别在同一位置上，按循环的运行次序布置其他行，则负向动力循环的四维行分布便只能形成 B_1、B_2、B_3 和 B_4 四图。

表 6-1-1　河图内外圈循环的二分分析

	循环二分			
	上下	左右	左上右下	右上左下
正向循环	A_1 图	A_2 图	A_3 图	A_4 图
结论	不成立	不成立	成立	成立
原因	火行阳变了	火行阳变了	无否定理由	无否定理由
负向循环	B_1 图	B_2 图	B_3 图	B_4 图
结论	成立	成立	不成立	不成立
原因	无否定理由	无否定理由	火行受技术功	火行受技术功

工质为水。无论火行是始终工作于过热蒸气区，还是在饱和蒸气与过热蒸气间变化，据水蒸气 T–s 图知，正左状态的压强都比正右状态的高，故 A_3、A_4 的火行是降压的，B_3、B_4 的火行是升压的。排除压强的非单调性变化时，则右上方的压强可能高于左下方的，也可能低于或等于。考虑到心脏的血压最高，正位切分的正向循环的火行，便不可能是降压或等压的，只能是升压的，故 A_1、A_2 的火行压强升高。作为相同的泛化图，则 B_1、B_2

的火行便是降压的。

因 A_1、A_2 中的火行 2 的压强升高，便要接受技术功（参 §7–1 中关于技术功的计算），又是吸热过程，故是工质的阳变过程，与解构原则 4 相违，便是不可能出现的。因 B_3、B_4 中的火行压强升高，便接受了技术功。这或许在其他系统中是允许的，但在四维腑循环中，小肠火是输出技术功用于蠕动的，腑的四维循环便不可能形成 B_3、B_4 两图。至此可知，A_3、A_4 和 B_1、B_2 这四种二分是可能出现的。进而可知，内外两圈的切分位置是不同的。内圈按照隅位连线进行切分，外圈按照正位连线进行切分。中医学最终关注的是四分结果，内外圈的杂二分与纯二分的四分结果实际上是一样的。

第二节 点黑白所指

易学认为河图中点的黑白代表阴阳，不用质疑。这里需要追究的是：黑白所代表的阴阳是什么阴阳？得到答案后，也就得知点代表的是什么了。

一、河图的一级阴阳是经气流向的二分

当河图切分成白点与黑点两部时，黑白便是河图的一级阴阳。据中医学知，河图中白色藏的经气都是左升的，黑色藏的经气都是右降的。由此，笔者认为河图的一级阴阳是经气流向的二分。

该结论在形式上很完美，不仅内外两圈循环符合，中土也符合。但从热力学上看，这种阴阳之义到底指什么呢？因找不出合理的解读，于是便进行了下面的另一种探索。

二、内外圈中点色所统指的阴阳

下面的讨论都基于对内外两圈进行的黑白纯分，至于杂分是否会有新意，本论没有研究。

1. 内圈的一级阴阳：可能是与工质相对的功能体的功能阴阳

（1）不是工质态能力阴阳

在表 6-1-1 中的 A_3 所示的内圈循环中，根据解构原则 4 知，左下（1 与 3）过程的工质确态为阴态，右上（2 与 4）过程的确态为阳态，这与两部的点数奇偶性的阴阳是相反的。这表明，点色表示的不是工质的确态阴阳。

（2）不是工质的过程能力阴阳

循环的二分过程，要么阴变，要么阳变。在表 6-1-1 中的 A_3 循环中，输出功的一定是右半循环即火行与金行，接受功的一定是左半循环即水行与木行。只有如此，才会保证循环功是正值，循环是正向循环。由此可知，左半循环不可能阴变，否则，就不具备输出功的能力。

工质在 A_3 循环的火行与金行中发生阴变，具有阳能力；在水行与木行中发生阳变，具有阴能力。如果河图中点的颜色表示的是工质的过程能力阴阳的话，那么火行与金行应为白色，水行与木行应为黑色。这与在河图中点的颜色正好相反。点色所指的阴阳，就不是工质的过程能力阴阳。

（3）可能是与工质相对的功能体的功能阴阳

由于心行与金行的工质发生了阴变，便是阳功能体。由于水行与木行的工质发生了阳变，便是阴功能体。该结论与各行在河图中的阴阳正好相反，点色阴阳便不可能是藏的功能阴阳。

当视功能体为其工质的相对观察体时，则致工质阴变的心行与金行是阴体，致工质阳变的水行与木行是阳体。如果认为河图中的点组表示的是引起工质变化的功能体，点色表示的是其功能阴阳，那么结果便符合河图，便是可能成立的结论。如果这个结论也与外圈的相符，那么这个结论就成立了。否则，依然不成立。

2. 外圈的一级阴阳：可能是工质的功能阴阳

根据河图解构原则 4 知，在循环 B_2 中，火行与金行的工质发生的都是阴变，便是阳体。水行与木行的工质，都发生了阳变，便都是阴体。白点的火行和金行是阳体，黑点的水行与木行是阴体。这与河图中白色表示阳，黑色表示阴一致。河图中点的黑白，便可能是工质的功能阴阳。

中医理论热力学论

152

3. 实是与"脏阴腑阳"一致的功能阴阳

点色的阴阳与工质的功能阴阳，对外圈 B_2 而言，两者是一致的；对内圈 A_3 而言，正好是相反的。虽然由此否定了点色阴阳是工质功能阴阳的观点，但也让人觉得有某种一致性的标准，既超越了内外两圈，又兼容了两者。

根据脏腑的物质与能量交换最简模型（图 4-4-1），腑有热流向脏，脏有功流向腑。脏作用段形成四维脏循环，腑作用段形成四维腑循环。只有小肠火向体内热源散热，只有"心火"从体内热源取热，当处于稳定工作状态时，小肠火便与"心火"形成了不可或离的"一体"关系。该"一体"致脏与腑，一个为阴，另一个为阳，即在以脏腑二分的阴阳标准为准时，心脏与小肠腑具有相反的阴阳属性。脏腑间的能量枢纽是体内热源，体内热源便是脏腑二分之中性体即阴阳相分的基准。

若以体内热源为相对观察体，则向体内热源放热的小肠为阳体，自体内热源吸热的心为阴体。围绕前一过程形成了腑循环，此循环的工质在小肠中发生阴变，小肠为阳体。这与小肠在河图中为白色一致。推而广之，其他维腑在腑循环中的功能阴阳也与在河图中的点色一致。与此同理，围绕后一过程形成了脏循环，此循环的工质在心中发生阴变，心为阳体。这与在河图中为黑色相左。推而广之，脏在脏循环中的功能阴阳与在河图中的点色相左。在四维腑的内态循环中，只有工质的阴变方能成就"腑阳"，故其工质阴变的腑藏方是阳体。反之，其工质阳变的腑藏是阴体。对应在河图中，便是 7、9 为阳体，6、8 为阴体。在四维脏的内态循环中，只有工质阳变方能成就"脏阴"，并进而成就"腑阳"，该脏为阳体还是阴体？与工质同为观察体的脏，为阴体。但若这里的阴阳采用的是脏腑相分即与"腑阳脏阴"中的阴阳相一致的标准，结论就应修改为阳体。反之，其工质阴变的脏是阴体。这与河图内圈的点色阴阳一致，即内圈中工质阳变的 1、3 为阳体，工质阴变的 2、4 为阴体。

总之，四维腑循环工质阴变或四维脏循环工质阳变的藏为阳体，四维腑循环工质阳变或四维脏循环工质阴变的藏为阴体。简明地说，向体内热源供热的是阳体，故小肠 7 为阳体；自体内热源吸热的是阴体，故心 2 为阴体。从道理上讲，可以将这最后说法中的"体内热源"代换为"与藏发生作用的体内中性体"。体内中性体，还有供功器和中轴。肝 3 为类同向供功器供功（实是供功器输出功的正反馈，参第八章）的功能体，故为阳体；

接受供功器提供的功的是阴体，故胆 8 为阴体。向中轴提供功的是脾，故脾 5 为阳体；向中轴提供负荷的是胃，故胃 10 为阴体。循环的相对过程总是此阴变，彼阳变，对应的功能体便一定是此阳体，彼阴体。肝为阳体，则肺 4 为阴体。心为阴体，则肾为阳体 1。胆为阴体，则大肠 9 为阳体。小肠为阳体，则膀胱 6 为阴体。如此推演出的功能体阴阳全部与其在河图中的点色阴阳一致，河图点色阴阳便是其功能体相对于体内处于稳定状态的中性体的功能阴阳。之所以要强调稳定状态，是因为如果没有这一条的话，那么就难以保证与同一中性体发生作用的两功能体的功能正好相反，便难保形成相反的阴阳关系。显然，这里将三中性体视为了脏腑的相对观察体。

三、5 与 10 的阴阳所指

不同的视角，不同的理解。

1. 确态阴阳

中土不改变工质状态，只是四维循环的确态。5 与 10 相对，便只有态阴阳可论。因中土循环是动力循环，由脾土 5 到胃土 10 的过程一定是吸热做功过程，在 $T\text{-}s$ 图上一定是循环的上半循环；由胃土 10 到脾土 5 的过程一定是受功放热过程，在 $T\text{-}s$ 图上一定是循环的下半循环。从 5 到 10 的任务是输出功，工质阴变；从 10 到 5 的任务是提升内能（严格说是焓）品质，工质阳变。脾土的确态便为阳态，胃土的便为阴态。

前已指出，第五节还将论述，5 与 10 是轴，内外圈是两轮。"轮"对外发生的作用，全部交给"轴"并由"轴"汇总，由此才成就了"轴"。该作用关系，使"轴"与"轮"形成了相对关系。即脾与四维脏互为相对观察体，胃与四维腑互为相对观察体。四维脏为阴体，则脾土便为阳体，与其在河图中为阳数相符。四维腑循环为阳体，则胃土 10 便为阴体，与其在河图中为阴数相符。

在上述两种视角中，5 与 10 间都不是观察体与相对观察体关系，其阴阳便不是因两者间的相互作用而形成的，是彼此"独立"的两确态。

2. 对外功能阴阳

作为动力循环的中土循环，其切分应与四维脏循环的一样。在像表

6-1-1 中的 A_3 一样二分的中土循环中，因右半循环的始态一定归属极阳的火行，工质在该过程中便一定发生了阴变，与工质同为观察体的脾土 5 便是阳体；因左半循环的始态一定归属极阴的水行，工质在该过程中便一定发生了阳变，与工质同为观察体的胃土 10 便是阴体。如此分析的结果与河图对脾胃所赋数的阴阳相符，故河图的 5、10 描述的是脾胃的对外作用，而不是两者间的相互作用。

一旦考察 5 与 10 形成的中土循环，那么"轴"就不成其为"轴"了，"轮"就不成其为"轮"了，因为"轮"的作用已全部转移到"轴"中了，"轮"便消失了。故中土循环的工质不能与两四维循环的工质同在，是此隐彼显关系。

四、点色的意义

当将 5 与 10 隐伏于"轮"上时，因没有能量转移与转化，就没有工质，5 与 10 便不可能表示工质，但可表示作为"轴"的藏，故河图中点组的通用所指是藏。河图中脏腑的阴阳有正好相反的两种，都已经隐含在河图中了。

1. 脏阳腑阴

从对外作用看，脏对外做功散热，便为阳体；腑引入精微热化能，便为阴体。故有脏阳腑阴。

河图是循环，在引入热能的同时，输出了能量。对外界能量进行转化是其根本功能，这便需要能量先输入，后输出。考虑到现实的不可逆损耗，引入能量中的㶲一定高于输出能量中的㶲。工质在前段过程中为阳确态，在后段过程中是阴确态。前段过程的功能体是四维腑，后段过程的功能体是四维脏。故腑的工质为阳确态，脏的工质为阴确态。

在孤立系的自发过程中，前为阳态，后为阴态。将外界与脏腑组成孤立系，则能量自腑引入时的状态应当是阳态，数字小。但河图中腑的数字大，脏的数字小。这表明河图明示的并不是这种阴阳。这让人想到先天性，河图循环实际上始于先天资源（调能器的能量）参与下的脏循环，而并不是腑循环！由此，脏与腑的点数大小便颠倒了，参见下节内容。

还可能是因为生理是非自发过程，故能流之始的腑的工质确态必为阴，能流之终的脏的工质确态必为阳。

2. 脏阴腑阳

从相互作用看，因能量自腑流向了脏，故脏为阴体，腑为阳体，这便是脏阴腑阳。

以此阴阳为准，确定出的四维脏与四维腑的阴阳，便是河图中点色的阴阳。正因为内外圈中点色的阴阳采用了这同一个标准，故同色的维脏和维腑，在脏腑整体中便具有了相同性质的作用，如经气流向是一致的；也才进而形成了方河图。

3. 上述两种阴阳统一于河图中

在河图中，脏中的脾赋予数字 5，以表明其为阳体；腑中的胃赋予了数字 10，以表明其为阴体，这样的"脏阳腑阴"描述的是河图功能体与外界交换的能量流向。"脏阴腑阳"描述的是河图中四维脏与四维腑间的含烟能转移方向。两种阴阳具有实质意义上的一致性。对于稳定的人体来说，在脏与腑作用中表现为阴体的脏，必然在对外作用中表现为阳功能，为阳体。在脏与腑作用中表现为阳体的腑，必然在对外作用中表现为阴功能，为阴体。

脾土与胃土相对时，因两者形成了一中土循环，与内外圈无关，便只有点色所表示的阴阳，即只有"脾阳胃阴"。这表明中土描述的只是功能体的对外功能。至于相对于胃土为阴体的性能，实际上直接与其对外为阳体的性能关联在了一起。述说了一个，另一个便也隐含在其中了。

轴与轮相对，脾胃的对外功能便与轮对脾胃的功能一致。这实质上也便是轴轮关系之喻的依据。轴轮关系，原已隐藏在了河图中的点色之义中了。

第三节　点数之义

在研究初期，笔者忽视了方河图，便得到了很好的点数之义，便作为一节内容来处理。后来，发现这种意义并不符合方河图。实际上从点数上解读方河图，笔者对其易系的物理意义一点也不清楚，更别遑论解读其点

156

数之义了。按说这样的研究结果应该弃用，但毕竟对后续的探索具有启发作用，便决定保留在这里。

一、由河图之形解读出的易系

作为中华文化起源的河图，当按照易学思维来解读。河图当是一个易系，按二进制进行分合，且各部间必须是同构的。

1. 第一种

依形二分河图，中心的 10 与 5 为其一，内圈与外圈为其二。每一部都有两"圈"，还可以再二分，详见图 6-3-1 所示。接下来，却只有右支能第三次、第四次二分，而左支却不能了。在该"易系"中，并没有对左右两支进行同等程度地描述，便不会很好地传达易系的阴阳对待性。换句话说，描述的不对等很可能意味着这种解读不符合要求，即左右两支形不成阴阳关系。如果相信河图对等地描述了一个完整的易系的话，那么就应该放弃这种解读。

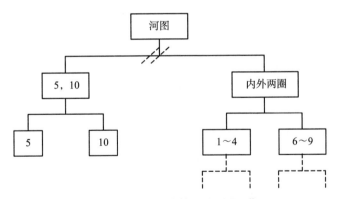

图 6-3-1　河图的第一种"易系"

2. 第二种

依形二分河图，内圈与 5 为其一，外圈与 10 为其二。每一部都有五个组成单位。如果将五个平等看待时，那么就不能再二分，便形成了由平等五部组成的结构单元。这种结构单元无法形成易系。如果要求奇数（5）个单位能二分，那么就只有一种情况，就是这些单位并不是全部平等的，至少有一个单位层级更高或更低。结合河图图形，便可推测 5 与 10 的层级更高。因为其他四维组成了环形，当是平等的；5 与 10 的位置有别于四维，关键是位于中心。由此得其中的一种"易系"，如图 6-3-2 所示，是这里的第二种；另一种，如图 6-3-3 所示，是这里的第三种。

按中医学，5 是脾，10 是胃。胃不是四维腑的整体，脾也不是四维脏的整体。将脾与胃置于四维脏腑之上，不符合"易系"的要求，图 6-3-2 所示的"易系"便不可能形成。虽然中土循环是四维脏循环与四维腑循环的整合循环，但因中土循环的切分有两种，与 5 或 10 对应的半循环就不是唯一的。同时半循环所对应的藏并不一定是脏腑相分的结果，5 或 10 所对应的便不一定都是脏或腑了，该角度也否定了这种"易系"的存在。

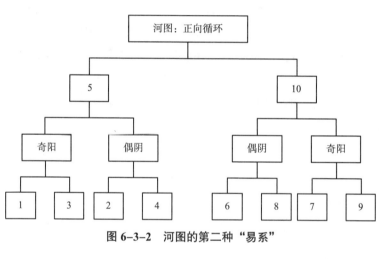

图 6-3-2　河图的第二种"易系"

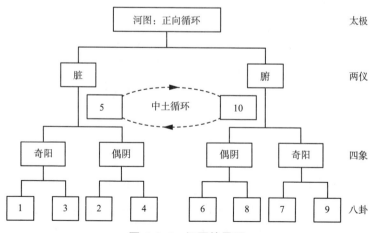

图 6-3-3　河图的易系

3. 第三种

5（10）的"层级"虽"高于"四维脏（腑），但不是四维脏（腑）的整体，便不应占据仪的位置，便只能是四维脏（腑）之"中"，便要绘制于图 6-3-3 所示的位置上了。非阴非阳的"中"，在易系的图式中占据的就是这样的位置。该易系消除了上述两"易系"存在的所有问题，与中医学的所有结论都没有冲突，应当是正确的易系。

图 6-3-3 比通常的易系增绘了 5 与 10 间形成的中土循环。虽然缺乏更多经典文献中的实例支持，但根据原理可推知，在河图的内外两循环间，中土循环既要虚在，又可实有，便可说中土循环一定存于其中。

4. 第四种

按点色将河图内外两圈中的白点分在一起，黑点分在一起，由此形成方河图。方河图的存在，佐证了河图中点的黑白确实具有一致的所指。图 6-3-4 所示的是脏腑方河图对应的易系。

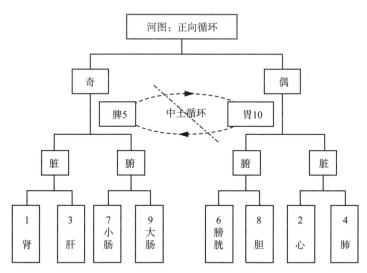

图 6-3-4　脏腑方河图对应的易系

脏循环按隅位切分，腑循环按正位切分，结合图 5-5-1 知，经气流向及流序见图 6-3-5 所示。奇数部分的流序是（a-b-c）-5-10-（7-9），偶数部分的是（6-8）-10-5-（c-d-a）。由此三循环形成了一个联合循环即

（*a-b-c*）–5–10–（7–9）–（6–8）–10–5–（*c–d–a*）。

图 6-3-4 所示易系的左右两支都只是一个过程，形不成循环，只有这两个过程才形成了一整个的方河图循环。传统方河图中，奇数绘制成一方形，偶数绘制成一方形，不能由此而认为这两个方形是循环。

方河图中的两仪（参见图 6-3-4），是从功能上对脏腑的二分，阳（阴）性的脏与腑对外具有一致性的作用。这个作用的一致性，表现在经气上，便是流向的一致。事实确实如此。奇数藏的经气都是左升的，均属脏腑的阳功能体；偶数藏的经气都是右降的，均属脏腑的阴功能体，参见图 6-3-5。

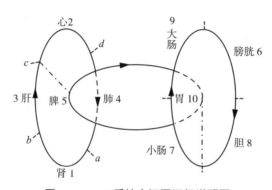

图 6-3-5　工质按方河图运行说明图

二、点数表示序

循的 *T-s* 图多种多样，各部分交换的能量千变万化，不可能有一个固定的数量分配。否则，这样的循环就不具有代表性了，就不具有普适性了。故河图中点组的点数表示的不可能是各行在过程中所交换的能量多少。

易学指出数分奇偶，分属阴阳。河图中的点数由此被解分为阴阳两类。在图 6-3-4 中，整个河图被分成了奇偶两部；在图 6-3-3 中，则是内外两圈都被分割为了奇偶两半。以后者为基础解读点数之义，所得结论虽然不适用于前者，但考虑到中医学上对河图多采用图 6-3-3 来解读，关于序的解读便只由此来进行。在图 6-3-3 所示的易系中，点的数量较好地体现出了下列两种序。

1. 结构等级之序

图 6-3-3 表明河图的结构单位有四个等级，即河图、脏腑（内外两

圈）、四个半循环和八个点组，分别对应着易系中的太极、两仪、四象和八卦。

如果说这些结构等级已经隐含在点数中了的话，那么数序就必须符合河图的结构关系，而不能打乱了。事实确是如此。1～5全部包含于内五行中，6～10全部包含于外五行中。两部分数字之所以没有交错（比如把5放置在图中的6位），为的是表明内外两五行是相对的两结构单位，具有相对的独立性。

置5于1～4之"上"，置10于6～9之"上"，借以表明5是1～4的某种"合一"，10是6～9的某种"合一"。这个"合一"不是易系的上级对其下级的囊括性整合，而是因中土统合了四维脏循环或四维腑循环，而成为其"中"，而成为四维行的中土，这点也折射出河图的点数确实是河图结构的反映。

按说四象也可以显示出来，并有其数字。但在河图中却没有显示出来，而是跳过四象直接显示八卦的数字，参见图6-3-3。至于为什么，是一个值得深入研究的问题。

2. 过程次序

任何系统都是在不违背其结构关系的前提下，有序地进行具体的过程，河图当然也不例外。

（1）循环内

按循环方向，各层次的点组序数都是从小到大的。

由1～5到6～10，这是两仪层次上从小到大的过程序。先1、3后2、4，先6、8后7、9，这是四象层次上从小到大的过程序。从1到3、从7到9；从2到4、从6到8；这是八卦层次上从小到大的过程序。

（2）内外循环间

根据热力学第二定律，非自发过程之所以能发生是因为有另一自发过程对此进行了补偿。除了与自发过程同时发生的之外，非自发过程只能发生于自发过程之后。或许循环谈不上自发与否，但其引发的两热源间的热量流动有自发与否的分别。内圈的是自发过程，外圈的是非自发过程。故内圈动力循环发生于外圈负向循环之前。进而，内五行序数小，外五行序数大。内外循环的数字大小，表示出了两循环间的过程次序。

三、"阴虚阳虚"中的"阴""阳"所指

所谓"你阴虚（阳虚）了"中的"阴""阳"指的是什么？若认为是脏五行循环中的右降、左升之虚，这只是举例。该观点，不如黄元御的观点来得全面。他认为"中气升降，是生两仪，阴阳二气，上下回周"[①]，这样的阴阳，既可运用于五腑、五脏，也适用于河图所涉循环。此概括性的阴阳，在生理中具体所指是什么？从全面性上说，一个方案是将河图视为一个循环，并分成阴阳两部，这不就是方河图吗？由此，阳虚就是循环左升之虚，关涉到的藏有脾、肾、肝、小肠和大肠；阴虚就是右降之虚，关涉到的藏有胃、心、肺、胆和膀胱。另一个方案是将河图视为内五行与外五行的联合，内五行输出功，为河图之阳；外五行纳热，为河图之阴。阴虚便是腑五行之虚，阳虚便是脏五行之虚。

第四节	内外圈循环

关于循环的内容多已讨论，下面散论三点。

一、必须完成的功能性过程

内外圈循环，必须围绕以下功能性过程展开工作。实际过程虽然不会恰好是如此析分的过程，但在原理上都是必须具备的过程。

1. 吸进能量

从外界吸取的能量是生命所耗能量之源。人吸收能量的实际方式主要是吸收饮食物中的营养物，即以营养物化学能的形式吸收进来。化学能中

---

①《四圣心源》，清代黄元御著，中国中医药出版社，2009年11月出版，第53—55页。

既有㶲，也有炻，可等效于热能。

2. 提取出功

运动、做事，需要对外做功，这是人输出㶲的过程。呼气、排泄，要对排泄物做功。两种功的输出，也表明人体具有提取到功的功能。

3. 排出去炻

提取到功后，还必须排出相应的炻。否则，人体就不会维持稳定。移出炻的方式有两种，一种是向环境散热，另一种是排出废物，排炻过程一定耗费㶲。

耗费的㶲来自人体既有的㶲，还是吸收的㶲？假如第二步把吸收的㶲全部从人体中提取出去了，那么第三步耗费的㶲就一定来自人体既有的㶲。否则，耗用的就可能是吸收的㶲。如果耗用了既有的㶲，接下来必须对人体补回这些㶲，才能实现人体稳定。

上述能量代谢过程由脏腑完成。按生理热功稳流河图模型，腑所藏循环从水谷中提取热量，并转移给体内热源。脏的所化循环利用体内热源的热分离获得功，并对外排出炻。河图内圈是四维脏正向的所化循环，工作于体内热源与环境之间。外圈是四维腑的负向所藏循环，工作于水谷热源与体内热源之间。自此凡没有特别说明，所论河图的内外圈便都是这样的循环。

二、分工协作

河图描述的是一个不断循环的生命系统。在现实世界中，循环需不断耗费㶲。生命体的延续，是以不断使外部发生㶲变炻的自发过程为代价的。从生理的热功稳流模型看，就是不断有热量从热源流向了冷源。在此过程中，生命体内部发生了动力循环，以获取自主改变世界时所需要的功。这便需要从热中提取到㶲并变成功，这便需要有正向的脏循环，便需要有不断供热的热源，就是体内热源。能量不能凭空产生，体内热源便需有热量供应者。由于外界并没有现成的热量供应者，而是需从低温热源水谷中提取。这是热量从低温热源流向高温热源的过程，便需要输入功，这便需有负向的腑循环。内圈四维脏的动力循环与外圈四维腑循环的联合便成为生命的基础技术架构，便成为河图要描述的基础内容。

人在把饮食物变成排泄物的过程中获取了维持生命的煾，故"民以食为天"。人体是从煾与炘的"混合物"中提取到煾的能量分离器。"分离"不断进行，脏腑工质的等效体循环便持续不断。

三、内外圈循环及整合循环的等效卡诺循环

脏腑河图的 T–s 图，如图 4-6-4 所示。该河图的等效卡诺循环，如图 6-4-1 所示。内圈的等效卡诺循环是 1-2-3-4-1，外圈的等效卡诺循环是 6-5-2-1-6。内外圈整合循环的等效卡诺循环是 6-5-3-4-6。

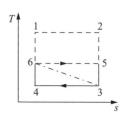

图 6-4-1 脏腑河图的等效卡诺循环

在图 6-4-1 中，虽然内圈等效卡诺循环的吸热过程 1–2 与外圈等效卡诺循环的放热过程 2–1 重合，但实际上两循环熵的变化区间是不同的，该图是横移 T–s 图。

第五节 中土循环为轴

一、河图中 5 与 10 间的关系

1. 5 与 10 形成中土循环

乍一看河图，会据内外将其分为四圈。考虑到每一圈中的成员至少有 2 个，5 与 10 便形成了一中央圈，河图便有内外、中央三圈。

既然成了一圈，那么 5 与 10 间当有过程发生。实际上，河图内圈或外圈上的相邻数字间也都有过程发生，如从 1 到 3、从 4 到 6 等。中央一圈只有 5 与 10，过程只能发生在 5 与 10 之间，只能是从 5 到 10 和从 10 到 5，这样 5 与 10 便形成了一个循环即中土循环。

2. 5 与 10 彼此独立

河图内外两圈在同位上的数字，如 1 与 6、3 与 8 等，分属内外两圈，

中医理论热力学论

便没有直接作用。如果将此关系推移到5与10上来，那么5与10应各属一圈，相互独立，应分而视之。将河图解构为两五行，便基于这样的解读。

3."独立"与"循环"的统一

按河图通例，5应置于10之上，这样可表达出5与10间的独立性。河图便也可更顺畅地解读为两五行。可是，5与10可形成循环之义，在这样的图示中就没有表达出来。为兼达此义，在标示上就当有独特性，河图便让10包围了5。10包5，5便不能与4、6发生联系，只能与10发生作用。因内外循环中，每藏都只与前后两藏发生工质交换，5可发生的两个工质交换都只与10发生，10的两个便也只能都与5发生了。如此，5与10便形成了循环。

内外圈中的数字是连续无空缺的，但5与10并不连续。若要遵守无空缺性，则10便不能包围了5，便应将5与10分拆到内外两圈中，并形成两五行循环。10包5可传达出循环之义，10与5的不连续性，又可传达出可分离性。

循环中的5与10，不可能是独立的；独立的5与10，不可能形成循环。"独立"的5与10，是如何形成"循环"的？中土循环是内外两四维行循环的整合循环，是一个令人满意的答案。立足于四维循环，则5与10的循环便"隐身"了；5与10分别是两循环的确态，都没有能量转化的功能，便都"独立"地存在着。立足于中土循环，则两四维循环便"隐身"了；5与10就形成了循环。两个视角，两个结论。视角间没有制约关系，结论便就可以是"矛盾"的了。可参阅下一段和第五章关于脏腑河图本源图的解说。

二、中土循环

1. 等效卡诺循环的 $T\text{-}s$ 图二分

参考图6-4-1，若按过程特征析分中土循环，因脾土既要吸热，又要输出功，则6-5过程一定属于脾土。工质为闭口系时，脾土便要么是6-5-3过程，要么是4-6-5过程。相应地，胃土则要么是3-4-6过程，要么是5-3-4过程。工质为稳定流动系时，为保证满足脾土是输出技术功的过程，只能对应着 6–5–3 过程。因为 4–6–5 过程的技术功有时会是负值。结合 *p–v* 图，不难得到该结论。

对于泛化中土循环环形图的二分，不能将上述结论简单移用过来，实际上只有按照左上右下两隅位二分的一种结果，有关内容在§7–3 中。

2. 在河图中的作用

上章指出中土对内外循环具有统合作用，中土循环又是两循环的整合循环。从前者看，中土不改变工质的能量。从后者看，中土又改变了工质能量。到底是怎么回事？这里实质上是看待河图的视角不同。

如果以五行看待河图，那么工质的能量变化过程就是由四维行功能体导致的，中土只是像车轴汇总轮上的作用一样，不改变有关能量，但具有车轴的汇总作用。汇总作用是轴独有的作用，不可或缺，却不能显现在能量改变的过程图示中。

如果从两仪层次上研究河图系统，那么就要简化合并下层的有关过程，便使内外两圈"消失"，相应的能量改变便要汇总为中土的作用，便形成了整合循环即中土循环。整合循环的组成过程是内外循环能量变化的总结果，这是一种算总账的结果，并非实际上由中土完成的过程。内外两循环实有，若种与收的具体过程。中土循环虚在，若对农事的控制和决算。种与收的决算结果，便有"中土，稼穑"。

内外循环与中土循环不是都实际发生于系统中的循环，故在脏腑河图的本源图中把中土循环绘制在第三维度的平面上。

三、内外圈功能体与中土之体形成轴轮关系

1. 轴与轮的能量转化作用是同一个

中土循环是内外两圈的综合结果，两者表示的是同样的能量转化效果。换言之，河图发生的能量转化结果可以用内外两圈来描述，也可以用中土循环来描述。在用内外两圈来描述时，便用不着中土循环了。反之，当用中土循环来描述时，便用不着内外两圈了。中土功能体将内外圈循环的作用汇聚于自身，如同车轴汇聚了两轮的作用一样。中土与内外两圈就如同

轴轮关系了。

无论生理所涉循环如何设计，归根结底只能工作于外界提供的水谷热源与环境冷源之间，最简洁的是一个循环。内外两圈是围绕该循环分化出的一种复杂化了的变体，该循环必占据中心地位，为轴。中土循环如果不是该循环，那么就一定是该循环的等效循环，便也可说中土循环是内外循环之轴。

多一个过程便多一次焓耗费。中土循环远比内外两圈循环简单，为什么河图却采用了复杂的内外两圈循环？因为人体不能直接利用水谷，否则，储能物就不全是精微了，很多无效负重会引起更大的能耗。从热化来说，水谷热化所成的水谷热源并不能成为热变功循环的高温热源，只有纯精微热化所成的热源才行，这便得到体内热源。这相当于把热量从低温热源转移到了高温热源，该过程分化出的等效体循环便是外圈。由此，化热为功所用热源便成了体内热源和环境冷源，在热量从体内热源流向环境冷源过程中提取出功。该过程分化出的等效体循环，便是内圈。两方面的复杂化，是生命为适应环境而进行的技术性改造。

单从能量转化上看，生命河图既描述了生命在能量转化上的科学原理，又描述了实现的工程路径。若认为生命体都是这样的话，那么河图便成为描绘生命体能量转化的科学与工程原理的普适模型。

2. 轴主宰轮

中土接受四维功能体对外的总作用，中土接着将这些作用又转移出去了，于是中土便复原了。河图所显示的5与10，便是在展示出两圈视角下的孤悬的点。这就是内经说"脾为孤脏"的根本原因。轴对外界转出作用过程的内态等效体循环，便是中土循环。中土循环对轴的作用正好与两轮对轴的作用相反。中土循环在河图中不能表示为一个循环，因其作用已经含于两轮循环中了。换言之，两轮已经展现为循环时，中土循环便不能展现出来，只能是一个点。

对外作用本来是两轮的功能，将其集中到中土上，中土便承载了四维循环的对外作用，这个对外作用是轮对外作用的整体。哲学认为整体由部分组成，但整体成为部分的主宰者。于是，阳土主宰了内圈，阴土主宰了外圈。中土循环便成为河图的主宰者。彭子益认为脾胃主导了四维脏腑观点的依据，就在这里。

3. 申论

（1）脾（胃）与四维脏（腑）互为相对观察体

若轮完成了工质循环，则轴只是汇集了与外界的总作用，并不对工质产生任何改变。谈论四维脏（腑）的作用时，脾（胃）的作用便只是轴。因四维行的工质形成了循环，五行的工质便也是一个循环。

谈论中土对四维行的功能影响，实指在维持决算结果不偏移时，要求四维行发生某种调整。就对他行的这种影响而言，土行也如同他行一样了，由此便进而有了五行间的生克关系。若想将轮隐身，则其与外界的作用便须归于轴。此时导致轴对外作用的是其工质状态的改变，工质状态在 $T\text{-}s$ 图上便有了相应的过程线，便形成了环形的中土循环。

需要注意，脾土的工质与四维脏循环的不是同一个，胃土的工质与四维腑循环的也不是同一个。土藏与其工质同属观察体，但与四维藏或其工质是互为相对观察体。这呼应着轴轮关系。

（2）"脾阳胃阴"描述的是轴对外作用的性质

中土循环的功能体是脾脏与胃腑。脾脏所耗能量全部来自胃腑，便有胃阳脾阴，符合"腑阳脏阴"。

在发生"腑阳脏阴"的相互作用时，河图系统之所以能维持稳定，依靠的是同时与外界发生的作用。腑为了在"腑阳"过程中维持稳定，相对外界必有"腑阴"；脏为了在"脏阴"中维持稳定，相对外界必有"脏阳"。"腑阴"的过程是从水谷冷源中吸热，"脏阳"的过程是输出功和向环境散热。

"腑阳脏阴"，是两轮互为相对观察体的结论。轮阴阳，所涉的是脏腑间的作用。"脾阳胃阴"（轴阴阳），是脾胃以各自的外界为相对观察体的结论。轴阴阳，所涉的是脏腑与外界间的作用。这两方面结合起来，可以全面反映河图中脏腑的作用。

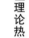

| **河图的技术模型**

脏腑河图绘制出的是生理正负循环所涉的藏系统，这是系统启动之后的总括模型。"总括"意指抵消一些作用上相反的过程，而不用全面考虑具体的技术细节。使这样的系统实际运行时，便需要添加一些必要的"设备"，才能在技术上完成任务。由此形成的物理模型，称为**河图的技术模型**。

一、河图系统中有储热器和供功器

1. 从河图看

河图的外圈是完成逆向传热任务的负向循环，需要输入功才能完成。河图系统运转后，这些功由内圈提供。内圈是热变功的正向循环，需要输入热才能实现。河图系统运转后，这些热由外圈来提供。河图运转后，内外两圈相互依赖，相互支持，不需要额外的帮助。可是，在河图系统第一次运转时，外圈循环需要的功和内圈循环需要的热来自哪里？这便是额外的帮助，这些功与热便是河图系统启动时需要耗费的先天资源。

易学的结构单位间是同构的。如果河图系统运转后，便没有了"先天"资源提供的话，那么后天的运动结构便与先天的启动结构不同了。自此以后，先天也便与后天再没有关系了。中医学的观点却正与之相反，生命体内始终存在着先天与后天的作用。这意味着河图有先天资源存在于其中，这些资源却又不对工质发生直接作用，就不绘示于河图中。这便只能是一种能量贮存设备了。河图中应当有储存热的储热器和储存功的供功器。由于储热器只是接受或者输出热，供功器只是接受或者输出功，在河图系统稳定运行时，就既不改变能量的数量，也不改变能量的形态及能质，对河图的能量便没有实质影响，如同没有一样，便不会绘示于河图中。河图稳定运行时，储热器储存的热来自前一外圈循环，并等量提供给后一内圈循环。供功器储存的功来自前一内圈循环，并等量提供给后一外圈循环和外界。前一循环是先天，后一循环是后天。这样，河图的运行结构便如同第一次循环一样，后天与先天联动，是同构的。至此可知，在河图的实际系统中一定有储热器和供功器。

2. 结合生命的稳定性要求看

如果生命需要稳定存在，那么生命活动便必须是稳定的过程，就必然能形成内态循环。由此，便有了中土循环，再分化而成由两五行循环构成的河图。

基于河图看，如果维持生命稳定的是内圈与外圈的即时平衡的话，那么虽然从理论上说这的确能实现生命稳定存在的目标，但这样的平衡实际上会十分脆弱。第一，对内外圈循环运行的精确度要求太高。第二，生命系统会更复杂，因为内圈输出功的过程与外圈的受功过程，内圈的受热过程与外圈输出热的过程必须直接相连，以保证热和功的需要都即时得到满足。第三，一个功能体出现问题，整个系统便要失常。第四，生命的环境适应力会十分脆弱。为增强稳定的可靠性，便应要求内外两循环间具有缓冲机制，即不是即时性平衡，而是具有内在调节机制的平衡。这便需要在两圈间配备储热器和供功器。

借助于"两器"的调节功能，才能进而形成不同周期的循环。生命体表现出了不同的生理周期，便是基于此的。如虽然间断性进食，但由于有了储热器的储存，小周期循环需要的热量便可以随用随取，小周期循环才得以实现。如果没有"两器"的调节功能，那么生理的周期性循环只能有一种。有了供功器，相火便有了来处；进而考虑能量关系时，才由此而解读出了十二经气、三阴三阳（详见第八章）。

二、模型

河图的技术模型，如图6-6-1所示。外五行循环向内五行循环输入的热来自水谷热源，期间经过体内热源转手，这需要输入功。所耗功来自供功器。为调节热量的余缺，中间有储热器。为简化模型，将体内热源并入到储热器中了。

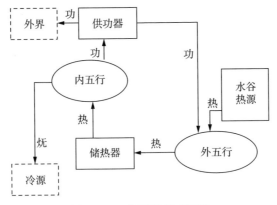

图 6-6-1　河图的技术模型

　　内五行输出的功首先要确保外五行的需要，只有如此，才能维持河图运行。对应到人来说，才能活着，如病重不能动弹的人便是如此。其次，需要能对外输出功，以使得系统能自主运动。最后，还要向供功器输出功。在模型中，可以将三功发生的途径简明化，认为都是通过供功器进行的，这样便得河图的技术模型。

　　从道理上说，储热器只有调节热量余缺的作用，其作用就只发生在由外五行到内五行的过程中。对于即时平衡的循环，不需要调节，即储热器是不需要的。类似地，供功器也有调节功余缺的作用，但即使对于即时平衡循环而言，供功器也是不可或缺的。因为从过程的历时性上看，外圈五行循环输出热在先，内圈五行循环输出功在后，而输出热的过程离不开功的输入。此功是用来启动整个循环系统的，是整个循环的先天。

　　今后，河图的轴轮模型指的是即时平衡的脏五行与腑五行，强调的是工作原理；河图的技术模型意味着借助供功器和储热器进行自我调节的脏五行与腑五行，同时强调了现实不可或缺的技术过程。

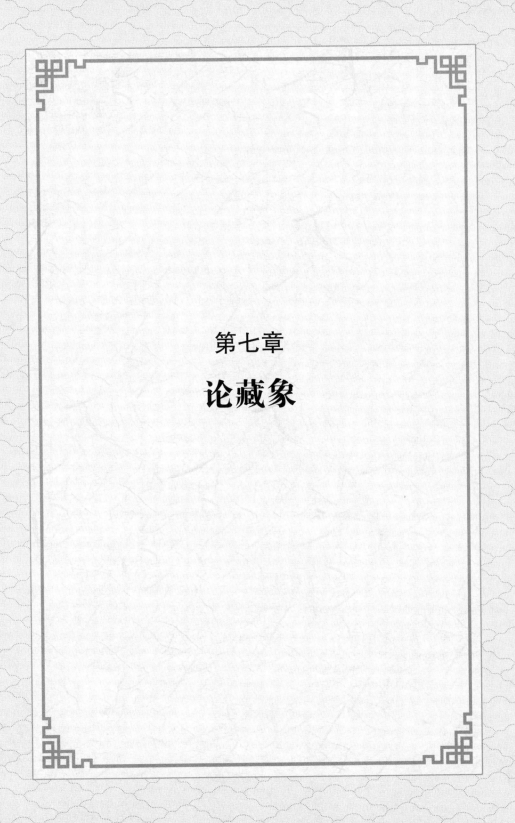

第七章

论藏象

在现代中医学理论体系中，藏象学说具有相当大的独立性，因为将阴阳学说、五行理论等视为了泛泛的哲学。本论却认为这些理论在传统中医学中本是具体的科学的，只是由于其中的推理性内容丢失了，便无法从"哲学"推延出有关结论了。本章借对中医学"哲学理论"的热力学解读来推延藏象学说的内容，使藏象学说成为其一个应用实例。

不能不说藏象学说是基于五行而不是河图的。因为藏象学说认为肾是阴中之阴，肝是阴中之阳，心是阳中之阳，肺是阳中之阴。该阴阳易系与五行的一致，却与河图中的阴阳即"肾肝为阳，心肺为阴"不相同。虽然现代中医学鲜讲河图，然而，五行又源自河图，便总要归入河图的。否则，就不会明白藏以脏为中心的客观依据，就容易误认为是理论的主观设计。这又不能不说藏象学说也是基于河图的。用不同的眼光看河图，会看到不同的结果。以五行为基础，看到的是叠加在一起的两五行。脾属内圈脏五行，胃属外圈腑五行。外圈腑为内圈脏提供热源，内圈脏化热为功从而实现了生命活动，藏象学说便当以脏为中心了。以方位为基础，看到的是四维腑循环、四维脏循环和中土循环。重叠在一处的脾胃之所以没有像内外圈循环那样，以各占半圈的形式表示出中土循环，是为了传达出脾胃位于内外圈的中轴上，投影压缩后只能为同一个点。河图中没有表示三循环作用关系的图示元素，意在表示各自还有相当的独立性。于是，便有了四维脏、四维腑和中土三分。该三分当是藏象学说的基本视角，由此形成的三循环正是本论解读各藏功能的基础。五行与三圈是本章论述的基本前提。

所有的藏组成了一个河图，便又是一个整体，便又是联系在一起的。将脾胃工质的变化构结成中土循环，便表达了中央5与10的关系；进而，两五行便有了关系。内外圈各形成一四维循环，将四维藏联系在了一起；因于五行，中土与四维藏便联系在了一起。对藏的解读应当始终置于河图中的各种联系之中，虽然本论目前并没有完全做到这一点。

内容脉络

第一节到第四节是运用前几章的有关结论，根据在泛化 T–s 图上的相关过程来阐明各藏生理功能，最后一节例析了几个脏腑病理现象。请参见图 7-0-1。

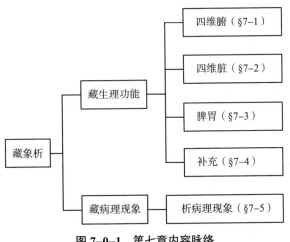

图 7-0-1　第七章内容脉络

重要新观点

1. 小肠的吸收功能是从膀胱转移来的。（§7-1）

2. 小肠火与大肠金输出了技术功，使肠蠕动，以化水谷和下传糟粕。（§7-1）

3. 膀胱水接受三焦相火，胆木接受心包相火。（§7-1）

4. 肾的藏精功能是从心和肝转移来的。（§7-2）

5. 肾水与肝木接受三焦相火。（§7-2）

6. 肺金工作在过热蒸汽区。（§7-2）

7. 中土循环的泛化 T-s 图是"椭圆"形，长轴两端点在左上与右下。以长轴析分循环，脾土是右上部，胃土是左下部。横纵坐标都调向得其实际置式，致胃经右降，脾经左升。（§7-3）

8. 肾藏精，实是命门藏精。（§7-4）

第一节　**析四维腑的生理功能**

§4-6 给出了脏循环与腑循环的横移 T-s 图，即图 4-6-4。本章按说应该从此图出发来阐释脏腑之象，但此时中医学采用的示图是圆形。若将圆图视为 T-s 图，则解读的结果令人满意，本章便采用圆图进行讨论。至于为什么中医学上要运用两个图，倒是值得另外深入研究的问题。

一、小肠的吸收功能是从膀胱转移来的

1. 功能的转移

藏象学说认为水谷中的精微主要在小肠中被人体吸收了，这是人体利用水谷精微的第一步；接着向体内转移了这些精微。两过程使小肠工质维持了稳定工作状态。然而，在泛化的四维腑循环的 T-s 图上，工质在小肠内发生的是图 7–1–1 中的 2–3 过程，该过程的工质却是阴变的。这是因为小肠的吸收功能已经转移走了，只剩下向体内转移精微的过程了。

按照热功稳流河图的技术模型，腑既要向体内热源输出热量，又要从水谷冷源中吸收热量。若要坚持热功稳流河图模型，那么就必须将小肠的吸收功能转移给某腑藏，结果发现转移给了膀胱。只有这样，工质在膀胱中发生的才是吸热过程，在 T-s 图上才能表现为 1–4 过程线。只有这样，膀胱才具有了提供水液与精微的功能，才与传统中医学的观点相符。《难经·三十五难》说："膀胱者，津液之腑也。"

这里需要提出的是，将膀胱限定为一个贮尿和排尿的器官，是现代中医学的说法。传统中医学认为，膀胱不仅是一个盛尿的器官，而且是一个盛"津液"或"水液"的器官。如《素问·灵兰秘典论》说："膀胱者，州都之官，津液藏焉，气化则能出矣。"《伤寒论》认为膀胱为"水腑"（《中医基础理论》，第 121 页）。

按照上述理解，水谷经由腑所化后，由膀胱来吸收其中的精微和水分。膀胱便成为"水中的陆地"（"州"的本义），便成"州都之官"。按图 7–1–1 所示，膀胱只能进物不能出物，黄元御的观点就是这样的（见下面解说膀胱的引文）。膀胱明明排尿，古中医为什么却不提及该功能？因为膀胱所排尿来自体内，不是来自膀胱工质，尿就是膀胱工质的外界。而借助 T-s 图的研究，其对象只是工质。

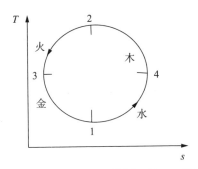

图 7-1-1 四维腑所藏循环的 *T-s* 图

"原本"的功能是功能体在理论过程中一定具有的功能，如这里的膀胱应具有的吸热功能。在实际中该功能由另外的功能体代为完成了，这里是小肠代膀胱完成了吸热（吸收精微）。由此便说小肠的吸收功能是从膀胱转移来的。吸收功能，在中医理论上属于膀胱，在实际上属于小肠。

2."转移"的理论价值

如果以实际功能为基础的话，那么膀胱水便不能发生 1-4 过程，小肠火也不能只发生 2-3 过程，进而整个循环的 *T-s* 图便要发生很大的改变，导致不能采用泛化的 *T-s* 图了。这对研究是极其不利的，可以选择放弃这种"仿真"处理，而采用下面的办法。

以理论过程为基础，要么视小肠实际具有的吸收功能是从膀胱转移来的，要么把小肠的吸收功能及其"设备"转移给膀胱，并由此定义出新的小肠和膀胱之藏。藏象学说采用了前一种处理，没有采用后一种，这表明藏象学说对"藏"的界定没有完全交给理论，而是理论与实际的折中。个中缘由，值得深究。

下面按照正位分割四维腑循环为基础展开分析，如图 7-1-1 所示。按说，藏的功能应是在理论结果基础上，添加上转移来的功能，去掉转移走的功能。但藏象学说并没有彻底如此，如小肠的吸收功能虽然在理论上已经"复原回"了膀胱，但又尊重了实际，依然归为小肠的功能。

二、小肠

从泛化四维腑循环的 *T-s* 图上看，工质在小肠中发生了 2-3 的阴变过程。单从 T-s 图上看，该过程也可能阳变。但按热功稳流河图模型，2-3 过程是用来向体内热源输送含㶲能的，便不可能不阴变，请注意此过程输出的含㶲能是脏所耗㶲的源头。小肠火是循环的极阳，在循环中也只能发生阴变过程。为确保发生阴变，2 点的压强必须不低于 3 点的，即 $p_2 \geq p_3$。否则，会出现阳变的反生命过程。应相信生命不会采用 $p_2 = p_3$ 的"走钢丝"式的设计，便应否定这种可能，便只能降压。如果工质始终处于湿饱和蒸汽区，则因 $t_2 > t_3$，也一定有 $p_2 > p_3$。

精微热化将物质交换变成了能量交换，从而使开口系变成了闭口系。四维脏循环如此，四维腑循环也如此。但工质在循环的四维藏内稳定流动，每一个藏中的工质便是一流动系。彼开口系，此流动系，不可混而妨碍思维。工程热力学指出，稳流系与外界交换的流动功只能用来维持流体流动，技术功才是有用功。表征藏功能的功，便是技术功。稳定流动系的技术功计算式 [1] 是 $W_t = -\int v dp$。压强降低过程的技术功大于 0，即可以输出技术功；压强升高过程的技术功小于 0，即必须接受技术功。因 2-3 是降压过程，故可对外输出技术功。

1. 主受盛化物

2-3 过程是散热过程，从实际实现途径看，对应的是小肠向体内输送精微的功能。

输送出去的精微来自水谷，便要先吸收。为吸收，便要受盛水谷，并进而化之。《素问·灵兰秘典论》说："小肠者，受盛之官，化物出焉。""出"意指什么，是糟粕的下排，还是精微的内入？前面的"受盛"，通常解释为对胃输送来的食糜的受盛。这符合实际，应是正确的解读。但还可理解为是与"出"所对应的"受"，即小肠一边"受"，一边"出"，"受""出"的便只能是精微了。"受盛"的精微始自膀胱水，经由胆木输送而来。这样便将关注的中心从外界（即水谷）转移到了研究对象（即工质）上，更重要的是将转移的功能复原回了理论要求的结果中了，满足了理论的要求。这样"化物"便是新生的精微，"出"便是向体内热源输出精微。

---

[1]《工程热力学》，严家騄、王永青著，中国电力出版社，2014 年 8 月出版，第 20 页。

2. 泌别清浊

吸收了精微后的剩余物，需要向下输送，这便是小肠的"降浊"功能。该过程需要耗功，功便来自 2-3 过程输出的技术功，表现为小肠的蠕动。"降浊"与吸收结合，小肠便具有了泌别清浊的功能。"所谓泌别清浊，是指小肠在把经胃初步消化的饮食物进行进一步消化的同时，随之进行的分清别浊的功能。分清，就是将经过小肠化物功能化生的水谷精微加以吸收……别浊，则是将食物中的糟粕……排出体外"[1]。

三、大肠

从泛化 *T-s* 图上看，工质在大肠中发生了 3-1 的阴变过程。作为从小肠火到肾水的过渡，在焩单调递减时，工质发生的大肠木过程一定是阴变的。3-1 过程吸热而阴变，一定输出了技术功。进而可知，该过程压强降低。

1. 主津液

大肠吸热的实际途径是吸收谷道中的水液与精微，并输送给工质。通常吸收水液是主要的，这便是大肠的燥化功能。由此，大肠便具有了参与调节体内水液代谢的功能，便具有了主津液的功能。

2. 主传化糟粕

《素问·灵兰秘典论》说："大肠者，传道之官，变化出焉。"古义"变"为旧亡，"化"为新生。根据热力学第二定律知，作为由焩与烌混合而成的热能，不处理其烌，则不能获得其焩。泛义化可说，要获取到更高品质的能即"化"（小肠"化物出焉"中"化物"既指转化水谷之义，更指新生的精微），必须分离出去更低品质的能即"变"。大肠是自水谷中提取精微的最后功能体，不但要有对精微的吸收即"化""出"，还要有对糟粕的排出

---

[1]《中医基础理论》（第2版），印会河、童瑶著，人民卫生出版社，2013年1月出版，第119页。

即"变""出"。因为前一功能不过是对小肠吸收功能的补充，故更重要的当是后一功能，这便是大肠主传化糟粕的功能，其输出的技术功便用于此。

没有排泄，便不会有吸收。糟粕来自吸收后的剩余，由此又可说没有吸收便没有排泄。然而，从能量的分离提纯来说，由于排出更低品质的能量需要排出者耗费㶲（即功），吸收更高品质的能量却并不需要吸收者耗费㶲。㶲是运动的源头，对运动具有统治地位。在吸收的能量与排出的能量相依时，起决定作用的自然是需要耗㶲的排㶲过程。这样，大肠便对两肠的吸收作用具有决定性作用，进而对谷道的功能具有决定性作用，便成了"传道之官"。

四、膀胱

从泛化四维腑循环的 $T\text{-}s$ 图上看，因膀胱水为极阴，在向极阳小肠火的㶲单调变化过程中一定阳变，故工质在膀胱中发生的 1–4 过程是阳变过程。结合热功稳流河图模型看，该过程的根本任务是自水谷中提取到精微。这是人体所赖的能源，过程中工质的㶲便必须升高。为确保这一点，一定有 $p_4 > p_1$。进而，一定是受功的过程。所受功，按照轴轮模型，一定来自脾土；按照热功稳流的河图技术模型，一定来自供功器。

1."气化"

从 $T\text{-}s$ 图上看，工质在膀胱中熵增，就必然吸热。按照热功稳流河图模型，这便是膀胱自水谷冷源的吸热。只是该功能在实际中已经转移给了小肠，故在藏象学说中，膀胱并无吸收功能。但附随于吸热的功能难免会"遗留"于膀胱，如《素问·灵兰秘典论》"膀胱者，州都之官，津液藏焉，气化则能出矣"中的"气化"。如果不吸热，膀胱如何才能"气化"？

2. 排尿

按精微热化，四维腑（脏）循环的工质是闭口系，与外界没有物质交换，便不会有专门的排泄功能。但在生理中，由于物质交换的客观存在，排泄是必要的，这便需要对精微热化模型进行必要的"修正"。尿液来自体内代谢，由肾脏"散热"而成，然后交由膀胱贮存，并最后排出体外。此过程所涉能量交换，已经折扣到相关的精微代谢能中了，与脏循环在 T-s 图上的过程无关，更与腑循环的过程无关。贮存、排泄尿液的功能与膀胱工质的物质变化无关，也与脏工质的物质变化无关，所涉能量变化便不会折扣到精微代谢能中。排尿[①]所耗功来自哪里？现实中应来自精微的化学能，然而，在热功稳流河图模型中，已将化学能热化了，便没有了这种可能。在膀胱工质本身需受功时，唯一的途径是由腑循环工质之外界输送进来，那就应是脏循环了。从理论上说，功可以从脏直接转移过来，也可以间接转移过来。这让我们想到了经由供功器间接传递来的相火。相火实是贮存于体内的"功"，膀胱接受相火便具有了排尿之功。除此之外，还用来提升了膀胱工质的烟。入膀胱水的是三焦相火，还是心包相火？按中医学，是三焦相火，见接下来的引文。

战国秦汉时期，三焦部位及功能受命门归附于肾这种先后天二脏合一惯性思维逻辑影响，中医学界也曾试图将其归隐于膀胱，以便保持后天五腑固有表述模式。……

三焦最终并没有归附膀胱，但这种试图将先天三焦功能合并于后天膀胱生理学体系的思维逻辑及其实践努力却在这一时期的中医文献中大量保留了下来。如《灵枢·本输》说："三焦者，中渎之腑也，水道出焉，属膀胱，是孤之俯也。"（《中医发生学探微》，第229页）

对引文引用的《内经》中的那段话，黄元御的解读符合这里的观点。

盖水善藏，火善泄，膀胱以州都之官，津液藏焉，不能出也。得三焦之经并太阳之正，入络膀胱，泄以相火之力，则州都充决，水道出矣，故曰决渎之官[《黄元御医书全集（上）》，第414页]。

[①] 理论上可以与糟粕一起由大肠排出，有些动物便是如此。

五、胆

从泛化四维腑循环的 $T\text{-}s$ 图上看，工质在胆中发生了 4-2 的阳变过程。因小肠火为极阳，膀胱水为极阴，胆木是由极阴到极阳的过渡，若焓单调增加，则只能是阳变。

散热而阳变，一定是受功过程。所受的功来自三焦相火，还是心包相火？中医学给出的答案是心包相火。

1. 贮藏和排泄胆汁

胆接受肝分泌的胆汁，是受功过程。胆将胆汁排泄入肠道，需要输出功。两功差别不大，可以忽略。即使不能忽略，该功实际上也已折算到精微代谢能中了，便不应再考虑了。

胆汁之精微热化便为热，排泄胆汁便为散热，这是 4-2 过程熵减散热的实际途径。

2. 主畅达舒展

胆木与三焦相火是有紧密联系的。在六经中胆木从化为了三焦相火，彭子益更进一步认为"胆木降生相火"[1]。三焦相火自下而上，是人体的源火（作用是"点火"），用于引发脏循环。由于腑循环是负向循环，在热功稳流河图模型中没有功的输入是不可能完成的，这便需要输入心包相火。

中医学既认为胆主畅达舒展，又认为胆气清降。如果接受本论的观点，那么这种矛盾则很容易解决。胆气清降，说的是胆的经气运动方向是由上而下，为"降"；也说的是胆气受心包相火阳变而致"清"。胆木是腑循环变"清"的最后一段，至此"清轻"之气才真正降入了腑循环中，并由此而开启向体内输出能量之旅。三焦相火不入，则脏循环不能运行。入，方能舒发。胆主畅达舒展，说的是胆控制三焦相火，进而控制脏循环畅达的活力。

①《圆运动的古中医学》，彭子益著，中国中医药出版社，2007 年 6 月出版，第 20 页。

在这里按热功稳流河图模型的解读中，"胆"的作用不仅是胆的作用，还包括了相火的作用。相火是纯㶜，是后天生命之源起，故"历代医家大多认为，胆属少阳，其气主升发，故十一脏皆赖胆气之升发，始发挥其生理功能"[1]。此理也适用于肝，但为什么说"凡十一脏皆取决于胆"，而不说取决于肝？因为后天第一动始于三焦相火对脏循环的启动，这要比心包相火"启动"腑循环更具决定性意义。想想人可以切除几乎全部的腑而依然存活，就会更认可该观点。更何况腑循环的启动功，也来自输入膀胱水的三焦相火呢。

入腑的相火最终要混入到"膀胱"吸收来的"热"中成为小肠的"放热"，终成君火。胆木事关后天循环之始，小有变化，便会引发后续的大变；更忌讳变化方向多变，否则会导致整个循环紊乱，故胆喜宁谧。

3. 主决断

《素问·灵兰秘典论》说："胆者，中正之官，决断出焉。"相火非阴非阳，必沿中轴传递，胆木从化为相火，故为"中正"。"中"是阴阳相分的标准，加上"凡十一脏皆取决于胆"，而精神活动以生理活动为基础，故"决断"便由胆而"出"。

胃土虽为中轴，相火虽居中宫，但在四维循环中都不是功能体，便不用疑惑胃土和相火为何不决断了。

| 第二节 | **析四维脏的生理功能** |

泛化四维脏循环的 T-s 图如图 7-2-1 所示，按隅位将其四分。

---

[1]《中医基础理论》(第2版)，印会河、童瑶著，人民卫生出版社，2013年1月出版，第113页。

一、肾的藏精功能是从心转移来的

工质在心中发生了 3-2 过程，熵增加，便吸热。可是心火没有吸热的实际途径。另一方面，工质在肾中发生了散热的 4-1 过程。可是中医学认为肾藏精，不吸热如何藏精？如果认为心的吸热过程转移给了肾，则肾藏精与心的熵增就都有了依据，故肾的藏精功能是从心转移来的。

从能量分离提纯上看，肾水的根本目的是散热，受功是散热附带发生的能量交换。该过程不会有能量的贮存，便不会有藏精功能。从心火转移来的藏精功能，是不允许与肾的散热功能"混"在一起进行的①。吸热可以是肾另外的独立功能，如果有另一个"肾"，也是十分合理的。《难经·三十六难》说："脏各有一耳，肾独有两者，何也？然：肾两者，非皆肾也。其左者为肾，右者为命门。命门者，诸神精之所舍，原气之所系也；男子以藏精，女子以系胞。"结合本论观点，右肾（命门）的藏精功能本是心脏的功能，但"由于命门与肾脏在部位上、生理功能关系上的特殊密切关系，所以两汉以来，中医学一直将命门的功能归附于肾，形成肾与命门混杂不分，'肾为先天之本'的生理观"②。无论命门到底该如何看待，但命门的存在倒确实支持藏精功能并不是肾水功能的观点，便为藏精转移自心火提供了旁证。

二、肾

从图 7-2-1 上看，工质在肾中发生了 4-1 过程。4-1 过程与阴变的 3-2 过程（见后面论心的内容）相对，故 4-1 过程必阳变。过程对外散炴，又发生了阳变，便一定输入了技术功。从 T-s 图上看，4-1 过程中的水汽（工质的实际承

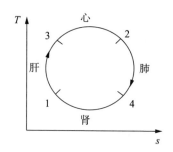

图 7-2-1　四维脏所化循环的 T-s 图

---

① 吸入的热是高品质的，散失的热都是炴，犹如食物不能与排泄物相混在一起一样。

② 《中医发生学探微》，谭春雨著，中国中医药出版社，2013 年 9 月出版，第 252 页。

担者）状态，有可能处于下列区域[1]。

（a）始终处于湿饱和蒸汽区，则压强是前半段降低，后半段升高，且升降数值一样；由于前半段比体积大，则前半段输出的技术功多于后半段接受的，肾水便是输出技术功的过程。

（b）一直处于过热蒸汽区，若前半段降温致降压的影响弱于熵减小致升压的影响，这样过程就一直升压，始终接受技术功。否则，若前半段降压输出技术功，则因功量一定多于后半段的受功量，总结果是对外输出技术功。

（c）由过热蒸汽区变化到湿饱和蒸汽区，情况更加复杂，会因为两区域内的过程的特点和长短不同而出现输出或接受技术功的不同结果，不再细论。

（d）末段处于未饱和水区，其他部分处于湿饱和蒸汽区。前半段因压强降低而输出技术功，后半段因压强升高而输入技术功。因后半段比体积小，输入的便小于前半段输出的，肾水便是输出技术功的过程。

中医学认为肾水接受三焦相火，便应是受功的，这与本段落开始给出的结论相同，便不可能是（a）和（d）。肾水为极阴态，便不可能始终为过热蒸汽，便不可能为（b）。结果只能是（c），且4点必须位于过热蒸汽区，其过热区段的压强不降低。据此，结合水蒸气 T–s 图，2–4过程当全部由过热蒸汽状态组成。肺金一直工作于过热蒸汽区，心火末段便一定位于过热蒸汽区。

按藏象学说，因"肾水"有从体内热源的吸热，故"肾"便有了中医学上的"气化"作用。

1. 主水

4–1过程熵减小，必散热，实现途径是分泌尿液并转移给膀胱，这便是肾的生尿和排尿功能。生尿是对水液的提纯分离，是非自发过程，需要耗功。排尿需要输出功。但4–1过程只有受功的能力，没有做功的能力。耗费的功来自哪里？只能来自供功器，这便是三焦相火的输入。这样的观点是错误的。因为该功已经折扣到精微代谢能中了，工质与外界发生的物质

---

[1] 水与水蒸气的状态能全部表示在同一 T–s 图上，这便是水蒸气的 T–s 图，可参见《工程热力学》第186页上的图9–10。

交换都如同不耗费功一样。输入的三焦相火，实是用来使工质阳变的。

水液也是本论的精微，心的吸热过程便包括了吸收水液的功能。把该功能转移过来后，肾便吸收了水液并提供给脏循环。结合生尿功能，肾便具有了主持和调节水液代谢的作用。这便是肾主水的生理功能，故《素问·逆调论》说："肾者水藏，主津液。"

2. 主纳气

肾吸收的热对应的是实际上的精微，心输出的功出自肾所藏精微之化。肾所藏精微在输送给心时，需要耗功，便必须输入来自先天（先于本次循环）的相火。先天相火引起肾精的输出便是"肾间动气"，这便是命门育化的原气，故《难经·八难》说："所谓生气之原者，谓十二经气之根本也，谓肾间动气也，此脏腑之根本，十二经脉之根，呼吸之门，三焦之原，一名守邪之神。故气者，人之根本也，根绝则茎叶枯矣。"

呼气时，需要对空气做功。功既然源自肾之原气，那么肾主纳气便是可以接受的观点。若这是中医学肾主纳气观点的依据，那么因腑所耗功也源自肾，肾便也该主纳精了。如果认为纳精功能隐含于藏精功能中的话，那么中医学上就有了这样的观点。氧气虽是一种精，却没有藏于体内，便更不会被肾所藏。肾对气便只有主纳功能。"肾的上述功能，藏精是其基本功能。其主生长发育和生殖，主水及主纳气等功能，都是其藏精功能的延伸。"[1]

3. 主生殖

人之生，当先有形体，方有功能。形体来自精微，精微源自肾，故肾主生殖便是合理的观点。

三、肝

从图 7-2-1 上看，3 点在 1 点的正上方，3 点的㶲便高于 1 点的，工质

---

[1]《中医基础理论》（第 2 版），印会河、童瑶著，人民卫生出版社，2013 年 1 月出版，第 106 页。

在肝中便发生了1–3的阳变过程。前半段压强升高，需输入技术功；后半段会出现降压的情况，即使如此，在1–3过程处于湿饱和蒸汽区和过热蒸汽区时，由于其平均比体积小于前半段的，同时压降一定小于前段的压升（否则，心脏的血压不会最高），导致输出的技术功小于前半段所接受的，肝木便是需要输入技术功的。输入的这个功，来自三焦相火。

1. 主疏

水在下，汽在上。脏循环的左升必发生水化汽，肝居左升中间，当具汽化功能，这是由实变虚之始。肝木又受功以启动气血流动，疏便始于肝木。脏循环运转，便能为腑循环提供功，腑循环便能运转，因而全身气血流通，生命活动便运转起来了。于是，肝便成为疏通全身气机的"发动机"，由此便确立了肝的主疏功能。疏通需要克服流动遇到的各种阻力，如同克敌的将军一样，故《素问·灵兰秘典论》说"肝者，将军之官"。

2. 主泄

1–3过程的熵先减后增，便先散热后吸热。散热的实际途径是接续肾水排泄代谢产物，这便是肝泄功能。

心肺输出功，便具有疏通气机的功能。与之相对，肝的主疏功能重在将在下的精气输送上去，类春天禾苗的破土而出。热力学第二定律指出，自热中提取出㶲后，必须排出剩余的炕，才能实现工质循环。循环始于肝木，上一循环便当终于肝木。上一循环提取㶲（功）的任务由心肺来完成了，考虑到易系的对称性，排炕则由肾肝来完成。

若前面的废物没有排泄出去，则后面的精微就不能上达。肝木须完成最后的排泄任务，排泄是否合格取决于肝木，于是肝便主泄了。

3. 讨论

疏与泄虽都需耗功，但肝的工质阳变了。为此，肝木要么吸热，要么受功。中医学中没有肝木吸热（精微）的观点，便只能受功了。按河图技术模型，所受之功只能来自供功器，即肝木一定接受了相火。该相火不能来自主降的心包相火，便只能来自主升的三焦相火。请注意，这个三焦相火不是经由肾水转送过来的，而是直接来自供功器。因为一旦转送，所受之功的作用便属肾水的了。

但在 T–s 图上，肝木有一段吸热过程，这又该如何看待？如果只看 T–s 图的话，肝木应当吸热。需要提请注意，现实中的熵增可以因于吸热，也可以因于绝热的不可逆能衰。但泛化 T–s 图上的过程是可逆过程，如果不吸热，吸热段就无法完成。这与绝热是矛盾的。为了解决这个矛盾，可以认为供功器提供功时发生了不可逆过程，导致部分功变成了热。工质接受"相火"便如同一边受功，一边吸热。这里的功变热，与 T–s 图上过程的可逆性无关。可是如此预设好的不可逆过程，不可能设计进生理中。难道需要修改泛化图，以使肝木没有吸热段吗？最合理的解释，莫过于肝的吸热功能与心的一起转移给了肾。肾藏精功能便当是从心和肝转移来的。

四、心

工质在心中发生了图 7-2-1 中的 3-2 过程，熵增大了，必是吸热过程。

如果 3-2 过程一直处于过热蒸汽区，则过程的压强一定降低，便一定输出技术功。如果始终处于湿饱和蒸汽区，则压强是前半段升高，后半段降低，升降的数值一样，由于后半段的比体积更高，则后半段输出的技术功多于前半段接受的技术功，结果心火还是输出技术功的。如果 3-2 过程是从湿饱和蒸汽区变化到过热蒸汽区，压强降低，结论一定还是输出了技术功。可能出现的三种情况都输出了功，故心火一定输出技术功。

实际上，心火输出的功是人体之功的主要提供者。这意味着心脏完成的是脏循环的目标功能——从吸进的热中转化出功来，虽然从理论上说，该过程可能是工质的阳变，也可能是阴变。但实际上，是不可能阳变的。否则，增多的㶲用来做什么呢？对生命体而言，是没有任何意义的。吸热增加㶲的目的，是要转化为输出的功的。更何况在藏象学说中，T–s 图上的吸热过程已经转移给了肾水，心火就成绝热的了，就只输出功了，就只能是阴变了。

1. 主血脉

心提供的功一方面用来推动气血输布全身以长养脏腑经脉百骸，这便是"心主血脉"。这些功一部分用于克服摩擦、疏通血脉以维持流动（所谓泵血功能），另一方面输出给供功器，以补充相火，还有一方面便是对外输出，以供人活动时耗用。

按河图技术模型，人活动所耗功来自供功器。这样，上面的最后一方面便归入第二方面中去了。两种处理，表面不同，实质一致，可根据需要选择。

2. 主神志

能输出功是生命的根本标志，故《素问·六节藏象论》说"心者，生之本，神之变也"。"神之变"是说心是由"神"变来的，是"神"的化身。所有的脏腑都是为心输出功而工作的，故《素问·灵兰秘典论》说"心者，君主之官，神明出焉"。功是"神"的外显故"明"，出自心，"神"便当"舍"于心。结合心本具的吸收精微的功能，便明白了《灵枢·邪客》之所说"心者，五脏六腑之大主也，精神之所舍"。如果说心理活动以生理活动为基础，并且生理与心理同构的话，那么心理活动便也当由心来主宰，故"心主神志，又称心藏神或心主神明"[1]。

五、肺

从图 7-2-1 上看，工质在肺中发生了 2-4 过程，一定阴变。在研究肾水时得知，该过程工作于过热蒸汽区。前半段则一定降压，后半段虽从 T-s 图上说会出现升压的情况，但从实际来说，不会降压后接着升压，压强便一定是不升的。结果，肺金便一定能输出技术功，这些功用于实现肺的功能，如呼吸、宣发肃降和行水等。

如果功还有多余，则当输出给供功器，如果这些功不够，当由供功器或心火来补充。

1. 主气司呼吸

2-4 过程熵先增后减，便要先吸热后散热，总结果是吸热。氧气是精

---

① 《中医基础理论》（第2版），印会河、童瑶著，人民卫生出版社，2013年1月出版，第80页。

微能化的一种反应物，也属于提供烟的"精微"。吸入新鲜空气便提升了肺工质的烟，这便是吸热的实际途径。放热的实际途径是呼出浊气。两方面，便是肺司呼吸的功能。出汗和皮肤散热是否也是肺的散热呢？答案是肯定的。因肺宣发卫气，卫气调节腠理的开合，从而控制了汗液的排泄以及皮肤的散热。如此，便与肺主体表的功能串通了起来。

吸入新鲜空气有利于肺工质阳变，结果却是阴变，这除了呼出浊气致阴的原因之外，还当有功输出的原因。

人体通过肺的呼吸运动，把自然界的清气吸入于肺，又通过胃肠的消化呼吸功能，把饮食物转化成水谷精气，由脾气升清作用上输于肺。自然界的清气和水谷精气在肺内结合，积聚于胸中气海（又称膻中，位于胸中两乳之间），便称之为宗气。宗气是人体后天之气，上出于喉咙以促进肺的呼吸运动；贯通心脉以行血气而布散全身，温养各脏腑经络组织，从而维持它们的正常生理功能活动，在生命活动中占有重要地位。（《中医基础理论》，第 86 页）

在"上出"和"贯通"过程中，宗气必对外输出功。为维持宗气的稳定，必然需同时接受最少等量功的输入。按照上面的描述，这个功只能来自肺。这便是肺主一身之气的功能。

2. 主宣发肃降

肺输布精微和津液于全身，以滋润和濡养脏腑器官、四肢百骸、肌腠皮毛。肺布散卫气于全身，以护卫肌表，温养肌腠皮毛，调节和控制腠理开阖。肺排出浊气。三方面都需要肺输出功，这便是肺主宣发的功能。肺向下布散精微也要耗费功，这便是肺主肃降的功能。

肺主行水，通调水道的功能，实际上是其宣发肃降功能的一部分。肺在朝百脉的结构基础上，助心行脉血。特别是汽化为水，有助于经络产生有节律的运动，更有利于克服气血的瘀滞，这些也包括在宣发肃降功能中。

3. 主治节

生命活动源自精气。肺是向全身布散精微和气的调控者，便成为全身资源分配的主管，故《素问·灵兰秘典论》说："肺者，相傅之官，治节出焉。"

六、脏水汽循环猜想

该猜测的水汽循环，要求其四分过程要么一直受功，要么一直输出功。

按上面所述，肾水前半段的压强可能降低。若如此的话，按照热功稳流河图模型，该段便应向供功器输出功。我们倾向于否定这样的过程，则前半段的压强便应是升高或不变的，便不会位于饱和区，只能位于过热区，且过程线的斜率足够小。心火前半段的压强可能是升高的，便可能需要输入功。若认为心火没有功输入的阶段，便没有压强升高段，则心火便必须全部位于过热蒸汽区，且前半段的斜率足够小。肝木后半段压强可能降低，便输出功。若认为没有功的输出过程，则需要后半段过程线的斜率足够大，使其压力一直升高或不变。在水蒸气三区中虽都能实现这一点，但考虑到心火中不能有湿饱和蒸汽状态（否则，就有压力升高的受功过程），肝木与心火的交界点 3 便应是干饱和蒸汽状态，故位于饱和区是可能的，便选择这样。肺金后半段的压强可能升高，若认为肺金始终没有功输入的话，则后半段一定是控制好了过程线的斜率一直较高，其压强便一直降低或不变的。

如果上述推测成立的话，并且在不考虑压强不变时，那么心火和肺金就是压强一直降低的输出技术功的过程，肾水和肝木就是压强一直升高的接受技术功的过程。这样，四维脏的水汽循环的 $T–s$ 图便如图 7-2-2 所示。在该图的肺金中，过热蒸汽的过热度降低了，凝结便起始于此，便有了"肺为水之上源"的观点。

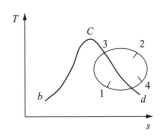

图 7-2-2 脏水汽循环的 $T–s$ 图

由于心脏的血压一定高于大气压，其水汽又位于过热蒸汽区，其水汽温度便当超过100℃。可是，实际温度远低于该温度，是否由此就可否定上述推测？不能。因为这里的循环是基于热功稳流河图模型的，该模型又是基于精微热化的，即这里的温度并不是实际温度，上述的水汽状态也不都是实际的状态。

第三节 | 析脾胃的生理功能

两循环可综合为一循环。四维脏循环与四维腑循环可综合为中土循环。脏循环的综合结果脾土，是吸热做功过程；腑循环的综合结果胃土，是受功散热过程。

从模型上看，中土循环应是工作于图4-4-2中的水谷热源与冷源间的循环。此时，模型中从水谷冷源的吸热转移给了脾土，向环境冷源的散热转移给了胃土。

一、中土循环的二分与置式

在中土循环中输出技术功致工质压强降低的，必是脾土的作用；接受技术功致工质压强升高的，必是胃土的作用。遵循易学对循环二分的惯例，则脾胃在中土循环中的位置可能有四种结果，见图7-3-1所示。在（2）图所示的位置关系中，脾胃都既有使其工质散热的过程，又有使工质吸热的过程。因脾土是四维脏循环的综合结果，对应的只能是吸热做功过程；胃土是四维腑循环的综合结果，对应的只能是放热受功过程。如此，便应放弃图（2）。同样理由，图（3）（4）所示的位置关系也应放弃。（1）图所示的位置关系也是不可能的，因为在圆形图中，通常上半循环的压强先升后降，便先输入后输出技术功，这不符合脾土始终输出功的特征。这样，中土循环的 T–s 图便不可能是圆，（5）图所示的形状有可能符合要求。由于熵最小的状态（1点）在左下端，在最右边的2点熵最大，脾土吸热，故脾土是左上部，其间没有放热；胃土是右下部，其间没有吸热。该循环同时满足了"脾经左升，胃经右降"的要求。然而，这个结论是错误的。由于脾土对外做功，根据 $W_t = -\int vdp$，必有 $p_2 < p_1$。若果如此，即 1-2 过程一直降压，这在理论上是可能的，但压强最大的状态就不在上方了，这与动力循环上方是火行，温度与压强都最高的特征不相符，故脾土与胃土间便不可能是（5）图所示的位置关系。受此分析启发，稍做修正，便知应该是图（6）所示的关系。循环是椭圆形的，1 点的熵最小，2 点的熵最大。只是脾胃在空间中的置式不是图（6），而是图（7）。如此，关于中土的所有中医学特征就都得到了满足，就是最后的正确结论。需要提请注意，第五章中的 5-5-1 和 5-5-2 两图中，由于受到两轮循环的牵制，无法将中土循环绘制成符合实际的置式，以直接表达出胃经右降，脾经左升。

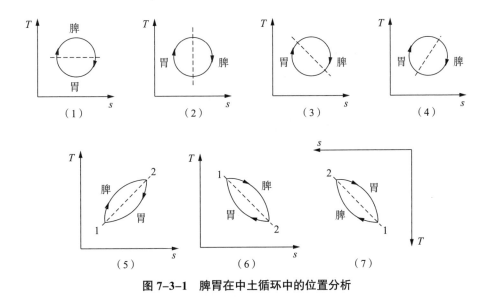

图 7-3-1　脾胃在中土循环中的位置分析

为使工质熵增大，工质在脾内吸热，脾便需自外界吸热，这符合中医学的观点，其实际途径是接受来自腑的精微。谭春雨认为：

水谷之气经过胃、胆、小肠、大肠、膀胱等的腐熟泌别，形成精微之气和废浊之气两端，其中水谷精微首先输布脾脏，脾脏再将其受纳的水谷精微进一步输布其他四脏形成后天精气。所以脾既是脏之根本，又是腑之终末，《素问·六节藏象论》据此说："脾、胃、大肠、小肠、三焦、膀胱者，仓廪之本，营之居也，名曰器，能化糟粕，转味而入出者也。"（《中医

发生学探微》，第 240 页）

（6）图中的 1-2 过程是工质的降压过程，输出了技术功，工质阴变，脾便为阳体。与之相对应，工质在胃土中受功散热，工质阳变，胃便为阴体。脾阳胃阴，是脏阳腑阴的一个子结论。

二、脾的生理功能

1. 主运化

脾接受精微后，便向全身转输，《素问·厥论》说"脾为孤脏，中央土以灌四傍"，这便是脾的主运功能。正是在这个意义上，才有了《素问·刺法论》所说"脾者，谏议之官，知周出焉"中的"周"。至于"谏议之官"当因脾土为中轴，虽有统合之功，却并无具体部门之职。

由于腑化水谷是负向循环，耗费的功来自脏循环，综归脾土，脾便有了化精为能的功能，也便具有了主化物的功能。

综合上述两方面，脾便主运化了。

2. 主升

基于中土循环，则四维脏（腑）循环隐，体内气血精微流通的动力全来自脾土。上部所耗费的"清轻"之物，便由脾自下输送上来，这便是脾主升清的功能，请参考图 7-3-1 中的（7）图。如果升清功能不足，本该升上去的没能升上去，便会有精微下流而出现便溏、泄泻，故《素问·阴阳应象大论》说"清气在下，则生飧泄"。再进一步，还会导致藏器下垂，如胃下垂、肾下垂、子宫脱垂、脱肛等。由此脾便具有了升举内脏的功能，但实质上依然是脾的升清功能。两个"升"，均属中医学所谓"脾主升"的功能。

3. 主生血与统血

自精微中提取化学能，始于精微与氧气的结合，即需要先化生成血。脾主化物，便主生血。脾主左升，左升不足，左升之血便要下流，故脾主血的统摄。

脾是脏收受精微之初，也是所化循环之始，便是气血生化之源。气为阳，主导血之阴，故脾既生血又统血。

三、胃的生理功能

在图 7-3-1 的（6）图中，工质在胃中发生 2-1 过程。工质的熵减小，需散热，其实际途径并不是排泄糟粕，因为这些"糟粕"之"热"一直停留在外界。胃土所散的热是体内所产生的废热，实际途径是排泄尿液、出汗和向环境散热。由此，胃土便当直关这三方面。中医学上好像没有这样的观点，这是为什么？有待进一步研究。

1. 主腐熟水谷

在胃土所受功中，有很大一部分用来磨化、腐熟水谷，这便是胃的腐熟水谷功能，还有一部分用来下排食糜，这些都是"胃气"的表现。

2. 主通降

两肠接续胃使食糜下排，从而继续保持谷道的畅通。就腑而言，谷道下排源起于胃，综归于胃土，胃便主通降了。"降"可能还有循环右降之意，这是由于胃在中土循环的置式（7）中主降。

四、几个问题

1. 藏象学说运用了上述理论

上面的理论不但较好地解释了脾胃的经气流向，而且藏象学说确实采纳了，并用来解释脾胃的功能。试想，如果不将吸热功能转移给脾土（参本章第三节开头），脾土如何发生图（6）图中的右移过程？又如何进而表现为图（7）中的主升功能？

胃主通降的功能包括了胃土的散热吗？如果不包括，那么脾土与胃土都不散热，这在理论上实在是说不通的。不处理炕，就不可能获得热量中的烟。笔者认为一定包括进来了。这意味着"胃主通降"中的"降"，不但包括了大肠传化糟粕的功能，还包括了脏腑代谢物自脏腑排泄于外之"降"。

但对于无关中土循环工质状态的功能，藏象学说并没有进行相应的转移，如胃纳收、腐熟水谷依然归属为胃的功能。

2. 相火是否入中土

脾升物散精需要耗功，功从哪来？按脏腑热功稳流河图模型，脾土过程虽然输出功，但该功是在精升之后才出现的，便不会来自脾土；也不可能来自需要输入功的胃土；还不能来自其他脏，因为这些脏的功能都已经并入到脾土中，结果只能是来自供功器的先天相火。"相火中土，同主中宫"[①]，相火入脾土便有了依据。是哪种相火？不是心包相火，因为心包相火是主降的，而脾土是主升的。这样便只能是三焦相火。

脾土虽为输出功的过程，但因需要先接受功以开始其过程，由此而引入了相火。作为需要耗功的胃土，当然更需要输入功了。按热功稳流河图的技术模型，该功一定来自供功器，当为心包相火。胃收缩蠕动的功是心包相火吗？中医学中有这样的观点吗？如果没有的话，那么个中原因是什么？

第三章的图 3-4-1，将相火绘制成经中土而入，图 3-4-2 却并没有让相火由中土而入。两图没有采用一致的处理，是因为笔者对该问题的答案心中没底，虽然笔者倾向于心包相火经胃土而入，以符合火生土的五行规律。

3. 对脏腑轴轮模型的新思考

（1）由排便之功的来源说起

为什么要屏住呼吸，才能用力于排便？因为通过施压腹气以施力于大肠或膀胱，需要维持气海的压力，便需要屏住呼吸了。腹气升压，依靠的是腹肌收缩。收缩之功综归脾土，便是脾土的作用。如此理解，则脾土参与了排便，与维腑发生了作用。如果认为作用是直接发生的，那么就不符合轴轮模型。按轴轮模型，排便所耗功当是由胃土直接提供的。否则，也

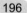
196

---

① 《圆运动的古中医学》，彭子益著，中国中医药出版社，2007 年 6 月出版，第 6 页。

不符合中土循环中胃土主通降的要求。

这里便产生了一个问题：功如何由脾传给胃？因中土循环是虚拟的综合结果，在讨论两轮间的能量关系时，中土循环是不能出现的。功的传递，便不可能通过中土循环的工质来实现。按河图技术模型，是通过供功器间接完成的。除此之外，还可以认为是通过中轴的"机械作用"实现的。思考到这里，笔者顿感轴轮模型中"轴"字的准确性。脾土通过"轴"把功输送给了胃，又变成了胃的动能，再通过轴轮的机械关系传递给维腑。该途径或许不是实际的机制，但比热功稳流河图模型来得简洁明快。在不追求理论的系统性和严密性时，倒不失为一种实用的思维模型。

由上可知，脾事关排泄功能。脾阳虚导致冷秘便是其典型例证。

（2）几点思考

轴轮模型基于立体化的河图，参见图5-5-2。河图具有相当大程度的理论抽象性，致使脏腑的功能不完全拘泥于实际功能。当基于河图、五行研究时，藏便由此获得了理论所赋予的功能，进而便产生了功能的"赋予"或"转移"，中医学的器官便与西医的有了分别。

按照前面关于脏腑轴轮模型的说明，脾胃只有调节统合的作用。如果两四维循环的运行始终平衡，中土循环便失去了作用。但即使如此，中土依然具有存在的价值。脏循环可以借助中轴向腑循环输送功。十二藏中本无轴无轮，为何要设想出来？因为脏与腑、脾与胃间通过"轴"来转移功是最便捷有效的。只有这样，才与每个器官都由自己的所化来就地提供功的实际效果相仿，是最符合实际的理论模型。

第四节 | 析脏所藏及其他

一、脏腑的"藏""泄"

人体是开口系，对外散热做功，便需耗费精微。体内便需有所藏，这便是脏之所藏，故《素问·五藏别论》说："所谓五藏者，藏精气而不泄也。"脏的所藏得有来源，这便是腑对水谷精微的摄纳，故《素问·五藏别论》说："六腑者，传化物而不藏。""藏""不泄"与"不藏"的是精气，"传化"的是与精气相对的"物"。

按热功稳流河图模型来理解，腑须向体内热源供热，就必须"泄"而"不藏"。脏的作用是化热为功，就必须对热"藏"而"不泄"。

二、"气原于胃，血本于脾"

1. 论精气

脏腑工质循环是生命的存在方式。这种循环，实是脏腑津液稳定流动的等效体循环。中医学中的基本概念必须以此为基础来理解，只有这样，其概念与规律才是融合在一起的。

（1）气与血

人体脏系统是一套"动力设备"。如果不把人体各处的功都归为脏输出的话，那么小到一个细胞也都要不断地输出功，以起码满足细胞在所藏过程中的耗费。耗费功就是中医学所说的耗气，功便是气[1]。按热功稳流河图模型，功来源于热。热来源于精微，可即用的精微是血。

由能量转化关系，便知气为血之帅。因为气是血的目标、目的，血服务于气。没有血就不会有气，没有气就无法加工原料（水谷、空气）以获得血，气血相生。血运行需要气来克服各种阻力，故气虚则血瘀。血瘀，则气运遇到的阻力便增大了，便会出现气滞。

人终究需要对外界发生自主作用而耗功，故气必在外。与此相应，气的源头血就必在内。血借助经络输达全身，必位脉内，气则必位脉外。就人体而言，血必由内而达于外，这便是**营**。气必由外而敛于内，这便是**卫**。

（2）精气是生命之基

结合上述可知，**精微**常指能与氧气反应化生出气（焗）的微观物质；**津液**是水与精微的混合物，是包含了成分全面的体内能源的"水"；**血**是津液与氧气的"混合"物。气是焗，理论上可做任何事。

---

[1] 能量是无形的物质，功便是无形的物质"气"，这是中医学上的一种气。

按照易系上推合化到极致，精与能合一的极致状态便是**元气**。元气，便是生命之元，之根本，故《庄子·知北游》说"人之生，气之聚也，聚则为生，散则为死"。

元气分化为二，便是精与气。精为物，气则为富含烟的能，其极致便是烟（功）。根据时间、部位或功能上的不同，便有了不同的气。如先天之气、原气（真气、元真）、宗气、营气、卫气等。精气互化成就了后天生命，便成为生命之基。

2. 脾胃与气血的关系

生命的基础生理是植物人状态下的生理活动，正常人在此基础上还能自主运动，即能再对外做功。循环所耗气的源头是胃所纳的水谷，便有"气原于胃"。胃纳所耗之气来自血。血来自脏，一归于脾，故"血本于脾"。

脏腑的工质循环一归，则为中土循环。工质在脾土中吸热输出功，在胃土中受功散烟，参见图7-3-1中的（6）图。从可用性上看，所吸的热与其说是泛泛的精微，不如说是可即时使用的血更确切。工质在脾内吸热便是接受血了，便有了"血本于脾"。中土循环的工质所受的功受自胃，便有了"气原于胃"。中土循环工质发生环流，与之相伴的气血便相生成环，互为本用。耗血方生气，耗气方生血。后天气血环生的等效体循环，其发动只能始于第一次的胃纳水谷，而胃纳的"第一推动者"只能是先天的相火。就藏而言，气血环生的第一动只能归源于胃，这便也有了"气原于胃"。这种理解也是合理的。

胃为人供气，如天；脾为人供血，如地。气化血，是所藏过程；血化气，是所化过程。气血相生，即所藏所化相依。气阳血阴，胃阳脾阴，都一归为天阳地阴，故人为小天地。

三、五脏主藏

在稳定工作过程中，出入总是相应的。出入之间，便有其藏。出入不同，所藏便不同。

1. 脾藏营

胃自外界纳收的终点，便是脏藏的开始，直到将所藏归置于所应归处，便完成了脏的所藏过程，之后才开始脏的所化过程。源起为本，故脏藏本于腑纳，中医学没有论说，不再谈；脏之所出必本于脏之所藏，所藏必在内，所出必达外；出必自内而外，便必是"营"，便应有脏藏营。又，诸脏之营一归为脾之营，故《灵枢·神气》曰："脾藏营。"

营之"轮"有多部，各部当自有所藏。

2. 肺藏气

生理所耗氧气源自肺，肺便藏有氧气，这是"肺藏气"的一义。

按四维脏循环和水蒸气的 T–s 图，过热蒸汽的过热度在肺内降低了，参见图 7-2-2 中的 2-4 过程，便是为凝结做准备的，肺便是脏循环的水之源。心虽然也像肺一样输出功，但水汽的过热度是升高的，便不会成为水之源。水化生自肺，肺就必藏气，此"气"指的是水蒸气。正如《灵枢·决气》"上焦开发，宣五谷味，熏肤，充身，泽毛，若雾露之溉，是谓气"中的"气"是水蒸气一样。

"宣""熏""充""泽"都需要肺耗功，肺就必然内藏气。这个"气"，当是表现为功的烟的代名词。该"气"也应属"肺藏气"中的"气"，因肺对外做技术功。

3. 肾藏精

动力循环把吸收的热量析分为对外提供的功和对外散失的热两部分。所吸热是动力循环所有能量之源起，无论这些能量在实际上是来自腑，还是体内热源，终归于脏自外界的吸热。吸热实是以吸收精微的途径实现的，转移给肾后，肾便成为脏循环能源的提供者，便成为藏精的地方。于是，《素问·上古天真论》说"肾者主水，受五脏六腑之精而藏之"，《素问·六节藏象》说"肾者，主蛰，封藏之本，精之所处"。

所化循环是精微的逐步能化过程，作为所化之始的精微便是极阴的，归极阴的肾所藏便是合理的。为表其为循环之始，河图便赋予其点数 1。

脏的第一次所化过程所耗用的精微，并不是来自后天的第一次所藏过程所纳收到的精微。否则，脏腑就不可能在生命之初同时运转，耗用的一定是先天精微。

肾水除了不得不附生在散热过程上的受功之外，没有纳收其他能量。连能量都没有纳收，就更不会有贮存能量的功能了。先天精微藏于右肾命门中。肾藏精，实是命门藏精。命门中既有相火，又有精，当然便是生命之门了。

4. 肝藏血

精微与氧气虽然都由肺来散布，但肺因此所耗的功并非来自两者的反应（因新来氧气与精微在肺内各行其道，并不接触），而是来自前循环所涉两者混合而成的血。血中之精来自肾，血中之气来自肺。由于心与肺都对外做功，而这必须耗用血，故血必须来自心之前的肝。肝便供血，进而便有肝藏血。

肝经气左升以升举气血。一旦升举不能，血便要下落，就会便血。从这个意义上说，肝木便有了防止出血的功能。

5. 心藏神

输出功是心的根本功能，心便内藏烱，这与"心为阳中之阳"是吻合的。

烱是活力之源，主动变化事物是其根本功能。烱能延展物而具"申"之能，便是"神"。变化有一阴一阳，故内经便说"阴阳不测谓之神"。心藏烱，便是心藏神。

6. 小结

物阴能阳，故能化过程的起点，是极阴，精也便藏于此，这便是肾（命门）。能化的极致是极阳，便当能输出功，神便藏于此，这便是心。

心烱为脏之天，肾精为脏之地。气血运行于此天此地之间。气阳血阴，由肾阴到心阳，是阴精化阳能的过程，其间只能是血，便有肝藏血。由心阳到肾阴，是阳能化阴精的过程，其间只能是气，便有肺藏气。

天地是世界之根本，精神便是生理之根本。泛化到语言上，便有精神是文章之统旨的用法。

四、反思热功稳流河图模型建立的基础

膀胱排尿所耗的功实是由膀胱内的精微发生反应提供的，中医学理论不如实看待，为的是用工质的简单过程来进行理论分析，进而形成可用状态参数坐标图上的环形来表示的循环，以便运用五行理论。中医学认为脏进行脏腑的所化，腑进行脏腑的所藏，由此就应认为膀胱排尿的耗功来自脏。但中医学并不这样看，为的是使脏循环与腑循环各自"独立"，进而将两循环统括成同构的五行循环，为最后形成脏腑河图奠定基础。为弥补"独立"造成的与实际的偏差，便另外置设了供功器以便贮存相火。相火是㶅，可随意转变为热能。

有了相火的介入，腑在所藏循环中所耗费的功便既不需要由自己的所化循环，也不需要由脏循环来提供了。腑没有了所化循环，在遵守脏腑相应规律时，脏也就不该有自己的所藏循环了。脏所化循环便要求有体内热源了。腑循环向该热源输送热，脏循环自该热源取热。体内热源便成为脏循环与腑循环的一种中介，是两循环工质的共同外界。于是，脏循环与腑循环间便没有了工质的直接转移，便实现了真正的"独立"。两循环既已"独立"，其运行便不需要完全同步。

脾胃间通过中轴相互作用，没有物质交换，只有能量交换。

基于上述所述的基础，方建立起了脏腑河图的技术模型，方建立起了热功稳流河图模型。

第五节　病理现象选析

病证、症候很多，本节挂一漏万，选析几个，以期表明本论对藏的病理表现具有新的阐释力。

一、心易病寒，膀胱易病热

“大抵足太阳虽以寒化，而最易病热。手少阴虽以热化，而最易病寒”①。黄元御描述的这种现象，该如何理解？

热力学指出，凡动力循环热变功或负向循环以功制热不达标，其终因都是平均吸热温度低了或平均放热温度高了。体内热源负责向心火供热。病变时，工质在心火中吸热的平均温度变低了，工质的比㶲便降低了，活力就降低了，便表现为心寒。四维腑循环的水谷冷源负责向膀胱水供热，病变时，工质在膀胱水中吸热的平均温度变低了。将温度更低的热输送给体内热源需要耗费更多的功，换言之，当自水谷冷源中提取到一定的精微时，需要多耗费功。这些多耗的功一定变成了热，便会导致膀胱病热。

病变时，㶲变热在心火中也增多了，为什么并没有表现出易病热的现象？心火当有转移热的途径。膀胱不易病寒，是因为生理所需要的功总是优先供应而不易短缺。

二、膀胱易伤热，肾易伤寒

膀胱排尿需要耗功，此功若有变热，则一来使得排尿无力，二来热致尿路胀塞，排尿便困难。这是膀胱发生功变热的直接症状。㶲能自动变成𬉼，功能自动化为热，故膀胱易伤热。

因肾具有散热功能（分泌尿液），㶲衰变增多的热可及时散失出去而不会引起热症。但因此易表现为脏循环左升之功不足，功能虚弱，便表现为肾寒，故肾易伤寒。

三、心移热于小肠

既定设备内的降压过程，当到达既定终态压强时，通常便无力继续，

---

①《四圣心源》，清代黄元御著，中国中医药出版社，2009 年 11 月出版，第 20 页。

过程便终止了。根据热功稳流河图模型，心功能不达标致焓化热，便熵增，终压又不变，图 7-2-1 的 2 点便沿等压线移向右上方，导致 2 点的工质温度升高，这些导致了心热；再进一步，会导致心火从体内热源的吸热变慢。体内热源为维持稳定，小肠的供热便会相应变慢。这便要缩小小肠向体内热源散热的温差，即小肠火的平均温度便要降低，过程中便要有焓变成热，所提供的技术功便减少了，小肠蠕动就变弱了，便病热了。

此小肠之热，实是"心移热于小肠"。

四、脾病湿，胃病燥

"中焦如沤"，脾土与胃土的确态当是湿饱和蒸汽状态。

病虚是功能比目标要求的低了。中土循环是热变功的循环，脾胃病便致中土循环的热效率降低，便一定是或者相当于图 7-3-1 中（6）图上的脾土线移向了左下方，确态干度降低；胃土线移向了右上方，确态干度升高。前者使脾病湿，后者使胃病燥。

环境湿度变大，中土自然湿化，便易病湿。

五、便秘

在 T-s 图上，大肠金是自左上到右下的过程，请参见图 7-1-1。设终态压强不变。

当大肠功能不达标时，其工质变化的不可逆度便升高了，终态便沿等压线移向了右上方时，焓便升高了，根据 $W_t = (h_1 - h_2) + q$ 知[1]，这降低了大肠输出的技术功，大肠蠕动变弱。便秘既因于谷渣之干，也会因于排便的"气力"不足。

---

① 《工程热力学》，严家騄、王永青著，中国电力出版社，2014 年 8 月出版，第 19 页，公式（2-14）。

六、流涕与腹泻

上体之汽需化成水以不泄于外。化汽为水是肺的功能。头汗多、流涕、多痰等都是在上之汽外泄，都可能是肺的问题。

腹泻是谷道下部之水液不能内收。内收既是腑循环的事，也是脏循环的事。必有两肠左升不足的问题，也会同时有"内泄"即肾、肝和脾左升不足的问题。

七、寒则泄泻

把正常的饮食打碎混匀，一定是流质。这一定对应着体内流动的津液，因为津液来自饮食。

肠道内的流质食糜，应该可以自流而下，为什么实际上没有这样呢？其中一定另有阻碍的力量。这个力量只能来自输出功的藏，一归的话，只能是脾土。这便是脾土的主升功能。一旦失去了脾的升举功能，谷道中的浊物便会自流而出。如人去世时如此，便是有力的例证。

如果细说的话，对谷道物的"升举"应与两肠的吸收功能有关，吸收越强，下排遇到的阻力也就越大，下排也就越少。"寒"即脾土左升不足，两肠蠕动弱，则吸收越弱，下排得就越多，就表现为便溏或泄泻。

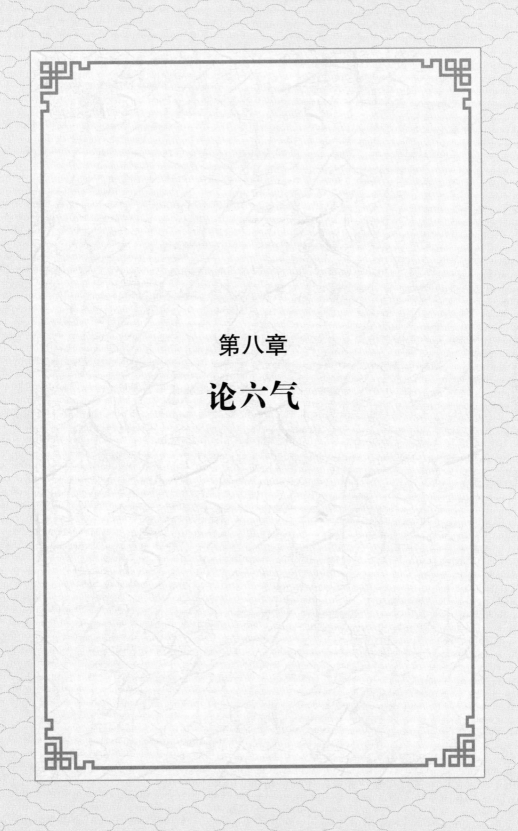

第八章

论六气

六气学说与五行、河图是否有内在的联系？从感情上，当然希望有。从中华文化的终极追求上说，应该是一个系统的才好。从内容上说，都是关于脏腑运行的理论，便具有了统一起来的客观基础。六气与五行和河图，到底是什么样的关系？

内容脉络

通过司从关系，在功能上，六阴脏化为三阴经，六阳腑化为三阳经。司从关系的成立，有什么客观依据？这是第四节回答的问题。六经结合在一起借助了表里关系，该关系因经间共用"机械"而成，这是第五节的内容。这两节便使人明白了六经（六气）的基本意义，进而明白了司从和表里关系在六气学说中的重要性。这些本章的核心内容与五行理论的内容有何种关系？发现并理解该关系，有利于将六气学说与五行理论融为一体。

第一节指出六气（六经）是在五行基础上，明示出了相火的结果。第二节说明保持着五行轴轮结构的六脏六腑转化为六经的形式过程，以有利于在思维中拉近六气与五行。第六节探讨了两五行合一的其他合理方式，与其对照加深了对六经（六气）的理解。六气既分工又协作，进而完成了六气循环。分工协作的模型如何？中医学上有两种，一种是第八节的轴轮模型，一种是第九节的阴阳离合模型。第三节和第七节是关于六经六气的纵横论，内容具有相当大的独立性，便没有标示在内容脉络图中。

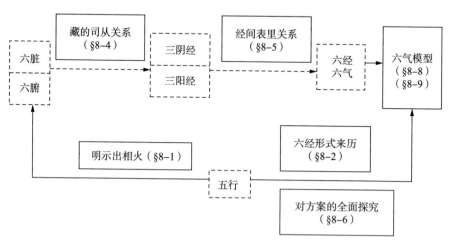

图 8-0-1　第八章内容脉络

重要新观点

1.三焦与心包"并联"而成供功器。（§8-1）

2. 三焦相火与心包相火形成阴阳关系。(§8-1)

3. 六气所涉体比五行所涉体增加了供功器。(§8-1)

4. 河图是动力循环，便一定以正向的脏循环为主导。中医学便必须以脏为中心了。(§8-2)

5. 与肝木相合成厥阴的"三焦相火"、与胆木相合成少阳的"心包相火"都不具有能量，之所以相合，是因为两者具有连动、制约等非能量作用关系。(§8-2)

6. "阴阳是二分的，三阴三阳是三分的"的观点是粗陋的。(§8-3)

7. 十二经气因连动关系而化为六气。(§8-3)

8. 为了维持体内热源、供功器、中轴的稳定，需要与两经同时发生相反的作用，这便是少阴与太阳、厥阴与少阳、太阴与阳明形成表里关系的基础。(§8-5)

9. 六经模式普适于所有生命的生理活动中。(§8-5)

10. 河图是不能化为一个与五行同构的五行的。(§8-6)

11. 心火与肾水相合成吸热做功过程，膀胱水与小肠火相合成放热受功过程，这是在六气循环中少阴为火、太阳为水的客观根据。(§8-6)

12. 六气形成了类五行的轴轮结构。(§8-7)

13. 基于"机械"关系，三对经和三对脏腑形成了表里关系。(§8-7)

14. 河图实际上包含了十二经气的流向以及脏腑间的表里关系。(§8-7)

15. 中医学围绕能量转化的主体理论是河图和六气学说。六气学说的层级更高。(§8-7)

16. 在六气类五行轴轮模型中，当厥阴为一气时，则由过程次序知，三气一定是少阳，而不会是太阴。(§8-8)

17. 六气循环的中轴循环是负向循环，轮循环是正向循环。(§8-8)

18. 经间的表里关系具有彼此重构的作用，进而满足了六气循环的一体化要求。表里关系是六气循环的基础。(§8-8)

19. 五行的轴轮模型适用于六气循环。(§8-8)

20. 由于太阴与阳明主时，导致脾土与胃土有时令病。(§8-8)

21. 少阴是三阴的调节之枢，少阳是调节三阳以满足三阴需要之枢。(§8-9)

五行循环离不开相火的启动作用，却没有在五行理论中明示出来。河图绘制出的都是与工质直接发生作用的藏，而通过藏才发生作用的供功器就没有绘制出来，相火便只能隐身于河图中了。只有将相火明示出来，引入三焦和心包，才进而形成了六气，六气学说才由此而成。

一、需研究相火

从脏循环与腑循环联合的能量转化结果看，供功器相当于没有，因为供功器的能量没有改变。然而，从河图的技术模型看，脏腑循环离不开先天的相火以启动系统，同时供功器不可能来自外界，供功器便只能存在于体内。换言之，在研究能量转化的技术过程时，不能不研究供功器。供功器提供的先天相火启动了后天的腑循环后，便自所受水谷中提取到热。先天相火启动脏循环，便从腑循环转移来的热中提取出功。其中一部分用来补充供功器先前输出的功，从而恢复稳定。

相火在过程中现身，在总结果中若无。藏象学说关心的是能量的转化结果，只有发生了能量转化的功能体才进入了其研究范围，故供功器便没有纳入藏象学说的研究范围中。进一步关注了循环现实性的六气，便要考察能量的转化技术过程，相火便进入了视野。在技术上储热器并不是必不可少的，只要控制好脏循环与腑循环的运行节奏，就可以让小肠火在对外输出热时，恰好进行心火的吸热。当吸热量与放热量相等时，就不需要储热器了。但供功器不可或离，故六气没有考虑储热器却研究了供功器。

天地是万物之源。天地运行的第一推动只能发自阳天。天地相分时，地有五行，天必多出了能自发运转的相火，天便有了六气。天地相合连续运转，天地间授受相火，只看其能量关系时，相火之气便隐而不显了，即相火的能量便隐于五行运动所涉能量中了。河图直接显示的便是发生五行

运动的五种功能体 [①]，便可解构为两个五行循环。只关注能量转化的结果时，河图技术模型中的供功器便如同没有了一样。当研究涉及过程的技术细节时，便要提出相火。储热器不同于供功器，只有对热的储存、调节作用，没有不可或缺的先天性，故此时依然可以不研究储热器。

二、三焦与心包"并联"成供功器

启动脏（腑）循环的功，是先天的相火。按河图的技术模型，相火来自供功器。中医学认为启动脏循环的是三焦相火，启动腑循环的便只能是心包相火了。

生理中的供功器实际上是一种"原电池"。"原电池"输出功时，一定发生了化学反应引起了物质和能量上的变化。当生理工作状态稳定时，必同时与外界发生了相应的物质和能量交换。当把除了输出的功之外的物质和能量变化赋予为其他脏腑的运化结果 [②] 时，"原电池"便成为"真实"的具有贮存、供应功的设备了，即真正的供功器了。心包络和三焦便当是这样的供功器。人体的供功器至少有心包络与三焦两部分。中医学只讨论了这两部分，便认为供功器只由这两部分组成。

心包络与三焦不会是"串联"的，否则，在前的会控制在后的，致使两者地位不平等，就不会形成对等的表里关系。供功器只能是由向腑输出相火的心包络和向脏输出相火的三焦"并联"而成，如图 8-1-1 所示。图中供功器使用了虚线，意在表明在三焦与心包络之外，实无供功器。供功器是三焦与心包络的合称。

三、两相火形成阴阳关系

结合图 8-1-1 所示的脏腑间的能量流动易知，三焦相火与脏自体内热

---

① 供功器与储热器是只接纳、贮存、输出能量的设备，工质并不在其中发生状态改变，便对工质没有直接作用，便不属于功能体。

② 赋予，为的是能在将"原电池"视为供功器时，且依然保证系统的物质和能量变化结果与实际相符。

源引入的热正相关，心包相火与腑输送给体内热源的热正相关。处于稳定工作状态时，三焦相火便与心包相火正相关，形成同向消长关系，符合阴阳的相依关系。在供功器输出的相火一定时，心包相火与三焦相火形成竞争关系，呈现一消一长的对立关系。由此两关系得，三焦相火与心包相火必形成了阴阳关系，其经气必一升一降。因心包相火随甲木而降，故心包"属于"脏，其经气流向便与甲木的一样，自上而下。否则，若属于腑，则心包相火便来自腑系统自身，便不属于先天了。同理，三焦相火随乙木而升，故三焦归为腑，其经气流向便与乙木的一样，自下而上。至此，腑有六，脏有六，这便奠定了十二经气进而六气的阴阳二分基础。

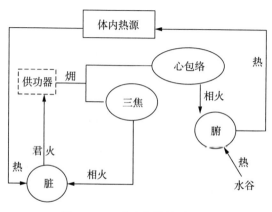

图 8-1-1　脏腑间的能量流动

四、相火缺席于五行之因

如果说五行理论源自河图的话，那么五行首先是"五材"（功能体）。完全否定"五材说"是不对的，只是要正确地理解"五材"，即循环中的五种功能体。"五材"对工质作用使其发生状态循环，便产生出了五种"过程"，这便是五"行"。

把河图中的功能体进行二分，可得内外两五行。换言之，五行作为河图的最大结构单元，当然具有重大的研究价值。如果还要追问为什么研究五行时不加入相火（或供功器），无疑是在追问河图中为什么没有明示出相火，就只能说这是因为河图关注的中心问题是循环的功能体关系或能量转化结果。但结合该功能体系运转的技术过程，完全可以推延出相火的存在。

内涵丰富的图形，当然得采用高度凝练的形式了。

在六气循环中，把腑五行循环的耗功与脏五行循环的启动功归为来自供功器。而这些功在五行循环中被囊括在与外界交换的功内，故六气循环的外界与五行循环的相比，少了供功器；或说，六气所涉体比五行所涉体增加了供功器。

第二节	**六经在形式上的来历**

六脏与六腑有密切的联系。围绕着这种联系，中医学对脏腑功能的整合提出了两种方案。一是整合为河图，二是整合为六经（六气）。

当关注工质在脏腑中所发生过程间的关系时，因工质并不流经调能器（供功器与储热器），调能器便没有直接对工质发生作用，便隐而不显只有五脏五腑。五脏成一五行，五腑成一五行。两五行相对而立时，将相同的行置于同一方位，便得河图。河图是动力循环，故脏五行循环必是其中的主导者，这就是中医学要以脏为中心的原因。

使人形成了热功稳流系的生理一定有其等效体循环。这个循环是整合了脏与腑作用的结果。当追究脏（腑）所涉能量转化的技术细节时，相火或供功器便要显示出来了。此时，脏有六个，腑有六个。六气学说把六脏压合为三阴，六腑压合为三阳，再相合成六经。相合的重要"结合力"有经间的表里关系。六经的组成单元依然是5+1，依然可以解析为五行（经五行）加相火。如果说五行描述的是五脏（腑）间关系的话，那么六经描述的则是六对藏间的关系。

一、化六脏（腑）为三阴（阳）

六脏功能两两简并成一个，便形成三阴，六腑功能两两简并成一个，便形成三阳。

1. 六脏（腑）在空间上的分布

四维脏（腑）直接与工质发生作用，其功能便对应着相应的工质状态变化。对于自由度为 2 的工质来说，在四维脏（腑）内发生的过程线一定位于同一 $T-s$ 图平面上，该平面称为**工质状态面**。脾土与心包相火为中性过程，其过程线必垂直于工质状态面，且穿过工质循环的确态，位于工质状态面的垂直轴上。

结合各脏腑内发生的实际过程可知，六腑在功能空间上的分布，如图 8-2-1 的左图所示；六脏在功能空间上的分布，如图 8-2-2 的左图所示。

2.“压缩”

两立体空间合并成一个，按易学，合并后的应与原来的同构。为此，如果采用的办法是两立体空间先各自“压缩”，再将所得结果组合“复原”成原结构的话，那么一个所“压缩掉”的部分就正好是另一个所保留的部分。根据中医学的结论，六腑“压缩”后保留的是右部、后部和上部，如图 8-2-1 的左图所示。六脏“压缩”后保留的则是左部、前部和下部，如图 8-2-2 的左图所示。每幅图中的三个箭头所连接的两个脏（腑），便是要压合到一起的。压合后所占据的空间位置是箭头所指的位置。为什么是这个位置？空间的“去留”也是有规则的，这个规则来自藏的司从关系（见第四节），结果示于图 8-2-1 和 8-2-2 中的右图中。图中三阴（三阳）所占据的位置是经中处于司化地位的脏（腑）原来所占的位置，所“去掉”的是经中处于从化地位的脏（腑）原来所占的位置。

图 8-2-1 所示的是六腑化三阳，图 8-2-2 所示的是六脏化三阴。

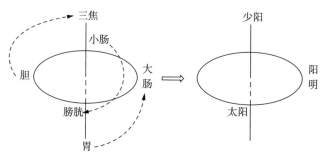

图 8-2-1　化六腑为三阳

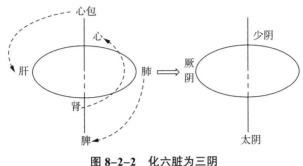

图 8-2-2 化六脏为三阴

二、三阴三阳整合为六经

1. 六经形成立体循环

　　四维脏循环、四维腑循环与中土循环联合，结果必形成循环。相火既可隐含于其中，也可明示出来。无论如何，都不会改变能量转化的结果。十二藏联合，便依然形成了循环。没有该循环，便没有六经（六气）循环。有了该循环，六经（六气）便一定形成了循环。

　　水腑与火腑负责从外界采集到能量，水脏与火脏负责由采集到的能量中转化出功，故腑循环与脏循环的水火是"一体"的。由此而成的少阴与太阳的互赖性，决定了三阴与三阳不可分。在此基础上，再借助少阴（太阳）与另外两阴（两阳）在脏（腑）循环中的关联作用联系在一起，进而便形成了六气之整体循环。

　　四维脏腑、中土和相火分布于三维空间中，由它们"合成"的六经（六气）便分布于立体空间中，进而致使六经（六气）间连接的始终和次序便会有多种组合，可形成多种次序的循环。

2. 金水归阳，木火归阴

　　六腑负责自外界获取热，六脏负责利用这些热转化出功。在正向五行循环中，金水自外界引入含烟能（这意味着 $T\text{-}s$ 图上的心火所吸的热退回到了命门），发生阴过程。木火对外做功，发生阳过程。当脏腑整合成一整体"五行"循环时，便只能由腑来实现金水的功能，脏来实现木火的功能，六腑化为三阳，六脏化为三阴，故六经（六气）循环的金水一定被三阳占据，木火一定被三阴占据。

三、申论

1. 三阴三阳的"三"是所含体的数量

《素问·天元纪大论》说:"阴阳之气各有多少,故曰三阴三阳也。"其中的"多少"是指气量吗?系统中的气量是连续变化的,可任意分割,便不会"故"有"三"。既然"三"是据"多少"而来,"多少"又不会是气量上的多寡,便可能是"体"数的多少。一体一气,或阴或阳。《素问·玉真要大论》说:"愿问阴阳之三也,何谓?岐伯曰:气有多少异用也。""用"之"异"可以是阴与阳,也可以是阴(阳)之三体的气用(即三体功能)分别。如果两义兼有,那么便得三阴三阳即"阴阳之三"。医易一理,《周易·系辞传上》"六爻之动,三极之道"中的"三极"便是三体。

2. 金木为始终

生命以水火关系为始终——水火相合则生,水火解体则死——从脏循环看,水行散出热中的炽,火行从热中提取到焻,生命体便是"活"的。从腑循环上说,水行自外界吸热,经品质提升后交给火行以输送给脏循环。两循环协调配合,生命便成了,否则,便解体了。故在将两五行循环压缩成六经循环过程中,应首先"提取出去"水行与火行。

这样,四维循环还各剩金行与木行了。由此,脏腑的四维循环都变成"三个"过程了,居中的当然是"少阴"或"太阳"。木行与金行分居此"中"的两侧。于是,便有金木为始终(金始木终或木始金终)。

实际上,金木工作于水火之间,赖于水火,生于水火。生命所成就的事,便是水火之外的事,便以金木为始终,"以人事言,春季为一年之始。以造化言,秋季为一年之始"[①]。

3. 在六经系统中,脾胃和三焦心包都不为中了

阴阳学说讨论的是"阴"与"阳"的关系,因论而无益,不阴不阳的

---

① 《圆运动的古中医学》,彭子益著,中国中医药出版社,2007年6月出版,第285页。

"中"就隐身于其间而不论了。六经之"中"当是三阳的"中"与三阴的"中"的"中"（即图8-3-2中的 F）。由此"中"而论，则六腑都是阳，六脏都是阴。六脏的"中"即脾与心包属于阴，六腑的"中"即胃与三焦属于阳。

4. 厥阴与少阳具有特别密切的关系

虽然在能量上相火已归入到木行中，但这并不妨碍相火成为独立的经。只要相火还有其他必要的功能就行，猜测马上就找到了证据，"三焦运动，最突出的就是在一天的最后，新一天的开始前，对人体所有十二经络、五藏六腑进行全面的调理和清洁，让人体遍布少阳之真气，让整个人体恢复到最佳状态。所以，整体、全面的调整，是三焦最突出的功能"[1]。

相火的能量都已经并入到肝木或胆木中了，单看能量关系时，厥阴就是肝木，少阳就是胆木。但在十二经中，相火却要再错位与肝木或胆木结合，即肝木中的三焦相火与胆木结合为少阳，胆木中的心包相火与肝木结合为厥阴。再与木行结合的相火，虽然还有其名，却已无能量之实。否则，六气就会无中生有地多出了功，便形不成循环了。故与木行相合为一气的相火只有与相合的行连动和制约等意义，并没有能量上的意义。这不但导致肝与胆、厥阴与少阳具有更加密切的关系，而且更重要的是导致了肝与少阳、胆与厥阴具有更加紧密的关系。肝木病，则三焦相火病；三焦相火病，则少阳病；少阳病，则心包相火病；心包相火病，则厥阴病；厥阴病，则肝木病。

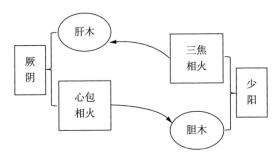

图8-2-3 木行与相火、厥阴与少阳的关系

①《内证观察笔记：真图本中医解剖学纲目》，无名氏著，广西师范大学出版社，2011年10月出版，第274页。

第三节 | 其他角度看六经

为明确六经所指，一个有效途径是确定出与相关结构单位间的关系。

一、从易系看

1. 易系的"两性"与"三体"

因性质相反的相互作用导致发生能量转移的两部分间形成阴阳关系。对某一能量的作用只有一得一失，便只有二分的阴与阳。但易学认为，阴体与阳体间的结合总是通过一个中介"三"来实现的，即太极总是"含三为一"的，系统便总有阴体、阳体与中性体。

如果研究的主题是相互作用的能量规律，那么便应研究一阴一阳，不研究中。因为在阴阳相互作用时，站在阳上看，中属于阴；站在阴上看，中属于阳。例如，阳体与阴体通过中性体稳定传热时，从阳体看，中性体如同阴体一样受热，中性体便成为阴体的组成部分；从阴体看，中性体也便成为阳体的一部分。当然，还可以将中性体二分，并分别归入到阳体和阴体中。中性并不能独立于阴性和阳性之外，阴与阳确定后，相应的中便也确定了。"三性"实"两性"。如果研究还关涉到内部的"机械"作用的话，那么就需析分出中性体，采用"含三为一"模型了。两模型是中医学采用的基本认知模型。综之，在探讨能量规律时，便采用"一分为二"的"两性"模型；还要研究"机械"作用规律时，便采用"含三为一"的"三体"模型。

需要强调，流行认为阴阳学说是二分的，六气学说是三分的，这样的观点是不对的。实质上，"二分"指的是能量变化上只有两种方向。但两性之体结合在一起，其间必有中性体。两者的结合，便必须借助中性体，这便有了"三体"。"两性"与"三体"是一事之两面，而不是两种不同的相分之法。

易系总是"两性""三体"的，总可绘制成整体及其平等相对的两部，整体到两部的连线处，可绘制其中性体。参见图 8-3-1 中的"五脏五腑""阴""阳"和"E"。这样的单位是易系的基本结构单元，无论体系多么庞大，也都是由这样的结构单元组成的同构体。但绘制时，不一定要把基本结构单元的四个全部绘制出来。实际上，常常根据需要只绘制出其中的一部分。图 8-3-1 中的虚线框，便是没有绘制出来的部分。中气为图中 E 的功能，故黄元御说"中气居脾土胃土之间"[①]。

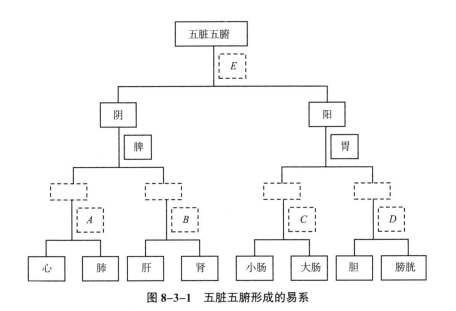

图 8-3-1　五脏五腑形成的易系

2. 六经是"两性""三体"联用的结果

脏五行为阴，腑五行为阳。两者组成一易系，如图 8-3-1 所示。图中的一些"三"即 A、B、C、D 已被隐去不论，表明在此层级上关心的是能量转化规律，这与四维行循环的实际功能是相符的。脾土与胃土是比四维行高一等级的"三"，对其作用的关注便是"机械"作用了，这与中土为轴的观点相符。中医学研究的五行是图 8-3-1 中左右两支的"阴""阳"之下的部分，都是"两性""三体"联用的结果。

①《彭子益医学丛谈》，彭子益著、张宗祥整理，中国医药科技出版社，2018 年 4 月出版，第 10 页。

六脏六腑的易系是在五行易系基础上，再显示出相火，如图8-3-2中的上图所示，故也是"两性""三体"联用的结果。经压缩、重构得三阴三阳，其易系结构如图8-3-2中的下图所示。结合该图易知，由于太阴与少阳都是"三"，故三阴和三阳都有了"三体"。三阴与三阳相对，便成了"两性"。三阴与三阳也都构成了"两性三体"的易系。

自"阴""阳"往下看，图8-3-1指出，五脏和五腑都由三部组成，其中脾胃为其"三"。图8-3-2上图指出，六脏和六腑也都由三部组成，其中脾和心包、胃和三焦为其"三"。五脏五腑、六脏六腑和六经的内部均是"两性三体"的结构。

笔者主张将三阴三阳视为一种概括性的概念。图8-3-2中的下图既可以用来表示六经的易系结构，也是可以用来表示六气的。

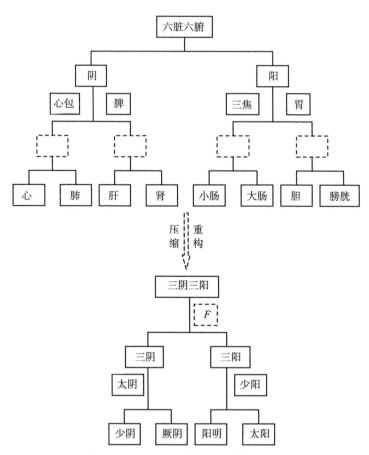

图8-3-2 六脏六腑压缩、重构为六经

二、从十二经看

人有十二经络，《伤寒论》却以六经来分证。两经络病变表现为相同的证，这表明起码在病证上两经络密切联系在一起。经络是藏间的联系通道，藏之证当反映在经络之证中。在很大程度上可以说，经络关系便是藏间的关系，便是藏间的功能关系。五行关系表述了五脏（腑）在能量转化功能上的基本关系，这些关系也会在六经关系间以适当的方式来表达，便可基于五行来解读六经。

五行加相火为六。六而三，当是两两相合为一经。功能相合的两藏间是有某种相反关系的，这样的两藏必有联动性。联动性是两藏"合一"的前提条件。有某相反功能的两藏发生稳定的联动时，两者必形成某种类似阴阳的关系。对于同经内的两藏而言，其经气必是一升一降。

1. 水行与火行因功能转移而联动

第七章已指出，心与肾、小肠与膀胱间有功能转移现象。之所以发生这种转移，是因为把五行理论作为了前提，即为了满足五行理论的需要，便对实际功能进行了"扭曲"。为在保留五行理论的同时完成"纠偏"的任务，一个好办法便是将发生转移的两部合一，于是心火、肾水合为少阴，小肠火、膀胱水合为太阳。

（命门）肾水运行时，同时也"替代"运行了心火的吸热过程。两过程由此便关联到了一起，形成了一对阴阳。这便有了病理上的表现：肾水不左升，则心火不右降；心火不右降，则肾水不左升。同理，小肠火与膀胱水也形成了一对类似的阴阳。

2. 木行因不可或离相火而联动

根据热力学知，肝木和胆木都需要输入功。换言之，木行的发生实际已经包含了相火的输入。由此，木行与相火便形成了不可或离的联动关系。分而言之，则三焦相火与肝木联动，心包相火与胆木联动。该连动有其特殊之处，这便是脏与腑间发生的联动。而另外的两个联动，则都是两脏或两腑间的联动。肝经左升，三焦相火之经便左升。胆经右降，心包相火便右降。

供功器稳定时，三焦相火与心包相火形成阴阳关系。借相火与木行的联动关系，便致肝胆形成了阴阳关系，进而有肝木与心包相火、胆木与三焦相火形成了连动的阴阳关系，并可相合为厥阴和少阳。

3. 土行与金行或因轴轮关系而连动

以稳定的躯体为"三"，则六脏与六腑便形成了连动的阴阳关系。脏腑的六对经络中有四对连动，则剩下的两对也一定是连动的，即脾土与肺金、胃土与大肠形成连动关系。脾土与胃土在河图中共用一轴，由此便形成了连动的阴阳关系，进而肺金与大肠也必形成连动阴阳关系。于是，脾土与肺金相合为太阴，胃土与大肠金相合为阳明。该结论符合十二经气升降关系中的结论，也便佐证了中土与金行连动的正确性。病理上常见肺气、胃气同时不降，也是佐证的好例。理论上，轴虽与轮连动，但总不至于土行与四维行都形成连动阴阳关系。否则，土行就要有不同的运行方向了，而这是不可能的。

如果联动性确实是十二经气化身为六经的原因的话，那么就可以认为六气学说的基本目的之一，就是要描述导致联动的紧密关系。正因为有了两藏经气的联动关系，所以两藏才具了相同的证候，才可根据六经进行分证。中医学更注重从大看小，故应当在明了六气学说基础上，研习运用五行理论。

第四节	**经内两藏的司从**

承黄元御之说，司化与从化是某经中的两个脏（腑）间的主从关系。下面试图对司从关系的合理性给出说明。

一、从整体上简说

输出功是系统具有能动性的标志。心火输出的功是脏腑的根本目标，心便成为五脏之大主。生命既要输出功，又要同时维持相当的稳定性，这便要输入能量。这样的系统，必有接受能量的功能及其设备。如果输入的全是功，就不需要对能量进行转化了，那么系统就只是一个简单的机械系统。如果接受的是热能，那么体系必须具有化热为功的功能。按热功稳流河图模型，人体接受的是热，完成该任务的原理性器官是膀胱藏，实际完成的器官是小肠藏。输出的功有了能量来源，并不能保证热变功就能发生，实际上还需要剔除热中的炕。这便需要向环境冷源散热，完成该任务的器官是肾藏。至此可知，人体之基在心火和膀胱水，在少阴君火和太阳寒水。

只有借助太阳之寒，生命体才能自外界吸热，以保证人体对能量的需求。只有借助少阴所得富含炕的热，才能在对外散失炕之后，有足够的炕以功的形式输送出来。化热为功是生命的根本功能，太阳与少阴便成了生命的根本。在其余四经中，凡服务于少阴和太阳的功能便为主即司化，否则，便为次即从化。

1. 心与膀胱司化

心火与膀胱水的首要基础地位，决定了其在所在经中处于司化的地位，即少阴中的心火司化，肾水从化；太阳中的膀胱水司化，小肠火从化。

2. 肝与脾司化

因所有的脏腑都是围绕热变功而工作的，故其他脏腑在其经中是司化还是从化，取决于对心火或膀胱水的作用性质。

少阴中肾水从化于心火，将两者从四维脏循环中隐去，便只剩下肝木和肺金了。按隅位四分脏循环，心火致工质阴变以输出功，便需以炕多的阳态为初态。肝木便是用来提升工质炕的，便是为心火做前期准备的。肺金在心火之后，降低了工质的炕，其作用就不是助力心火的。直接为脏循环终极目标做准备的，在其所在经中自当处于司化地位。反之，当处于从化地位。故厥阴中的肝木司化，心包相火从化；太阴中的肺金从化，脾土便司化。

3. 大肠与三焦司化

从外界看，脏的特征性功能是输出功，腑的特征性功能是吸收热（吸收水谷精微），故四维腑循环以膀胱水为核心。按正位四分腑循环，膀胱水吸热致工质的温度和㶲都升高，大肠金使工质温度和㶲都降低，以为膀胱水自外界吸热做好准备。胆木是在膀胱水之后，使工质温度和㶲进一步升高，以为小肠火散热做准备。故在其所在经中，大肠金当处于司化地位，胆木当处于从化地位。即在阳明中，大肠金司化，胃土从化；在少阳中，胆木从化，三焦相火司化。

二、结合过程补说

1. 厥阴风木

肝木之阴（血、津液）升必耗相火（功），于是三焦相火便不得不输入其中。参见图8-1-1，在稳定工作状态下，只有肝阴升举成功，方有君火入供功器，方有与三焦相火正相关的心包相火输出。肝木主导着心包相火的输出，故厥阴中心包相火从化，肝木司化。

肝木的升举功能关键在输入功，一旦升举不到位，阴物便下落，就会出现飘忽不定的"风"象。此"风"是"天"的一种运动之象，故厥阴"在天为风"。升物成功便会使植物向上生长，便有"在地为木"之象和"在地成形"之说。

2. 少阴君火

单看循环 $T\text{-}s$ 图，心火是吸热的，肾水是散热的。肾水所散的热量是心火所吸热量中的废能（㶲）。如果不散失这些废能，工质便不可能进行循环，则心火便不可能不断地对外做功。从实际功能看，虽然吸热由心转移给了肾（命门），肾（命门）便具有了藏精功能，但其所藏热是心输出功的能量源头，依然是服务于心火的。心火之功是生理的目的，肾水便是服务于此的，故在少阴君火中心火司化，肾水从化。

3. 太阴湿土

生命的根本标志是对外做功，这首先要求四维脏循环的功大于0，其次要大于腑循环所耗的功，即其中轴上要有动力（功）。作为向轴提供动力的脾无论与何脏结合，都当司化，故太阴中脾土司化，肺金从化。

中医理论热力学论

4. 阳明燥金

胃土向轴提供阻力（负荷），这个阻力是不得不引入的，引入的目的是从轴上获得动力（功），以便为腑采收精微（热）服务。腑循环是利用功制造热的。受功为的是输出热，故胃土当从化，与胃土相合的大肠金便当司化。

5. 太阳寒水

按热功稳流河图模型，膀胱水自外界吸热。脏循环的肾水是为心火输出功服务的，小肠火散热则是为膀胱水吸热服务的，故膀胱水吸热司化，小肠火散热从化。

稍不留意，就会误认为小肠火是目的，但生理整体的根本功能是利用膀胱水所吸热转化出心火输出的功，其他的都是为此而服务的。

6. 少阳相火

从循环 $T-s$ 图看，胆木之升，离不开功的输入，即接受心包相火。只有心包相火输入给胆木，胆木方能进行，进而与胆木合为少阳的三焦相火才会输出给脏，脏循环才能启动。腑因服务于脏而生，故直接服务于脏的三焦相火司化，胆木则从化。

相火之功原是活性最高的能量，却始终跟随木行而动，这是相火为中性的必然表现。相火不阴不阳，便只能跟随阴或阳而动。相火对生命的根本意义是启动脏腑循环。脏应先于腑而动，故相火启动脏腑的起点是向脏输入三焦相火。三焦相火又随胆木而动，故胆木是辅助三焦相火输出的，三焦相火便为主，胆木便为次。

第五节　经及其表里关系所成之理

本节要说明的是六经所成的依据，这是经所成之理；进而是经间借助性质为"三"的"机械"建立起的连接，这是经表里关系所成之理。

彭子益说："相表里者，即相为阴阳升降以成圆运动之义，非内为里，外为表之表里。"[1]

第四章第六节已经指出，脏循环与腑循环的横移 T–s 图可用图 8–5–1 来表示。细高的是四维脏循环，矮胖的是四维腑循环。两循环有四个交点，即 1、3、5、4 点。为保证各行过程线的"规整性"，以避免出现怪异性问题，设此四点将腑循环与脏循环析分各得的四过程是其四行。这样，3–6–1 是心火，4–2–5 是肾水；

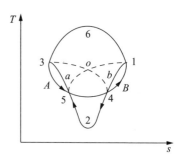

图 8–5–1　少阴与太阳的表里关系

1–6–3 是小肠火，5–4 是膀胱水。按相生次序便知，5–a–3 为肝木，1–b–4 为肺金；4–B–1 为胆木，3–A–5 为大肠金。这样的藏的功能与藏象学说中的不完全一致，有的甚至相反。如胆木是吸热，与藏象学说的散热功能相反，为求一致，让 4 点在最右边，便能让胆木的总结果是放热的。但终究不会全部一致，如小肠火就无法一直是降温的。到底该如何处理两者间的关系，需要继续研究。这里依然由图 8–5–1 来进行讨论。按河图对轴轮模型的要求，脏循环的轴与腑循环的轴应当重叠在一起，设是过 O 点的垂直于图示平面的直线。

一、少阴与太阳

由于心火与肾水、小肠火与膀胱水间有能量转移，为表达这种密切关系，抑或为避免此关系带来的思维上的复杂性，可将水火整合到一起。

为使 3–6–1 过程与 4–2–5 过程发生直接关系以便综合在一起，可以认为脏循环由 3–6–1–o–4–2–5–o–3 和 3–o–1–b–4–o–5–a–3 两循环组成。两循环中所涉四分线（图中的虚线）的过程，方向正好相反，作用相互抵

———————

[1]《圆运动的古中医学（续）》，彭子益著，中国中医药出版社，2009 年 6 月出版，第 13 页。

消如同没有。这样的视角，突出的是脏循环的水与火、木与金的"一体"性。但这样的处理导致脏四维循环只有两部，而不会出现三部。六气的处理方法是只把脏中的水火与四分线组成上面第一个循环，而不同时组成第二个循环。这样看待会凭空多出了四分线过程，便与脏循环不同了。但如果同时将腑循环进行类似的处理，即也将腑循环的水火与四分线组成循环1–6–3–o–5–4–o–1，并将脏循环与腑循环作为一个整体来看待，那么这样的处理就不会影响脏腑两循环的整体能量效果。因为四分线在脏与腑中的作用方向相反，相互抵消了。这样的处理将脏的水火与腑的水火密切联系在了一起，形成了一种不可分离的相对关系。脏的水火整体为**少阴**，腑的水火整体为**太阳**。太阳与少阴不仅共用了四分线，还共用了 3–6–1 过程线，只是运行方向相反。两方面共同导致了两者的相反相成关系，便成为一对阴阳，便形成了表里关系。

脏腑工质既要维持运行，意味着耗费㶲；又要维持稳定，意味着㶲不变，便需具有从外界提供的热中提取到㶲的功能。为此，热力学指出需以不可或离的两热源为前提，将水火合一反映出的正是该基本规律。根据热功稳流的河图模型知，生命直接依赖的是脏循环的两热源，是利用热量自高温热源（体内热源）流向低温热源时，提取出热量中的㶲变成功。脏循环的高温热源需要腑循环不断向其补充能量，为此，需要腑循环不断地利用功从低温热源（水谷）中提取热。生命的根本是少阴与太阳，这就是要将水行与火行整合在一起形成一经的学理之因。

在循环 $T–s$ 图上，虽然腑的工作温度区间一定不超出脏的，但脏循环与腑循环的横轴的变化范围一般并不能形成图 8–5–1 所示的相交关系，通常需要在横轴上发生相对位移才行。这种人为的变动，并不影响上面的有关结论。因为两循环的四分线虽然实际上并不一样，但这些结论涉及的只是相关过程的能量变化，只要左右移动而能重叠在一起，其相关的能量变化关系就是一样的。凡研究的只是能量转换关系时，那么就都可以用该图进行讨论。

二、厥阴与少阳

"提取"水火后，循环还剩金行与木行。脏循环的金木与腑循环的金木，也可以发生类似于脏腑水火间的关系。但这样的关系，便与供功器无关了。实际上，还需要把中土也整合进来。既然供功器的根本功能是"点火"，便不可能与中土进行整合。因中土循环是脏四维循环与腑四维循环的综合结果，让综合结果与供功器整合到一起不知道能传达出什么意义。

供功器的特殊价值是"点火"以"引燃"。腑循环先表现在胆木中，这是腑循环的"点火"，其后"引燃"了对体内热源输出大量热的小肠火。引发脏循环的肝木被"点火"后，导致心火对外输出大量功。木行离不开功的引发，将其与供功器整合到一起，正可反映这种关系。中医学就是这样处理的。肝木与供功器发生作用，引起三焦相火"点火"脏循环，进而导致心包相火输入到了腑中。肝木与心包相火因此便关联在了一起，由此而形成的整体为**厥阴**。胆木与供功器发生作用，导致三焦相火输入脏中。胆木与三焦相火便关联在了一起，由此而形成的整体为**少阳**。

三焦相火既入肾水，又入膀胱水。按河图序数，当发生在肝木和胆木之前。但相火在水行中不是"点火"作用，因为其直接目的不是为了大量目标能量的释放。"点火"的目标能量，在脏是心火输出的功，在腑是小肠火输出的热；而相火入肾水为的是散热，入膀胱水为的是吸热。

需要说明，相火的隐显并不会改变木行在 $T\text{-}s$ 图上的过程线，因其过程原本就包含了相火的作用。进而，也不会改变其他过程。显示出相火，就表达出了供功器的相关变化。不显示相火，并不会改变工质的变化，只是把供功器归隐到外界中去了。当供功器稳定时，少阳与厥阴必然发生着稳定的连动关系，便成了形成表里关系的依据。

三、太阴与阳明

经上面的"提取"后，脏循环与腑循环都只剩下金行与土行了，两行也应整合到一起。脾土与肺金合为**太阴**，胃土与大肠金合为**阳明**。

在河图的轴轮模型中，脏循环与腑循环的作用都集中到了同一轴上。该轴由脾土和胃土组成。轴对金行的热力学状态不会产生影响，因为轴与脏腑间的作用只是如同机械间的连接而已。脾土向轴上提供动力（功），自轴上获取热；胃土向轴上提供负荷和热量。据此，阳明与太阴才形成了表里关系。

四、申论

1. 表里关系基于"机械"作用

厥阴与少阳的表里关系，是通过供功器建立起来的。太阴与阳明的表里关系是通过中土之轴建立起来的。

按河图技术模型，脏腑间转移的技术功都是通过供功器间接进行的。除技术功之外，脏腑间还应有热量的转移，这便是太阳与少阴间的热量转移了，其中介是与脏和腑都有热转移的体内热源。这样，三对表里关系便具有了一致的特点，即都是通过非能量转化"机械"发生的关系了，这些"机械"的作用只是对能量进行转手，转手致进出"机械"的能量必须是平衡的。如此的能量关系，便是表里两经在原理上的规律，也是没有能量转换只是"机械"作用的一种根据。

2. 六经模式的适用范围

是否可以推而广之，将任何正向循环与负向循环的联合都视为三阴三阳的结构系统呢？因三阴三阳是对两循环先分后合的一种处理方法，只要两循环能有四个"交点"（可以是真实相交，也可以是经过横移而相交），这种方法便适用，而与循环具体的功能体无关。来历的普适性，导致三阳与三阴是普适的。由此，六经六气关系便普适于"相交"的两异性循环系统中，便适用于所有生命生理活动中。

第六节　两五行合一法之疑

六脏六腑相合为六经，三个"六"都是五行加相火。不看相火，便可说这是两五行的合一。两五行的相合，是否还有其他方法呢？这就是本节的主题，研究结果表明，实际采用的相合法并没有坚持同构的原则，笔者不解其中的道理，故本节名中有"疑"字。篇幅虽短，并且也没有对此给出答案，但考虑到问题的重要性，依然列为一节。

一、不可能采用的方案

本段落研究，坚持三原则。一循环的中土只能与另一循环的中土相合，以保持两五行循环"中"的"轴性"不变。相合后成一动力循环。易系的不同结构单元是同构的。

脏五行与腑五行如何才能整合为一个五行？单从数量上说，需要两两合一。以心火为例，与其相合的是哪个？不能是肝木、肺金、胆木、大肠金，因为这样的两过程线与四分线无法组成循环，参见图8-5-1，就无法形成某种便于思维处理的关系，这种组合就没有理论价值。有价值的要么能直接形成循环，要么能在四分线帮助下形成循环，这可能是与小肠火、膀胱水或肾水相合。在这三种方案中，心火都属于整合循环中的火行。

1. 第一种

心火与小肠火通过循环 3–6–1–6–3 实现相合。两过程的综合结果是热、功都为 0，应属于中性。两火相合居然是中性，该方案便应被否定。

该方案的不可能性，还另有原因。按照同构原则，肾水便当与膀胱水相合为循环 4–2–5–4，结果为吸热做功循环，与火行发生的过程性质一样！便不可能成为不同于火行的水行，整合循环便不可能有五个行。对该方案的否定，实际上推翻了河图按照同行叠合而整合为一行的可能性，即河图是不能由此化为一个五行的。

2. 第二种

心火与膀胱水通过循环 3–6–1–o–5–4–o–3 实现相合，两过程都是吸热做功过程，其综合过程也一定如此，便应属于动力循环的火行。按同构原则，肾水便应与小肠火相合，结果为散热受功的 1–6–3–o–4–2–5–o–1 循环。该循环的综合过程便是受功散热过程，符合动力循环的水行过程。这是可能的。

剩下两行间的组合只有肝木与大肠金相合的 5–a–3–A–5 循环以及肺金与胆木相合形成的 1–b–4–B–1 循环都是负向循环，引起的能量转化性质相

中医理论热力学论

同，便不可能成为同一循环相对的两行，该方案也便是不可能的。

3. 第三种

心火与肾水可通过循环 3-6-1-o-4-2-5-o-3 实现相合，结果是吸热做功，便属动力循环的火行，而不会属水行。在六气循环中，少阴为火行，根据便在此。按同构原则，在该方案中，肝木与肺金相合为正向循环 5-3-o-1-b-4-o-5，对外作用效果也是吸热做功，也应属火行。

同理，膀胱水与小肠火相合为负向循环 5-4-o-1-6-3-o-5，结果是放热受功，便属动力循环的水行，而不会属火行。在六气循环中，太阳为水行，根据便在此。在该方案中，胆木与大肠金相合为负向循环 4-B-1-o-3-A-5-o-4，对外作用效果也是放热受功，也应属动力循环的水行。

该方案只有水火两行，不能形成五行，便是不可能采用的。

二、实际采用的是轴二五行

在六气循环中隐藏着一个五行，见下节。这个"五行"实是六"行"，或可称为**中轴为二行的五行**，简称为**轴二五行**。

轴二五行是在心火与肾水相合基础上，不采用与此同构的原则得到的。若都采用借助四分线构成循环而相合的办法，则会因循环要么是正向循环，要么是负向循环，而不会出现吸热受功的木行和散热做功的金行。五行便不可能形成循环。

<table>
<tr><td>第七节</td><td>基于五行看六气</td></tr>
</table>

五行理论在古代流行广泛，由五行解读六气既符合古人的思维，又符合将六气与五行嫁接起来的要求。

前面一直没有明确区分六经与六气，这里申明一下。"经"是"器官"，"经"对外表现出的功能或实现该功能所需要的能量便是"气"。三阴经是六脏的压缩结果，三阳经是六腑的压缩物。三阴经与三阳经通过表里关系彼此调适而整合到一起形成**六经**，六经的功能或实现该功能所需要的能量便是**六气**。

一、六气与五行的异同

1. 五行也可视为六"行"

因相火实际上已隐含于五行循环中，是否显示出相火所涉藏器并不会改变循环本身。显示出来，只是具体指出了相火的来源（肝木的耗功来自三焦，胆木所耗功来自心包络）。不显示出来，就是将相火的来源泛泛归入"外界"（脏腑及其工质之外）罢了。

换言之，相火的隐显就是相火来源说明的隐显。如果将其显示出来，那么五行便也就是六"行"了。增多的这个"行"并没有在五行之外额外改变工质的状态，此"行"便不是真正的行，六"行"实质上便依然是五行，便依然会保留五行的轴轮结构。只是相火"行"一定居中，因为它"没有"对工质发生作用，便不可能是阴性或阳性。

2. 六气形成了类五行的轴轮结构

五行中的四维循环是能量转化的普适原理模型，加上现实系统的统合功能，即加上中土，便得五行。五行模型普适于所有循环，六气循环便一定也可解构为"五行"。少阳相火居中，再根据其他六气的五行属性，便得六气的轴轮结构，如图 8-7-1 所示 [①]。在该图示的结构中，既内含一五

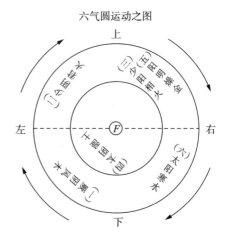

图 8-7-1　六气的类五行轴轮结构

---

① 该图采自彭子益著《圆运动的古中医学》第 6 页，中心圆圈与 F 和编码对应的图名是笔者加上去的。

行结构骨架，又由六气组成。从这个角度看，藏的司从关系是为六经确定所属五行之性的。

需要注意的是，太阴湿土既为"土"，则是中性的。这个"中性"是以厥阴为阴少阴为阳的。太阴湿土既为"阴"，就不是中性的，而是以图8-3-2中的 F 为中的。与以 F 为中相对应的阴阳是六经的二分。同理，以 F 为中，则少阳相火为阳。以阳明和太阳为阴阳，则少阳为中。

如果说五行的中土与四维处于相互垂直的两面上的话，那么六气的太阴土、少阳相火与四维气便不可能是这样的关系。而是太阴土偏向了阴平面（厥阴与少阴所在平面），少阳相火偏向了阳平面（阳明与太阳所在平面）。但也不得不说太阴土与少阳火确实居于阴平面与阳平面之间的面上，像"中"一样，六气环形运动便也可不精确地统括入五行轴轮结构中了。六气之轴上有太阴土和少阳相火，五行循环之轴表面上只有土行，实际上也是有相火的，只是没有显示出来罢了。

关于六气的类五行轴轮结构，下节将给出更深入的分析。

二、漫论六气学说所增的表里关系

任何实际系统的"病症"，不可能只局限于原理性设备上，一定同时还涉及非原理性设备。中土虽然没有能量转化上的作用，但作为"轴"的"机械"作用是十分重要的，决不能不考虑。供功器虽然只有接受和输出功的功能，但对于脏腑的启动具有不可或缺的作用。这就给出了研究十二经气的必要性，即实际问题的解决还需要研究河图的技术模型。直接研究十二气间的关系，未免过于繁杂，简化便得六气。《伤寒论》能以三阴三阳对外感证进行系统地归类，也表明六气一定包括了非原理性设备的功能。

五行理论除了阐明生理的能量转化原理外，已涉及了中土之轴与四维行间的"机械"作用。作为基于脏五行与腑五行而来的六气学说的任务，也便不可能只局限于阐释能量转化原理。任何系统的"工程"研究，除了需研究其科学原理外，还要研究其技术原理。六气学说极可能是在五行学说的基础上，进一步阐明藏间关系，以为"维修保养"（治疗养生）服务。即六气学说重在结合藏器间的作用原理来阐明人体的生理与病理过程，以为医疗服务。

以五行理论的内容为基点，六气学说在明示出相火（供功器）的基础上，增加了经内两藏的司从关系以及经间的表里关系。如果说五行理论重点描述了脏腑易系的纵向关系的话，那么就可以说六气学说重点描述了脏腑易系的横向关系，六气学说突出了脏与腑间的关系。

1. 必须增加"机械"作用规律

因事物在某条件下为阳性，在另一条件下则会表现为阴性，故事物内部一定由具有阴性与阳性的两部分组成。阴阳二分，便成为普适的哲学观点。两部分间可以有明确的有形分界，也可以只有思维层面上的无形分界。然而，共聚一体的阴阳两部，又必有联系。"联系"必不能是阳性的，否则就归入了阳；"联系"必不能是阴性的，否则就归入了阴。"联系"必是中性的，是阴阳合一的。

一方面只有阴与阳，另一方面要有中。两种"矛盾"观点谐调的结果，只能是要么"中"由阴与阳合化而成，如五行的中土，是四维行的综合；要么阴与阳自"中"分化而出，如向体内热源供热的腑为阳，自体内热源吸热的脏为阴。此脏之阴与此腑之阳共成于中性的体内热源的功能分化。无论是哪种，结果都得事物是"含三为一"的结论。这里的论证采用的阴阳是基于能量交换定义的，那么"含三为一"就只适用于能量转化系统吗？易学的答案是否定的。易学认为由任何能形成阴阳关系的作用来界分出的阴体与阳体间，都需要有非阴非阳的"中体"来联结，体系总是"含三为一"的。

强调对外的作用、功能与性质，便只有阴与阳。强调内部的存在，便有阴、阳和中。中性体并不直接与外界作用，只有通过对阴体或阳体的作用才能显现其存在。谈五行之运化，便需强调四维行的工质循环。谈中土，便是在讨论藏间的作用关系。作为"工程科学"既要研究性能即运动规律，还要研究体即存在规律。这就是既要研究河图的能量转化原理，又要研究其技术模型的原因。由于在阐释原理的同时，还包括了中性体（供功器、中土）的"机械"作用，故六气模式一定兼含了这两方面的内容。

2. 增加了通过"机械"作用形成的表里关系

中医理论热力学论

五行理论中已包含了中轴的"机械"作用，当视六气源自两五行时，六气中便也一定包含了"机械"作用。经间的表里关系，就是通过"机械"作用而建立起来的。

（1）五行理论中有"机械"作用

五脏（腑）中一定有中，否则，在数量上不会出现单数5。这个中体便是脾（胃），在易系中的位置如图8-3-1所示。从图中可见，脾（胃）的层级要比四维脏（腑）的高一级。下一级的中性体有示图中的 A、B、C、D，中医学中没有提及，便是归入到脾（胃）或四维脏（腑）中了。若是后一种情况，则意味着从脏（腑）到其四象，采用了"一分为二"的模型，其关注的主题便当是能量转换规律，四维脏（腑）循环所表达的确是该内容。研究五脏（腑）间的关系则还要关注它们间的"机械"作用，便要增加进中土与四维行间的"机械"作用，这便是五行理论的内容。中医理论中没有研究图8-3-1中的中性体 E 和图8-3-2中下图中的 F，便表明中医学在最高层级上关注的主题是能量转换，而不是藏间的"机械"作用。

只研究能量变化规律时，"中"便可以忽略，因为其对能量变化没有影响。这就是脏腑四维循环中没有中即图8-3-1中的 A、B、C、D 的原因。由于引入了中土，便知五行学说不但研究了能量转化规律，而且考虑了中土的"机械性"统合功能。

（2）借"机械"和经内作用，脏腑形成表里关系

六经的表里关系已在第五节中论述，这里要补述的是脏与腑间的表里关系。

心火自体内热源吸热，小肠火向体内热源供热。在体内热源稳定时，心火与小肠火便形成了表里关系。少阴经的存在，导致肾水与心火形成了阴阳关系；膀胱经的存在，导致大肠火与膀胱水形成了阴阳关系。三者便使肾与膀胱也形成了表里关系。功能与三焦相火正相关的心脏向供功器输出功，心包络接受供功器输出的功，在供功器稳定时，三焦与心包络形成了表里关系。少阳的存在导致胆木与三焦相火形成了阴阳关系，厥阴的存在导致肝木与心包相火形成了阴阳关系。进而，便使胆与肝也形成了表里关系。胃接受中土之轴输出的功，脾向中土之轴供应功，在中轴稳定时，胃土与脾土形成了表里关系。阳明的存在导致胃土与大肠金形成了阴阳关系，太阴的存在导致脾土与肺金形成了阴阳关系，进而，便使大肠与肺也形成了表里关系。

概括地说，脏循环与腑循环的循环方向相反，便具有了相反相成的功能，便一定可以通过自身不发生改变的中性体连接在一起。六经有三对，便有三个连接体。这就是供功器、中轴和体内热源。有了这些"三"，脏腑间便不直接发生相关的能量转移了。腑向脏提供热能，其间便有体内热源。脏向腑提供功，其间便有供功器。脏腑需要统合谐调，其间便有中土之轴。

对同一"机械"发生相反作用的脏与腑，首先建立起了表里关系，共有三对。其次，因同一经中的两个脏（腑）具有阴阳关系，进而延伸得其他三对表里脏腑。"机械"关系是表里关系的基础之一。六经间和三对脏腑间的表里关系，都是基于"机械"关系而形成的功能关系。六对表里脏腑的经气关系，就是彭子益所说的十二经气圆运动关系[①]。十二经气的流向关系与脏腑表里关系是相通的。

三、六气学说的内容超出了河图

河图囊括了五行理论的所有内容，但不能包含六气学说的全部。

1. 河图包含了轴轮间的"机械"关系

把图 8-3-1 中同行的脏与腑置放在同一方位，并将四维行布置成中土在中央的环形，便得河图。借助图示易系知，河图有三层级的基本结构单位。第一层级由"两性二体"的阴阳组成；第二层级是"两性三体"，但只显示出了中性体脾胃，而没有示出其阴体和阳体；第三层级是"两性二体"，由两个藏组成，对应易学上的八卦层级。

河图关注的重点是能量转换，只有在中间层级中才关注了"机械"作用，即轴（脾胃）与轮（四维脏腑）间的作用。除此之外，河图还通过 10 点包围 5 点的图形，明示出脾胃间具有共用同一轴的"机械"作用关系。

2. 河图包含了脏腑间的表里关系

从表面上看，河图中具有表里关系的脏与腑处于同一位置，其经气的

运行方向也一样，这似乎与表里关系相矛盾。实质上，河图中腑循环的横坐标轴的指向恰与脏循环的相反，故同位上的脏与腑的经气运动方向实际上是相反的。当然，河图中没有显示出三焦与心包络，但实际上已隐含在其中，便也就包含在其中了。

简言之，河图实际上已包含了十二经气的流向以及脏腑间的表里关系。

3. 河图不包含六经间的表里关系

河图虽然包含了六对脏腑的表里关系，但除了木行与相火合成一经的信息隐含在河图中之外，其他经的形成就找不到或显或隐的信息了。六经的内容没有包括（或全部包括）在河图中，六经间的表里关系就更不可能包含在其中，进而六气与三阴三阳等理论内容便不会包含在河图中。

如果认为六经（六气）是对河图两五行的某种整合的话，那么整合时需要借助的关系便没有包含在河图中。六气学说具有没有被河图囊括的内容，在这层意义上说，六气的层级高于河图。

如果说河图囊括了阴阳学说与五行理论的话，那么就可以说中医学围绕能量转化的主体理论是河图和六气学说。简单地将中医理论都归于河图，是不严谨的。

第八节　类五行轴轮模型

稳定存在的吞吐系统，必有平衡的结构和机制。平衡的结构及其机制，会随观察模式的不同而发生变化。不同的模式透露出的内容不同，为全面认识，便需采用不同的模式。关于六气间的关系，中医学给出了多种模型。本节研究的是彭子益给出的类五行轴轮模型，即图8-7-1。该模型，黄元御在《四圣心源》中也采用了。由于缺乏来历介绍和细致说明，对此模型鲜有研究，运用时不免质疑其可靠性。为消除质疑，需要搞清该模型所指及其来由。

图4-6-4所示的脏循环与腑循环的横移 T-s 图，是研究的起点。

一、两循环水火合一所得的循环

1. 水火合一致循环化为过程

在图 4-6-4 中的脏循环中，4-5 过程是水行的放热过程，3-1 过程是火行的吸热过程。水行合于火行的综合过程的吸热量便一定降低，过程线就一定在 3-1 线的下方。在维持能效三量不变时，脏循环的对外作用效果便一定如同图 8-8-1 中的 5-3-o-1-4 所示的过程了。

在图 4-6-4 中的腑循环中，5-4 是水行的吸热过程，1-3 是火行的放热过程。水行合于火行的综合过程的放热量一定降低，过程线就一定在 1-3 线的下方。在维持能效三量不变时，腑循环的对外作用效果便一定如同图 8-8-2 中的 4-1-p-3-5 所示的过程。

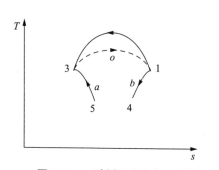

图 8-8-1　脏循环水火合一所得过程

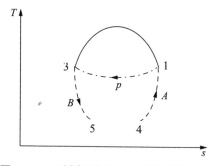

图 8-8-2　腑循环水火合一所得过程

2. 所得两过程依然形成了循环

水火合一后，图 4-6-4 就变成了图 8-8-3。其中实线是脏的工质发生的吸热做功过程，虚线是腑工质发生的受功放热过程。因为图 4-6-4 中的 4-2-5 过程的放热量小于 5-4 过程的吸热量，所以 3-o-1 线一定位于 1-p-3 线的上方。

由图中可见，脏过程与腑过程形成了三循环，即循环 5-b-3-B-5、

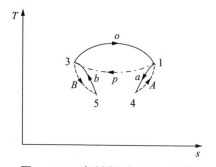

图 8-8-3　脏腑循环水火合一所得

3-*o*-1-*p*-3 和 4-*A*-1-*a*-4。三循环的联合，一定是循环。

3. 六气对应的大致过程

在不考虑过程重构时，因 3-*o*-1 是脏循环水行与火行的合一，故是少阴。类似地，1-*p*-3 是太阳。在土行只有"机械"作用时，将其与金行相合后，能量变化依然与金行的一样。视 1-*a*-4 为脏循环金行与土行的合一，便是太阴。类似地，3-*B*-5 便是阳明。在脏循环的木行中，原本就包含了三焦相火，故 5-*b*-3 是厥阴。在腑循环的木行中，原本就包含了心包相火，故 4-*A*-1 是少阳。

二、轴轮循环及其联结

1. 负向的中轴循环

由 *T*-*s* 图易知，太阴土与少阳相火形成了负向循环。既然是负向循环，那么六气循环的这个中轴便是提供负荷的，而不是提供动力的。对照轴轮模型，应将轴循环（图 8-8-3 中的 4-*A*-1-*a*-4）"切分"下来以"独立"出来。

图 8-7-1 所示的六气圆运动图上的中轴循环，如果其坐标轴是通常的，那么该循环就是正向循环了，便是错误的。该图要成立，在其两坐标轴中必须有一个与通常的指向相反。

2. 正向的轮循环

扣除中轴循环后剩余的两循环合并成一个，便是六气的轮循环。由于脏循环与腑循环的联合循环是正向循环，扣除的中轴循环是负向循环，故轮循环一定是正向循环。左半循环当是二阴，右半循环当是二阳。

由于图形在 *T*-*s* 图上横移并不影响能量三效，同时中轴循环的温度区间一定位于轮循环的内部，故一定可将中轴循环置于轮循环的内部。

3. 两循环的联结

由图 8-8-3 知，轴循环 4-*A*-1-*a*-4 与轮循环 1-*p*-3-*B*-5-*b*-3-*o*-1 有一个交点 1，工质便可在两循环间连续流动。在两循环置放成轴轮模型时，轴循环与轮循环分立而没有了交点。按说两循环的联结点依然在原处，只是变成了"两个"，比如图 8-8-4 中的 L 和 M。由于 L 和 M 的状态一样，故 L-M 或 M-L 便没有能量变化，并不是一段过程。不过，如果 L 与 M 在图 8-8-4 中表示的状态不同的话（这可使下面谈的过程重构具有更大的灵活度），在理论上则更具普遍意义。对于这样的轴轮循环，工质要在两循环间连续流转，轮循环与轴循环间一定由一过程相联。根据图 8-8-3 知，联结过程线与轴循环的交点是太阴与少阳的上接点 M，与轮循环的接点是二阴与二阳重构（见下面）循环上的某个点 L。因是少阴的终点，故无论如何重构，L 点都一定在轮的上半循环上。这样，由轮到轴便由图 8-8-4 中的 L-M 来联结，由轴到轮便由 M-L 来联结。两联结过程的能量效果相互抵消了，如同没有一样。虽然两过程的工质流向相反，但不会造成停滞，因为各有其通道。在不绘制出过程线时，便成图 8-7-1 了。

结合图 8-8-3 易知，因后天始于木，故厥阴木 5-b-3 为初气，少阴火 3-O-1 为二气。接下来，似乎应顺接太阴土。但由于中轴循环是负向循环，当调转一坐标轴方向时，其循环方向便要调转，便如图 8-8-4 所示的一样了。按该结果，顺接的三气便只能是少阳相火了，进而太阴土、阳明金、太阳水便依次

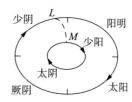

图 8-8-4 轴循环与轮循环的联结

是四气、五气、六气了。这便说明了中医学上六气次序的来历。这也是一种有力的证据，用以证明图 8-7-1 是状态参数坐标图，且轴轮的坐标指向有一个是相反的，轴轮同向旋转。

六气均分，便各主四个节气。厥阴始于大寒，便知小满、芒种、夏至、小暑属少阳之气，大暑、立秋、处暑、白露属太阴之气。脾土胃土虽不主时，但太阴阳明主时，故脾胃依然有时令病。

三、一体化的过程重构

除去中轴循环后，图 8-8-3 中剩余的两循环是如何形成图 8-7-1 中轮循环的？二阴间的相对位置容易接受，因为与图 8-8-3 的相同。但阳明与太阳的相对位置，两图有明显的不同。由剩余两循环到轮循环发生了较大变形，有理由认为在该过程中发生了重构。虽然还不知道重构是如何进行

的，但阳或阴的重构不可能独立地进行，更可能的是阴与阳同步协调性地重构，并且同时还应当包括进了对中轴循环的适当调整。

由于还不能全面说明，下面仅论述二阴与二阳间需要进行的协调性重构。

1. 少阴与太阳

膀胱水（小肠）从水谷中吸热，小肠火向体内散热，综合结果是太阳水的功能。心火从体内热源吸热，肾水对外散热，综合结果是少阴火的功能。若直接考量太阳与少阴的四个过程，则因有两个与体内热源的作用相反，相互抵消，剩下的除功交换外，还有肾水的散热和膀胱水的吸热。这样看待的话，则少阴只剩下了散热的肾水，太阳只剩下了吸热的膀胱水。可是，在六气循环中，少阴是吸热过程，太阳是放热过程。为消除矛盾，可以让太阳与少阴更换功能，即太阳完成肾水的放热过程，少阴完成小肠（膀胱）的吸热过程。这样处理有根据吗？结合图 4-4-2 可知，脏循环与腑循环的综合结果，一定是工作于水谷与冷源间的循环。膀胱水所吸的热便一定是该循环的"天"，肾水所散的热便一定是该循环的"地"。在六气循环中，"天"是少阴，"地"是太阳，于是膀胱水的吸热便更换成了少阴的功能，肾水的散热便更换成了太阳的功能。需要强调，这种更换只是为了提出六气循环而进行的思维抽象结果，只是理论上的一种处理，并不符合实际。换言之，运用六气循环考虑问题时，应认为少阴的功能是心火与肾水的综合，太阳的功能是膀胱水与小肠火的综合。将两综合再进行特定的重构性综合，结果少阴的功能便视同为膀胱（小肠）的吸收功能，太阳的功能便视同为肾的泌尿功能，这里存在着少阴与太阳的某种功能互换。

功能上的更换和热源的改变，是少阴与太阳间进行协调重构的结果，否则，类五行轴轮模型的六气循环就不会存在了。这种在维持循环能效不变前提下，对部分间进行的协调性一体化重构，是系统一体的必然要求。

2. 厥阴与少阳，阳明与太阴

在少阴与太阳一体化重构的结果中，有一个显著的直观性改变，就是热源由三个变成了两个，即去掉了体内热源。这必然要求另外的二阳与二阴，也必须进行相应的处理。如何处理？首先，要配合少阴与太阳间的一体化重构的需要（如单位质量工质的能量交换数量的相应折算）；其次，考虑到易学的相对性，厥阴与少阳、阳明与太阴也要进行各自的一体化重构。

因为所需要的功（相火）不可能因为是否明示出了供功器而发生改变，故单从能量关系上说，厥阴与少阳的综合同肝木与胆木的综合，在效果上是相同的。由于供功器没有改变工质状态的功能，在只考虑工质能量变化关系时，便可以将其忽略。于是便可说，厥阴就是肝木，少阳就是胆木（当然已变为火行了）。这就是医家常可由主藏功能失常来解读经证的原因。在少阴与太阳一体化重构导致热源变化后，厥阴与少阳的热交换量都要相应地减小。只要两热的减少量一样，就不会影响循环的总结果。两对六经整体化地调整后，剩余的太阴与阳明也一定是一体化调整后的，或者说太阴与阳明也是经过一体化调整后的结果。

四、申论

1. 表里关系是六气循环的基础

没有经间的一体化重构，便不会形成六气循环。进行了一体化调整重构的经间，必须具有相当强的相互作用。这种作用不能凭空出现，一定产生于两经，这便是经间的表里关系。没有经间的表里关系，便没有六气循环。六气循环不只是脏循环与腑循环独自压缩结果的组合，而是经过了以综合后依然维持一体的重构处理。经间的表里关系不仅包括了连动关系，而且更重要的是包括了彼此协调重构的作用关系。

借由经间的表里关系，结合易学的阴阳相对关系，细分而得脏腑间的表里关系。这样，脏腑表里关系就也是用来满足重构一体性要求的。

2. 病皆因于循环失调

经内的司从关系和经间的表里关系，都是为形成六气循环奠定基础的。两关系的失调，都会破坏六气的一体化关系，六气循环便一定失调出偏。故外感病所显之证应包括这些关系的失调证。除此之外，六气循环还会因为六气的五行生克关系失调而出偏。多数内伤病，是六气循环没有失调时的病，便是河图或脏（腑）五行循环失调之病。多数内伤病不会严重到引起表里脏腑关系失调，便不会引起六气循环出偏。因表里关系建立在脏腑关系的基础上，表里关系失常一般会导致五行循环要求的脏腑关系失常，故六气循环失调时，五行循环通常也要失调。

彭子益说："人身疾病多矣，事实上只分内伤病、外感病两门。内伤病，不论何经有病，仍是圆运动着的。……外感病，六气运动失圆之病也。"[1] 这样的理解将病理建立在了生理基础上，病理便与生理贯通了起来，理论便具有了更好的系统性。

3. 类五行轴轮模型适用于六气循环

由于中轴循环发生了能量转化，就不是中土。六气循环，就一定与以中土为轴的五行循环有所偏离。但在不影响其为相对的中时，并不会妨碍五行模型的运用。至于轴轮的联结点虽是确定的，但如果认为可在任何一处发生联结，也并不会妨碍能量转化的结果。基于该意义，便也可将其视为一种具有"机械"作用的轴。这样五行轴轮模型便适用于六气循环了，进而中医学就为六气赋予了五行之性，便采用五行轴轮模型来讨论六气循环。模型运用的有效性和结果的正确性，是该模型成立最有力的证据。

第九节　阴阳离合模型

三阴形成了一灵活开关的门，"开""关"的调节依据是能量的进出需要，以保障能量平衡；三阳形成了另一灵活开关的门，调节"开""关"的依据不但包括了三阳的能量平衡，而且包括了三阴的需要，由此三阳便密切配合了三阴，三阴与三阳便成为协调的一体。

一、三阴离合模型

《素问·阴阳离合论》说："是故三阴之离合也，太阴为开，厥阴为阖，

---

[1]《圆运动的古中医学》，彭子益著，中国中医药出版社，2007年6月出版，第25页。

少阴为枢。"这是三阴离合模型。

心火输出炃，肾水散失炃，少阴的功能是从热中剔除炃以获得烟。有了该功能，人体才能自由活动。从能量角度看，该功能是生命体的根本目标。生命要稳定，首要的是要保证少阴功能的正常，其他各方要为此而努力。这便要以少阴为中心来调节相应的能量进出，故三阴以少阴为枢。

藏象学说认为精微经脾土转输给肺金，进而散布于全身。本论认为该过程中的精微并没有进入该过程脏循环的工质中，是由另外的通道，经太阴的作用自命门中提取到精微，继而经厥阴送达少阴。在送达少阴之前，一直没有影响脏循环的工质，属于精微的收藏过程。故由脾土和肺金组成的太阴，是向三阴引入能量的。自厥阴之后，精微便要释放出其能量（即心火所吸的热），才开始影响脏循环工质的能量，从而保证了心火为极阳。太阴开启收藏精微之门，厥阴开启精微耗费之门，如同宽大古城楼的前后门，太阴门打开，精微流入。厥阴门打开，精微流出。流进流出之差，便是两门间的储存了。仅就储存而言，两门的作用可以集于一门，变成此门的开合变化。于是，太阴开门，厥阴关门。

在储存量一定时，门的开合度也并不会是固定的，因为人体与外界交换的能量是变化的。人体稳定时，门的"开""阖"一定是协调的，便一定是以能量的进出来调节的，便一定是以少阴为枢的。

二、三阳离合模型

少阴决定了三阴能量的进与出，便成为三阴之枢。按这种逻辑，因膀胱水纳收精微，小肠火输出精微，三阳的"枢"便当是太阳，但这个"枢"只控制了三阳的能量进出。少阴与太阳都没有三阴与三阳间的协调功能，便满足不了人体能量协调的需要。

实际上，三阳是为三阴服务的，三阳之枢应当具有跟随三阴需要而调节自我的功能。《素问·阴阳离合论》说："是故三阳之离合也，太阳为开，阳明为阖，少阳为枢。"少阳中的三焦相火启动脏循环，三焦相火的数量便调节了脏循环的体量，便是调节了脏循环；伴随少阳中的胆木而入的心包相火，便控制了腑循环。由此可以说，少阳调节了脏循环与腑循环，便是平衡三阴与三阳的中枢。以少阳为枢，便是以三阴与三阳的协调为中心。

太阳中的膀胱水自水谷中提取到精微，小肠火向脏循环提供精微。"开"门以纳精微，故由膀胱水与小肠火组成的太阳应"开"门。"阖"门以中止精微的吸收。胃土对能量变化没有作用，大肠金主要是排泄糟粕的功能，故由胃土与大肠金组成的阳明金便具有了"关门"的作用。

三、申论

1. 枢具有提供动力的能力

在本章第五节中已指出，可以同时将少阴视为动力循环，将太阳视为负向循环。虽然胆木需要接受功才能发生，但在将供功器包括进来的少阳中，就具有了提供动力的能力，人生命的第一推实际就来自命门相火。

如此看来，三阴与三阳之枢都具有对外提供动力的能力，都具有开合门的动力。

2. 少阳异常重要

三阴与三阳是通过少阳相火协调在一起的。少阳当具有无与伦比的重要作用。或许不能说少阳正常，脏腑就一定协调。但总可以说，少阳不正常，脏腑就一定不协调。

"利用柴胡剂加减化裁，通治临床各科的疾病。……历史上往往将这些善用柴胡剂的医家称为柴胡派，善用一个方，就能成就一派，这真是不简单的事。这个现象很值得思考。为什么柴胡剂的化裁能够治疗这么多的疾病？根本的一个原因就在于它对枢机的作用。"[1] 在笔者看来，这说法还不够精准。应是因为少阳是脏腑功能调节之枢，才使柴胡成为通治各脏腑病的药。

---

[1]《思考中医》，刘力红著，广西师范大学出版社，2018年8月出版，第94页。

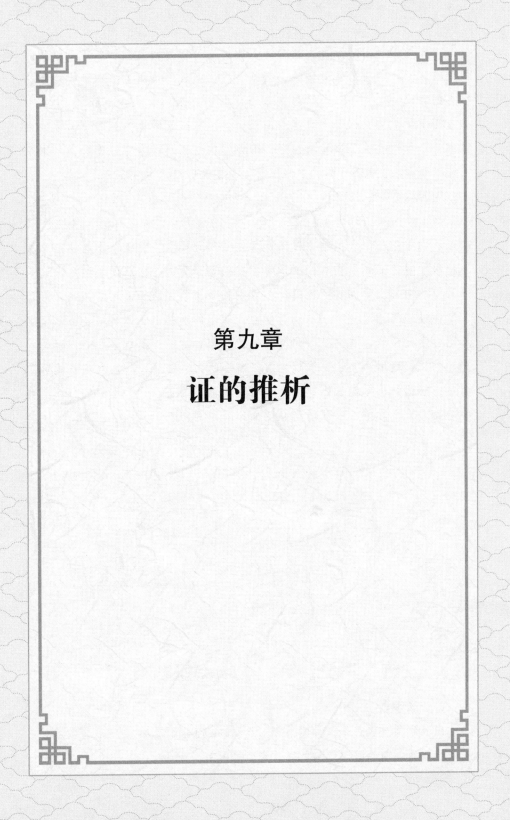

第九章

证的推析

由理论推析出病证，无疑是诱人的。本论作为新生者，当然无法全部做到这一点。但有前景的理论，必须展现出相当的推测力。本章便是这种努力的尝试。

阴阳学说、五行理论、河图、六气学说和藏象学说，都是中医学的主体理论。由这些理论来推析病证，因范围广博，所涉内容过于宏富。本章只能蜻蜓点水，着力于搭构思维框架，以期给出推析的思路。

内容脉络

病证循病理。病理是失常的生理。证的推析便需明白中医学的生理观，即要明白中医学的人体结构模型及其能量转化模型。这些就是前面几章所述中医学理论的核心内容，本章想将它们整合为一个，以便于运用，这是第三节的内容。第五节便运用这些模型初步推析了脏腑之证，为此，第四节试探性地提出了一个基本病气规律，即阳体病热，阴体病寒。第六节则从热力学的角度，解读了一些与能量转化相关的证，是对第五节内容的补充与细化。运用六气学说推析之前，需要明白六气病变所显之气，故第二节对此规律给出了尝试性解释。运用理论前，要明确这些理论的特点。易学是究天人之际的，中医理论也便如此。中医学基于天人合一观，致使其理论具有了天人相应的根本特征，这是第一节所讲的内容。

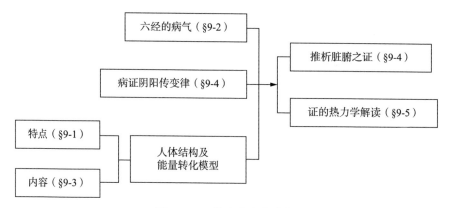

图 9-0-1　第九章内容脉络

重要新观点

1. 六气为六经之本，六经是六气之标。（§9-3）

2. 五行是河图与六气的共同前身。（§9-3）

3. 六气形成一循环。（§9-3）

4. 中医学上的藏是应四时的，进而藏循环便循四时。（§9-4）

5. 外感病导致六气循环失调，内伤病导致河图内部关系失调。（§9-5）

6. 在 T-s 图上，病湿因于过程线下移，病燥因于过程线右移。（§9-6）

7. 君火不生土，相火乃生土。（§9-6）

第一节　天人相应

中华文化的最高境界是天人合一。如何才能达到天人合一？"日出而作，日落而息"，便是生理上的天人合一。为什么要天人合一？因为人是天地之子，必须像天地一样运行，才会与天地成"一"。这需要不逆天地自然，便要顺应生理自然。只有如此，生命才最健康。顺随天地，必天人相应。于是，阴阳、五行、六气便集于人身了。

一、生命之初机——阴阳、四时循环

生命依赖不断耗费能量才能存在，便需能量进出，由此便生出阴阳。阴阳是生命之胚。生命之能来自大地，地是人之"天"，人是地之"地"。生命产生的废能散向大地，人是"天"，大地是"地"。生命便是大地为"天"为"地"的产物，地生人，地人合一便需"人法地"。同理，天是大地之能的授受者，地便是天的产物，天生地，天地合一便需"地法天"。

地之能授受于天。授受分视，天不能不变，地也便不能不变。地之变当与天之变，谐调动作。授受之变，是能的升降之变。升降随时间而展开，便形成时变。

只有稳定的时变，才能产生稳定的授受循环，进而才能产生依靠内态循环而稳定存在的事物。如此事物的生命的存在，表明了天地必发生着稳定的时变，这便是昼夜、冬夏、四季等时间循环。没有时变，便不会有生命。稳定的时变是生命诞生的初始机制。

冬夏是具体的阴阳，阴阳是冬夏的抽象。四时是具体的四象，四象是四时的抽象。四时是冬夏两季的析分，言四时实已含冬夏，故可简言为四时是生命诞生的初始机制。内经首谈四时，当有此意味在其中。

二、生命的运行模式——五行、河图、六气

地要维持稳定，能的授受便要平衡。受时为"地"，授时为"天"。此"天"此"地"统合成一，便产生了"中"。下推，生命便有其"中"。上推，天便也有其"中"。授受都要接受其"中"的调节，"中"便成了枢纽。天地或许能以不稳定的方式存在，但生命不行。生命要求天地都要稳定存在。稳定生命的存在，就是天地稳定时变的证明。

天地人都有四时，加上中，便有五时。历经五时之变，天地人都各自完成了自己的五行循环。虽然天之五行与地之五行互为镜像，但两五行的内部结构都是相同的。五行循环便是天地人运化的通用结构，故天地同构。

死物只能发生自发过程，只能跟随天的四时之变而变化，便只能发生"地"五行循环。生命能进行非自发过程，能像天一样发生自主的五行循环，这是生命的根本标志。维持该循环，需要像地一样运行的五行循环提供的能量支持。故人集天五行与地五行于一身，两者合作便有"天地和合"，便有"人是天地和合的产物"，人既要法天，也要法地。

脏五行循环与腑五行循环虽同构，但并不能合并成一个同构的五行循环，而是联合为一河图。将河图中必有的相火一并列入研究范围，并重构而得六气循环。讨论至此便知，五行、河图、六气都是人的生理运行模式。

三、人为小天地

将天地人作为一体系，则天主施授，地主收受。天施地受是生命之基。天之气是太阳能，其能源是太阳内部的核燃料。地上之物运动的初始能量来自天。向大地提供能量是天的根本特征，贮藏天能便是地的基本特征。天地便是一阳一阴。

能量由天到地的过程，孕育出了生命。如果没有生命，大地便如月球一样死寂。生命使得天施地受的能不会全部自然贬值，而是使部分升值了。

该非自发过程使得生命可以自主活动，成为真正的生命。自主活动像天，贮藏能量像地。人集天地于一身，便是天地之中，便是一小天地。

天在上为阳，向大地输送能量；地在下为阴，贮藏天之能。人身上部像天，虚清；下部像地，实浊。人是像天地关系一样的结构物。然而，人又是天地和合之产物，其"天"其"地"间的互动就更显明。人体内重要的能量流动是通过气、血、水、汽的流动及其转化实现的。阴血（水）自下而上，阳气（汽）自上而下。阴升阳降，这是所化循环的作用。水谷在腑中消磨后一分为二，精微为阳，糟粕为阴。糟粕自上而下，为阴降；精微自下而上，为阳升。阳升阴降，这是所藏循环导致的。

第二节　六气所从

六气所从是一种病理现象，故放在本章。

一、六气的标、本、中见

表里关系对六气循环的形成，具有十分重要的基础作用。六气是经表里关系调整后的六经功能。经中的两藏，加上具有表里关系之经，三方形成六气的标、本与中见关系。病变时，便会显出其中一方之气，这便是六气偏显之气。

《素问·天元纪大论》说："厥阴之上，风气主之……所谓本也，是谓六元。""元"是本源，本源是六气循环之整体。"六元"便是六气循环之六分，即风热暑湿燥寒。由六气循环分化而出三阴三阳。在易体系中，整体在上，为本；在下的分体则就为标了。上为下之主，故有风气主厥阴。该观点也同样包含在《素问·六微旨大论》中，"少阳之上，火气治之，中见厥阴……所谓本也。本之下，中之见也；见之下，气之标也"。但增加了居于标本之间的中见。中见是与本经为表里关系的经，引入中见就是引入了表里关系。

六经相互作用调适而整合在一起，便形成六气循环。该循环中的一条六分段，便是六气中的一气。六气不单是某经的功能，更不单是经中某藏的功能。而是以一经功能为主，其间夹杂进了另一经的功能。为主一经的两藏，又分主次。主为**六气之本**，次为**六气之标**。夹杂于其中的经，便是**六经之中见**。

二、所从

正常时不显，病时六气的标、本、中见失调，便会显出或本气或标气或中见之气。关系不同，所显便会不同，便有了"从本""从标"或"从中见"之病症。见寒气既可能是太阳病，也可能是少阴病，还可能是两者都病而导致的失调。《素问·六微旨大论》给出了六气所从，"少阳、太阴从本，少阴、太阳从本从标，阳明、厥阴不从标本，从乎中也"。这或许只是经验的总结，但笔者更倾向于认为其中有理论上的依据。虽然没能给出全面的论证，但找到了一些能够接受的道理，或许有益于后续研究。

脾土与肺金虽都吸热做功，但脾土是为输出功而吸热的，肺金是为吸热而输出功的。脾土是中土循环的目标段，肺金是四维脏循环右降的准备段。故太阴之主是脾土，太阴之从是肺金。六气循环是动力循环，化热为功是循环的功能目标，对应到藏上，便有"脾为后天之本"。动力循环离不开其先天三焦相火的启动，故少阳相火便是六气循环的先天之本。少阳主司者三焦相火藏于肾（命门），肾（命门）便是先天之主了。先天之本启动后天之本，后天之本主循环之运化，方有其他各部，这大概就是《素问·六微旨大论》"故从本者化生于本"之意。据此，加上笔者认为在六气循环中，太阴和少阳为中轴，具有不可变动性（否则，六气循环便解体了，人便死亡了）。两气便只能从本，不能从标，也不能从中。两气之本的不可撼动性，更显著地体现在阳明不从本、不从标而从中见即太阴之湿气、厥阴不从本、不从标而从中见即少阳之火气上。太阳与少阴都包含水行与火行两个能量转化方向相反的过程，两过程具有平等的地位，便既会从本也会从标，即"从标本者有标本之化"。"从化"指出了病气所由来，而不仅是病气的类型。不可以认为"从标本"者还"从中"，虽然"从中"的结果表面上已经包含在了"从本从标"中了，但病因所归不同。

另论水火。造就生理中的工质循环的"设备"是六经，其功能发挥出来才使生命对外表现出相应的性能即六气。正常运行时表现出的性能便是六气之本。如太阳在六气循环中的根本功能是向体内供热，对外便表现为寒气。少阴在六气循环中的根本功能是输出功表现出活力，对外便表现为热气。处于稳定工作状态时，对外显出寒，对内作用必为热。反之，亦然。生命是天地合和的产物，其本必在于天地（外界）。六经对外作用为其本，对内作用为其标。由此可知，太阳本寒标热，少阴本热标寒。在腑的四维循环中，膀胱藏自体外吸热，对外表现为寒；小肠藏向体内放热，对内表现为热。故膀胱水为主，司化；小肠火为次，从化。在脏的四维循环中，心火据脏循环的 $T–s$ 图所吸的热，由肾（命门）代为完成；吸来的热再转移给心，心便是从经内吸热，对经外做功，故本热标寒。肾（命门）藏是自经外吸热，对经内心火散热，故本寒标热。肾水对外散炄，也是本寒的。故心火为主，司化；肾水为次，从化。

第三节　人体结构及能量转化模型

病理是异常的生理。分析证需先明生理，这又需先明人体结构及其运行。

一、人体结构模型

人体需自主地与外界发生物质、能量和信息交换，这便需要自身进行能量转化，进而需要相应的"设备"，这些"设备"便是五脏六腑。转化出的能量，一部分供五脏六腑耗用，另一部分供躯体使用。躯体与藏、藏与藏间便需发生资源交换，这便需要经络。

脏腑、躯体和经络是人体的组成"设备"，也便成了人体的结构组成。作为"设备"，其作用对象是体外的水谷（含大气）和体内的气血。气、血是人体内在不同"设备"间流转的精微，需形成气血循环。

脏系统由三阴经组成，腑系统由三阳经组成。脏系统与腑系统由六经间的表里关系联系而形成整体系统。在该系统中，六经所具有的功能便是**六气**[①]。三阴是脏系统的三个"分子"，三阳是腑系统的三个"分子"。发生表里关系的脏"分子"与腑"分子"，必然改变了原本"独立"的三阴三阳的功能。改变后的三阴三阳所具有的功能，才是六气。脏（腑）是"原子"，六经之经是"分子"，六气之气则是两经形成"缔合分子"后的功能。层级最高的是"缔合分子"，最低的是脏（腑），居间的是六经。

外感病直接致六气循环偏移，偏移的层级高，故病多重。内伤致藏气偏移，偏移的层级低，故病多轻[②]。

二、能量转化模型

有十二藏共同参与的能量转化过程是复杂的，需将其整合为容易理解的模型。中医学提出的模型是：五脏形成脏五行，五腑形成腑五行。脏五行与腑五行联合形成河图。将其中的相火显示出来，便有六脏六腑。六脏两两合一，便成三阴。六腑两两合一，便成三阳。三阴与三阳作用形成一循环，该循环便是六气循环。六气形成轴二五行。详细内容前已述说，这里只扼要说明了整体中的相关联系。下面补述几个问题。

1. 五行是河图与六气的共同前身

将五脏六腑整合成的整体，有河图和六气两种结果。五行是河图的"前身"。如果将少阳相火隐去不显，则六气也是一五"行"。六气的"前身"是三阴三阳。因水行与木行一定伴随着相火的参与，无论将相火发自供功器的过程是否显示出来，都不改变水行与木行过程，三阴（三阳）的"前身"便是脏（腑）五行。五行是河图与六气共同的基础，成为联系两种模式的枢纽。这就是为什么张仲景虽用六气辨证，却在《伤寒论》序言中强调"夫天布五行，以运万类，人禀五常，以有五脏"。

六气是腑三阳与脏三阴的结合，是脏与腑的合体。四维脏循环与四维

---

① 这才是本论对六气与六经关系的最终理解。

② 《圆运动的古中医学》，彭子益著，中国中医药出版社，2007年6月出版，第25页。

腑循环所包含的少于六气所包含的，虽不能说六气循环与四维脏腑循环具有上下级的关系，但六气循环毕竟整合了脏与腑，便具有一定的功能上的更高"层级"性。相对而言，五行只是脏或腑的内部关系，六气学说则将脏与腑联系起来了。虽以五行为基础，但六气有其独立内容。在彭子益所绘的十二经气流向图中，脏腑的同一行总是一上行一下行而形成"循环"，实来自六气学说。

2. 左升右降

脾土是中土循环的半过程，与四维脏循环组合在一起，只能形成某个过程，而不是循环。同理，胃土与四维腑循环组合在一起，也只能形成一种过程。三阴经发生了前一过程，三阳经发生了后一过程。当三阴经与三阳经联合在一起时，总结果如同中土循环、四维循环和四维腑循环的联合形成的循环。三阴经与三阳经在该联合循环中相互调整形成的六气，便也一定组成一循环。在状态参数坐标图上，六气过程线一定形成闭合的环形。

脏耗费的烟全部来自腑，故脏阴腑阳。腑的功能一定是自外界吸收能量，对外表现为收敛。脏一定完成了将热变为功的能量转化任务，以对外表现出非自发性。脏之三阴与腑之三阳间形成的六气循环，必是三阳右降，三阴左升。

在下的升不上来，下便遗泄；在上的降不下去，上便痞胀。基于六气循环，脏与腑联合工作，且地位平等，无论是脏还是腑，便都应符合此规律，故"如病不升之病，或少腹胀满、腿酸足重，或遗，或泻，服温升肝经、肾经、脾经之药后，病人少腹左部必有响声，由下而上。如病不降之病，或胸痞头胀，耳聋目眩，服清降胆经、肺经、胃经之药后，病人胸胁右部必有响声，由上而下"[1]。

3. 营卫气血与六气的对应

营及血居左，上升；卫及气居右，下降。六气循环与气血循环、营卫

---

[1]《圆运动的古中医学（续）》，彭子益著，中国中医药出版社，2009年6月出版，第14页。

循环是对应起来的，于是便有：在六气循环中，从厥阴到少阴，对应着血由下而上、由内而外的过程；从阳明到太阳，对应着气由上而下、由外而内的过程；前者是发散的营过程，后者是收敛的卫过程。

4. 阴阳

从相互作用看，气阳血阴，营阴卫阳。从藏看象，便有藏之阴与阳。基于六气循环看脏腑间的能量转移，便有三阳输出能量发生阳过程，三阴接受能量发生阴过程。基于河图看脏腑间的能量转移，便有外圈的腑为阳体，内圈的脏为阴体。

循环二分过程对应的功能体互为相对观察体，由此确定的阴阳才与上面的类似。使循环工质阳变的功能体是阳体，使循环工质阴变的功能体是阴体。此阴变与阳变的综合结果并没有使工质发生改变，便如同两功能体直接作用一样。如此的阴阳，便也是直接作用的阴阳了。

5. 藏

至此研究过两种藏，一种是按照循环温熵图上的四分过程线界定出的藏，一种是藏象学说中的藏。中医学中的藏显然采用的是后一种。第一种的前提假设是循环温熵图为圆形，且其四分过程是行的效用。这样，命门藏精便视为了木火吸热。第二种有结合实际对第一种的"修正"，将肝心的吸热功能归为右肾藏精便是如此；有"修正"实际以合乎第一种的要求，将小肠吸热转移给膀胱水便是如此。中医学的藏，既不完全是第一种，又不完全符合实际。之所以如此，背后必另有目的。这个目的便是让四行顺应四时的运行。即让生理的运行能够形成工质循环，以表达出所遵守的能量规律；同时，表现出与"春生夏长秋收冬藏"相同的特征。如果只采用第一种，就只能表达出四行所遵守的能量规律，而不能传达出四时功能（如冬藏必须变为春夏藏）；如果只采用符合实际的，就没有表达出能量关系。"修正"局限在不改变第一种的能量关系的前提下，便由第一种来表达了相关的能量关系；"修正"的用意是借助行间的能量转移，而使四行合乎四时的特征。这是由四时而推生理，由天而人方法的关键。

如此，便将生理循环与四季运转合一了，统归为适用范围极广的极简

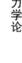

规律中。让不可视的生理规律，归于昭然的四时运行规律中，人道入于天道，这不是一种伟大的科学处理吗？由此可知，中医所谈的行便与循环温熵图循环四分所得的行是不完全相同的。

第四节　病证阴阳律

《伤寒论》的注者多说：腑病热，脏病寒。明明腑也会病寒，脏也会病热，可为什么注者总是视前者是规律，后者是例外？能否将"例外"统一于前者中？

本节探讨的是由阴阳关系决定的病气规律，体系便由阴阳两体组成。析分得更细致的体系，通过合并也终归二分的阴阳体系。

所论内容多是推演和猜测，还需进一步考证。写于此，以期抛砖引玉。

一、阴体与阳体

在循环功能体的二分中，向工质引入能量的是阳体，将工质能量输送出去的是阴体。

1. 六气循环

三阳把外界的能量引进来，再转移给三阴。判据烟由三阳传递给三阴，这就是此阴此阳区分的依据。三阳的功能体为阳体，三阴的功能体为阴体。

2. 藏循环

按左下右上两隅位二分循环，在肝木和心火的吸热功能转移给肾水后，则肺金和肾水便吸热，肺肾便为脏的阳体；肝心便是阴体。按左右两正位二分循环，小肠的吸热转移给膀胱后，吸热的便是大肠和膀胱，大肠和膀胱便组成腑的阳体，胆和小肠便是阴体。

3. 太阳和少阴组成的循环

根据§8-5的内容可知，太阳与少阴形成一循环。显然，太阳为阳体，少阴为阴体。

以上结果，均列示于表9-4-1中。

表 9-4-1　功能体的阴阳

		阳体	阴体
循环	六气循环	三阳	三阴
	脏循环	肺肾	肝心
	腑循环	大肠　膀胱	胆　小肠
	两经循环	太阳	少阴
藏		藏阳	藏阴

4. 藏

稳定工作时，每一藏的能量进出便是平衡的。负责引入能量的功能体为阳体，负责输出能量的功能体为阴体。藏阳体的作用是自外引入含煏能，对外功能为阴；藏阴体的作用是对外输出含煏能，对外功能为阳。前一功能虚，则**藏阴虚**；后一功能虚，则**藏阳虚**。

由于藏的等级低，作用便小，病便不严重。

二、阳体病热，阴体病寒

1. 从自身煏上看

阳体功能盛，则其煏多余，便有煏化热，便显热象。阳体功能虚，有时会有无法完成既定任务而化热的煏，便病热；有时会导致供煏不足，致阴体病寒。阴体功能盛，则其煏不足，便显寒象。阴体功能虚，便接纳不了阳体输送来的煏，这些煏便化热致病。因这些热入不了阴体，便不会是阴体病热，只能是阳体病热，如阴虚导致的肝火和心火。

2. 从病的传变上看

病态是有功能（对应着的能量）没有被整合到体系中，"多余"而显示了出来。功能体在生理中的首要功能是相生，其次是相克。"多余"便首先没有用来相生，便会转而尽量用于相克。额外增多的我克，会导致我克者的相生降低；我克者不能用于相生的部分便易成了"多余"，便病显本气。这是病沿相克关系发生的传变。

阳"多余"便病热，所克的是阴生出的阳，阴生出的阳便少了，阴便显寒象，便病寒。阴"多余"便病寒，所克的是阳生出的阴，阳生出的阴便少了，阳便显热象，便病热。

3. 结论

反例是有的。脏久病阴寒，致供功器供功降低，腑功能便虚弱病寒。再如，肺肾久寒而致肝心寒。新病通常不会出现这样的情况，为什么病久则会出现？答案只有一个，这就是久病耗费了体内的储存，导致内部调节失效。由此可推知，"新""久"便是由调能器调节功能的有效与失效来界分的。在调能器调节能力范围内，无论是本功能体病，还是由相对体传变而来的病，病气的结果是一样的，都是阳体病热，阴体病寒。阴阳都病显本气。

邪气是外界施加的有害作用，便是导致阴阳相分的。相分，阴阳便必定各显本气了。故伤寒症三阳都病热，三阴都病寒。如果不从阴阳相分的角度看，就很难理解同样的邪气为什么入了腑病热，入了脏却病寒。各显本气，就是阴阳相分。和合才健康，故相分为病，为死。

太阴与阳明、厥阴与少阳具有类循环关系，或许也遵守病证阴阳律？如果答案是肯定的，因藏的表里关系隐含于已涉的关系中，那么表里藏也便一定符合病证阴阳律。

三、应用

在病证阴阳律成立时，阳体只病热，阴体只病寒。藏在与不同体组成的体系中，有时为阳体，有时为阴体；藏本身还由阴体与阳体组成，故藏既会病热，又会病寒。当所病只对应一种阴阳时，便知病在该级阴阳中。这是由病性来确定病位。

心病寒，会是肺肾和肝心的阴阳失调导致的，也会是脏与腑失调或少阴与太阳失调的结果。心病热，则只能是藏内循环失调的结果，因后者所涉层级低于前者，故病热之病轻于病寒。肺属六经之三阴，属脏循环之阳，故肺病热，病情多较轻；而肺病寒，却会重，如伤寒。太阳伤寒，不是因为与少阴失调，也不是因为六气循环的阴阳失调，否则，便应病热。病又重，便只能是与影响更大的外界关系失调所致，并且只能是卫气之病，因为卫为阴，外界为阳。太阳中风，可因于营与卫失调所致，病便轻于伤寒。也可因于与外界关系失调而病热，故中风汗出。

第五节　推析脏腑之证

正常时，各部的功能均被整合到了一起，而不会显出各自的独特功能。只有病时，才会显现出"多余"的没有被整合到循环中的功能。最小的"部"当是脏（腑）。因最小，故必被逐步整合到了更大的"部"中。于是，汇聚于脏（腑）的病证，应当包括了从六气、六经到五行的所有"部"的功能失调所带来的病证。失调是体系内某种关系的弱化，这使相应两部发生了一定程度的相分。体系内任一关系弱化，均应有相应的证。由生理模型中存在的关系，便可推知可能存在的证。

河图与六气两模型是并列的横向关系，还是纵向的上下关系？如果是横向关系，两模型所要描述的和适用范围就是一样的，便是对彼此认识的补充。为求认识全面，就应同时运用。如果是纵向关系，则两模型所要描述的就不一样了。全面研究问题时，必须同时采用；分析局部问题时，就要选用对此有专攻的模型。实际上，六经辨证用于外感病，脏腑辨证用于内伤病。这表明，六气与河图是各有专攻的，便是上下关系。对此，第八章已给出了有力的阐述。从十二藏到六经的基本成因，是脏的水火与腑的水火形成了循环，进而借六对司从关系形成了六经。两模型的最小结构单

位好像都是藏，但实际上只有河图是这样的，而六气并不是。六气循环的
最小结构单位是经。经由两藏组成，并且是处于藏五行联系中的两藏。这
与建立藏五行的"自由"藏是不同的。没有河图，便没有联合在一起的脏
五行和腑五行，便没有形成一体的六经，便不会有六气循环。六气循环是
建立在河图基础上的。参见图 9-5-1。

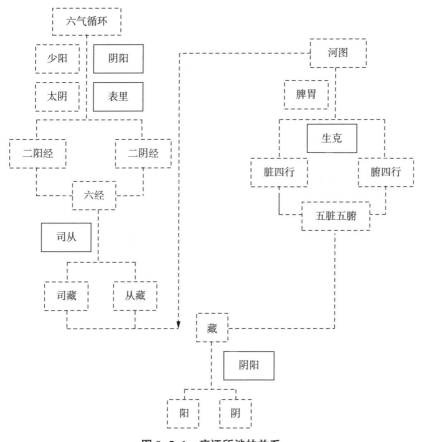

图 9-5-1　病证所涉的关系

　　脏腑之证推析，完全依靠纯粹的理论是不可取的。因为理论结果要服
务于诊疗，对病症的研究还应与诊疗相适应。恢复健康是医学的目的，病
情是决定治疗方案的最重要依据。诊疗的方法与手段便必须与病情相匹配。
外感病对应着六气循环的失调，内伤病对应着河图内关系的失调。由于六
气层级高，六气失调时一般也导致一些河图内部关系失调。反之，河图内
部关系失调多不会导致六气循环失调。

一、外感证——六气循环失调

六气循环建立在河图基础上，是图 9-5-1 中最高一级的关系。伤害这样的关系，需要的作用当是强的，一般来自外界，便属外感。这是外感病多病重的原因。外感难料，发病便突然。

经是六气循环的最小结构单位，经内司从关系是建立六气循环的基础。经内司从关系失调，虽然理论上属于外感的一种，但为什么没有据此分类的证？这表明相应的证并入到了其他关系失调中。要么归入到外感病中了，要么归入到内伤病中了。以经为基础，病致六气循环的三阴与三阳关系弱化，是图 9-5-1 中六气循环中的阴阳关系的弱化。这是循环二分关系失调。病致六行关系和六经表里关系弱化，便是循环的多分关系弱化。

1. 二分关系失调证

三阴与三阳组成循环的阴体与阳体，当关系失调时便有三阴病寒，三阳病热。伤寒一定没有导致司从关系破裂，否则，经内两藏的病气便不会统一起来成为同一个，而有三阳统统病热、三阴统统病寒了。

伤寒破坏了六气循环谐调的二分关系。除此之外，由于经间表里关系是一阳经与一阴经的关系，所以一定还弱化了经间的表里关系。只有表里关系正常，才不会有相应的病证。正如彭子益所说："少阳之阳足，能交厥阴，则肝脏不病寒。阳明之阳足，能交脾土，则脾脏不病寒。太阳之阳足，能交少阴，则肾脏不病寒……太阴之阴足，能交阳明，则胃腑不病热。少阴肾水之阴足，能交太阳，则膀胱腑不病热。"[1] 该类病证，也属于六气症，因为其"病体"是六经。

经的表里关系失调不影响阴阳关系失调的结果，便将两者的综合统称为二分关系失调症。

---

①《圆运动的古中医学》，彭子益著，中国中医药出版社，2007 年 6 月出版，第 33—34 页。

2. 多分关系失调证

按六经在六气循环中所属的五行，各经有其确定的本证，即风热暑湿燥寒。这是六气循环的**六分关系失调证**，都是从本的。但中医学上指出，六气证有从本、从标和从中见的多种情况。这表明一定还有其他关系参与进来了，什么关系？既然有从中见的情况，就一定涉及了经间的表里关系。

六气循环有三对表里经，每一对便是循环的三分。三表里经关系失调，便是循环的三分关系失调。失调的证是什么？没有人给出答案，这很可能是因为单独讨论没有价值，或者不能单独讨论。与六分证合并，是一种合理的理解。由于既有六分关系失调，又有三分关系失调，便统称为**多分关系失调症**。结果，见表9-5-1中的②③④行所示。

表 9-5-1 病气

	外感病						
	六气	厥阴	少阴	少阳	太阴	阳明	太阳
①	二分失调	寒	寒	热	寒	热	热
②	从本气	/	热	暑	湿	/	寒
③	从标气	/	寒	/	/	/	热
④	从中见气	暑	/	/	/	湿	/

	内伤病												
	藏	肝	心包	心	肾	三焦	胆	脾	肺	大肠	胃	膀胱	小肠
⑤	本气	风	暑	热	寒	暑	风	湿	燥	燥	湿	寒	热
⑥	所从气	/	风	/	热	/	暑	/	湿	/	燥	/	寒

	脏腑之证												
⑦	汇总	寒风暑	寒暑风	热寒	寒寒	热暑	热风暑	寒湿	寒燥湿	热燥湿	热湿燥	寒热	热寒

此时的司从关系也可能失调了，但区分出来或不能或不必，便也隐含在多分关系失调症中了。

少阴与太阳形成了循环。太阳是阳体，少阴是阴体。两者的表里关系失调时，便有少阴病寒，太阳病热。然而，少阴也会病热，太阳也会病寒。考虑到病证阴阳传变律，从六气循环上看，这只能是两经的关系失调导致的，便是循环的多分关系失调证了。

二分关系失调和多分关系失调的综合，便有少阴和太阳的病气或从本或从标。这虽与内经给出的六气所从结论一致，但并不能由此推广而认为六经的病气都是这两种关系失调的综合结果。否则，阳明和厥阴就不会只从中见了。消除矛盾的结论恰好是相反的，即在内经所谈的或从本或从标或从中见的病气中，一定不包括二分关系失调所导致的。多分关系失调症独立于二分关系失调症之外。多分失调，指的是在二分关系没有失调时的多分失调。

二、内伤病——河图内部关系失调

1. 司从关系失调证

司从关系奠基于五行，便属河图的一种内部关系。由于从藏之气被统合到了主藏之气中，已经被化为了司藏之气，或说是从气隐含于司气中而不显，故从藏病依然会表现出司藏之气，当然也会表现出本藏之气。由于司藏司化了从藏之气，故司藏病只能表现出本气，而不会表现出从藏之气。比如，太阳经中膀胱水司化，本气寒，病则显寒证，而不会显热证；小肠火从化，本气热，病则既会显热证，又会显寒证。六经的所从证，见表9-5-1中的⑥行所示。

2. 藏五行关系失调证

脏五行与腑五行关系失调，同三阴与三阳关系的失调是对应的，结果便是脏病寒，腑病热。不再论，故图9-5-1中没有标示出脏五行与腑五行间的阴阳关系。

藏的表里关系，是病传化的重要途径。如膀胱病热，肾便病寒。肾寒，散热量便降低了。在尿量不变时，小便便"寒"，小便就清。下焦不热，小便便长。故肾寒则小便清长。表里藏关系失调，并不会导致特别的病气。因为表里关系并不是独立存在的关系，已隐含在河图的两五行循环关系之中了。

藏的表里关系含于河图轴轮模型中，建立六气循环也不需要以该表里关系为前提，这与司从关系不同。故图9-5-1中只标示出了司从关系，而没有标示出藏的表里关系。河图中有两五行。行在五行循环中的关系失调，便显本行之气，见表 9-5-1 中的⑤行所示。

3. 藏内关系失调证

六气循环的阳体发生阴过程，所谓体阳用阴；阴体发生阳过程，所谓体阴用阳。仿此，结合病证阴阳传变律，则藏内循环阴虚（即阴过程弱）便病藏热，如现代中医学上的肺阴虚、胃阴虚等；阳虚（即阳过程弱）便病藏寒，如现代中医学上的肾阳虚、心阳虚等。

藏内也可形成五行和六气，便可由此而进行更细致的研究。凡藏出现没有包含在表 9-5-1 中⑦行的病气，在中医学所论范围内，便是藏内关系失调了。或许是因为病情轻微，没有专门辨析的必要，藏内关系失调症大多数并没有单独辨析出来。只有部分藏内阴阳关系失调症，才单独辨析了出来。

三、脏腑证

脏腑病既会表现为所属六气之本气，又会表现出所属经所从之气，还会表现出脏腑在五行中的本气。病时所见之气，按二分关系失调证或多分关系失调证、藏内关系失调证的顺序，在前的病，在后的也会病。在后的病，在前的可能不病。因为小者（层级低）病，会因大者（层级高）的调整而不病。现代医学中的代偿功能，便因此而成。

在不考虑藏内关系失调症时，各脏（腑）病时可能出现的证汇示于表 9-5-1 中的⑦行中。该结果与下段引文中黄元御的观点大多是相符的[①]。

手少阴以君火司化，足少阴之水从令而化热者，常也；而足少阴之病寒，是从化者自见其本气，以水性原寒；手少阴之病寒，是司化者而见从化之气，以君火原从水化也。足太阳以寒水司化，手太阳之火从令而化寒者，常也；而手太阳之病热，是从化者自见其本气，以火性原热；足太阳之病热，是司化者而见从化之气，以寒水原从火化也。足厥阴以风木司化，手厥阴之火从令而化风，手少阳以相火司化，足少阳之木从令而化暑者，

---

①《四圣心源》，清代黄元御著，中国中医药出版社，2009 年 11 月出版，第 20 页。

常也；而手厥阴之病暑，足少阳之病风，是从化者自见其本气，以火性生暑而木性生风也。足太阴以湿土司化，手太阴之金从令而化湿，手阳明以燥金司化，足阳明之土从令而化燥者，常也；而手太阴之病燥，足阳明之病湿，是从化者自见其本气，以金性本燥而土性本湿也。

有所不同的是黄元御认为三焦相火还会病风，脾土还会病燥。导致这种不同的原因，是因为上面没有接纳黄元御"司化者而见从化之气"的观点。本论虽然认为脾土会因藏内部关系失调而病燥，但此燥的失偏的程度远达不到六气层面上。

第六节　证的热力学解读

无论是六气循环，还是河图循环和五行循环，从生理上说，其组成部分的功能都必须是协调平衡的。由此而言，各部的功能地位都是平等的。一部病，则当引起相关的他部病，各部病的机会也当是等同的。然而，实际并不会如此。因为病还涉各部的"机械"作用，病症便还需借由实践经验来总结。但由能量转换所导致的病症，倒可以借助上面的模型来推延。

一、热证与寒证

通过对中医文献的感悟，笔者认为寒热有三种，具体所指视情而定。内容蜻蜓点水，以满足虚症所论的需要为限。

1. 温度上的

温度高了是热，如内伤发热；温度低了是寒，如肾阳虚的手脚冰凉。

2. 感觉上的

感觉冷是寒，如畏寒与恶寒。感觉热是热，如畏热。按传热学，感到冷是因为产热慢于散热，感到热是因为产热快于散热。冷热之感外化为行为表现，便有"温度趋向性"，这便成为肖小河等提出寒热药性评价的"冷热板示差法"的依据[1]。

外感发烧，营郁致卫气之收虚弱，气不内收便化热而致外热；进而血便不升，能量转化缓慢，由此附生的体内产热便慢，内寒外热，便发烧而恶寒。

含烟能衰变致产热增多，耗费更多津液，从而出现口干、口苦、小便涩痛等热的症状。

3. 活力上的

工质的比烟多了，活力便增加；比烟少了，活力便不足，两种都有相应的病证。烟少，既容易出现烟化热导致热症，如肝阳上亢；也会导致藏功能不达标，正常的产热变少了，便会感觉冷或体温低，从而出现寒证，如心阳虚。产热增减对应着的热证与寒证，便是肖小河等提出寒热药性评价的"微量量热法"的理论依据[2]。

命门所藏精微的活力不足必导致肾寒。对应在脏循环的 T–s 图上，便是心火吸热不足，输出的功与产热就都减少了，如克火和反侮土时的寒水。有时当指终态活力弱，比烟少了，温度低了，如致肝病风的肾寒。

三种寒热都与烟的多寡密切相关，这就是抓住烟能有效立论的原因。

二、阳虚与阴虚

1. 义

虚是功能达不到标准，与实相对。从理论的整体结果上说，阳虚对应着寒症，阴虚对应着热症。但阳虚或阴虚也常常对应着上热下寒，阴阳双虚对应着寒热错杂。

---

[1]《药性热力学观及实践》，肖小河、赵艳玲著，科学出版社，2015 年 1 月出版，第 30—31 页。

[2]《药性热力学观及实践》，肖小河、赵艳玲著，科学出版社，2015 年 1 月出版，第 31—32 页。

阳虚是活力不足，即用以活动的烟不足；阴虚是收纳的烟不足。这种解读不会有质疑，但"你阴虚了"与"你阳虚了"中的观察体是什么？

（1）从循环看

按木火与金水二分，对脏循环而言，则阳虚便是肝心功能之虚弱，阴虚便是肺肾功能之虚弱。对于中土循环而言，阳虚便是脾土功能虚弱，阴虚便是胃土功能虚弱。就脏循环与腑循环的轴轮模型看，黄元御便说，"胃土不降，金水失收藏之政，君相二火泄露而升炎，心液消耗，则上热而病阴虚"[1]，"而木火之生长，全赖脾土之升……脾土不升，木火失生长之政，一阳沦陷，肾气渐亡，则下寒而病阳虚"[2]。

（2）以"两器"为观察体

从对人体之外的作用看，肝木心火为阳，肺金肾水为阴。因脏腑运行与季节同步，便应有肝心应春夏，肺肾应秋冬，这样才会使物候表现为春夏生长、秋冬收藏，养生上便有"春夏养阳，秋冬养阴"。这里所涉功能阴阳所属的观察体，如果认为是储热器和供功器，那么解读起来更简洁。

春，供功器供给肝木的功增多，导致供功器中的烟减少。夏，心火输出到外界的功增多，导致供给供功器的功减少；春夏耗费的热增多，导致体内热源的热能（即命门中的精微）减少。自秋始，心火输出到外界的功得以减少，供功器中的烟因此始得补充。冬，肾水（命门）藏精，体内热源的热能便得以补充。"两器"中的能量需要补充，这是秋冬进补的根本原因。"两器"中的能量是生命的能源，春夏虚秋冬实，故人春夏虚而易病，秋冬实壮而少病。

可将"你"解读为"两器"（供功器和储热器）。这样，便与超出藏而表达"你"的事情相契合。阳虚，便是"两器"输出的热或功少了。阴虚，便是"两器"接受的热或功少了。这样的解读将生理视为以维持"两器"稳定为目标的过程，其中向"两器"引入含烟能的为阴过程，输出含烟能的为阳过程。

①《四圣心源》，清代黄元御著，中国中医药出版社，2009 年 11 月出版，第 54 页。

②《四圣心源》，清代黄元御著，中国中医药出版社，2009 年 11 月出版，第 54—56 页。

2. 阴阳多双虚

病初发，一虚则另一盛，便表现为阴虚阳盛或阳虚阴盛。久病不治，因阴阳各对应着循环的半部，互赖性导致阴阳同消共长。一虚，便必有另一虚，便阴阳双虚。

3. 阳易虚，阴易盛

热力学指出烟能自动变为炴而消减物的运动能力，阳自动退，阴自动进，其表现有高温变低温、阳化阴、热化寒等。于是，便有寒多热少现象。人体所保有的烟储存于供功器和储热器中，便有"病于相火之衰者，十之八九内伤惊悸之证，皆相火之衰也。病于相火之旺者，十之一二而已伤寒少阳有之"[①]；少阴虽是君火司化，葵水从化，却多病寒；胃土虽化燥，但多病湿。如果说上燥必定引起下寒的话，那么下寒却不一定引起上燥。因为上之热是原本要蕴藏到下的烟所化，既变热，下必寒。下寒意味着由下移送到上的烟少了，上便会寒。

君火是功，易变热，病热顺理成章。"凡春分之后，民病喉痛温热，皆君火长气抑郁，因而病热之病"[②]，但彭子益同时认为"如有上热之病，乃在上的相火不能下降，相火燔灼为殃，非君火之过。君火只有不足，不见有余"[③]。黄元御也认为"凡少阴病热，乃受累于相火，此相火之逆也"[④]。两人都认为君火不会化热，这又该如何理解？或许凡君火化热，输出的相火便不足，便一定有相火不降。于是，君火病热便囊括于相火化热之中了吧？

人依赖耗费功以自主活动，提供功是脏腑的根本目的。功（烟）能自发地化为热（热能），热（热能）不能自发地化为功（烟）。动力循环产生出的功（烟），与其任何环节相比都不可能有多余之盛，故彭子益认为"脾土无运化太过之病"。烟的自发贬值会导致烟不足之病，而不会发生太过之

---

① 《四圣心源》，清代黄元御著，中国中医药出版社，2009年11月出版，第24页。

② 《圆运动的古中医学（续）》，彭子益著，中国中医药出版社，2009年6月出版，第6页。

③ 《圆运动的古中医学（续）》，彭子益著，中国中医药出版社，2009年6月出版，第10页。

④ 《四圣心源》，清代黄元御著，中国中医药出版社，2009年11月出版，第22页。

病，故彭子益认为"肾水无封藏太过之病"。

三、燥湿

1. 脾胃的燥湿

中土的确态一定在饱和区，便可用蒸汽质量分数（干度）来衡量燥湿。

根据热力学知，饱和蒸汽经不同的过程膨胀到同一压力时，确态的湿度（与干度的和为1）是不同的。湿度最高的是绝热可逆膨胀的终态，所有不可逆膨胀的终态湿度都变低。如图9-6-1中2′态的干度高于2态的干度。

设图9-6-2中的过程1-2发生在湿饱和蒸汽区，如果因某种原因导致始态的熵增大了，过程线就要右移，变成图9-6-2中的1′-2′线。结果，确态干度便升高了，便会病热病燥。如果因某种原因导致始态的温度降低了，过程线就要下移，变成图9-6-3中的1′-2′线。结果，确态干度便降低了，便会病湿。现实过程都是不可逆的，病时，不可逆度只能升高不会降低。增加的不可逆性必然导致状态移向右下方，在各点增加的不可逆度一样时，结果如同过程线向右下方移动了一段距离。该移动可以分解为右移与下移。当右移的影响更大时，便会病燥。当下移的影响更大时，便会病湿。

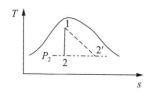
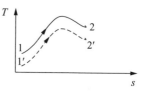

图9-6-1　2′点干度高于2点　　**图9-6-2　右移湿度降低**　　**图9-6-3　下移湿度升高**

（1）肾寒致脾湿

肾水寒，其工质的比熵降低，温度下降，其状态在 T-s 图上便下移；这导致肝木、心火与肺金过程线都下移；脾土是四维脏循环的综合结果，这必然使脾土过程线下移，脾土便病湿了。这就是肾寒致脾湿，水侮土。

（2）热致胃燥

从六气循环看，相火不降则化热而致上热，进而导致阳明的工质初态右移，便导致阳明金燥。这也是火克金。阳明燥，便是胃土与大肠金燥。从实践层面说，上热与金气不降可以互为因果，故中医也常说，金气不降，则上热。

胃土功能失常导致过程不可逆度提升，便导致干度或变高或变低，便或病燥或病湿。

2. 其他燥湿

循环的两半部必须协调地发生改变，否则，两半部便不会接续在一起而维持循环，故循环的一部偏移，另一部也易向同一方向偏移。胃土与脾土形成了中土循环，故脾湿会导致胃湿，胃燥会导致脾燥。

同理，凡具有密切联系的两部间，也容易同时发生同样的病。胃土与大肠金组成阳明，大肠金燥会导致胃燥。脾土与肺金组成太阴，脾湿会导致肺湿。胃土居河图中轴，胃土降则肺金降，胃土燥则肺金也会燥。因工质在肺内始终是过热蒸汽状态，"肺燥"中的"燥"当另有衡量指标，如是过热度变高了。

3. 脾湿致上热下寒

脾土为上下统合的中轴，功能一旦达不到要求，在上的便下不来，在下的便上不去。在上的烟如果化为了热，上焦便现热症。否则，便是功能虚弱，附生的产热不足，便现寒症。在下的精微如果不能输送上去，与之伴随的水液便不能送上去，那么下焦的水液便不会化气，而现寒症。如果在反复的输送中将烟化为了热，则现热症。故黄元御说："上湿则化火而为热，下湿则化水而为寒，然上亦有湿寒，下亦有湿热。"①

若将此理运用于土燥，其病症当是相同的。只是中土病湿者多，病燥者少。

四、各级证

1. 厥阴风木

虽然三焦相火之动受阻于胆木，但由于生命能自主活动，就依然否定

---

① 《四圣心源》，清代黄元御著，中国中医药出版社，2009 年 11 月出版，第 24 页。

不了三焦相火输出给脏是自主的，成为脏循环启动的原动力。在此原动力启动循环后，脏循环方能输出君火，进而方能输出心包相火以启动腑循环，参见图 8–1–1。心包相火虽然也是功，却是因肝木之升方能输出的。心包相火不能自主输出，只能被动地应肝木而行。由此心包相火从化，肝木司化而成厥阴风木。

脏循环不可或离，而腑循环之用可以被替代，故脏循环是生命的代表。自热提取出功的循环，需要对外散炻。脏动力循环输出功的任务，由心火完成；散炻的任务，由肾水完成。肝木直接服务于心火，肺金直接服务于肾水，脏循环便可依据任务目的析分为二。结合隅位析分规则，脏循环便是按左下右上析分了，称此析分为**目的二分**。与此相对的按左上右下的二分，则是根据过程与外界交换能量的特点进行的，称为**过程特点二分**。再进一步，在动力循环中，散炻实是为了获取功，便有木火为主、金水为从。这便是六脏化三阴时，保留了木火而隐身金水的原因。该推演适用于任何动力循环，也便适用于六气循环。六气循环也当按目的二分，其木行与火行当由脏循环而来，这便是厥阴风木和少阴君火，进而便有厥阴风木为始。厥阴风木便成为六气循环之始，肝木便是脏循环之始。化热为功是生命力的体现，生命活动始于厥阴风木，往小里推，直到藏便是肝木。肝木便成百病之长。肝主疏泄，凡病必先有肝木之郁，“以肝木主生，而人之生气不足者，十常八九，木气抑郁而不生，是以病也”“故风木者，五脏之贼，百病之长，凡病之起，无不因于木气之郁”[①]。

六气形成五行循环，“木为水火之中气，病则土木郁迫，水火不交”，在下之阴不能升上来，下便寒，上便热；外阳不能入内，便外燥内湿，故“外燥而内湿，下寒而上热，是以厥阴之病，下之则寒湿俱盛，上之则风热兼作，其气然也”[②]。结合六气循环与时令的关系，便有“凡大寒之后，民病温热、发热、头痛、身疼、倦怠、小儿麻疹皆木气生气不畅，疏泄化风之病”[③]。从五行的轴轮关系看，便有“然土气不升，固赖木气以升之，而木

①《四圣心源》，清代黄元御著，中国中医药出版社，2009 年 11 月出版，第 21 页。

②《四圣心源》，清代黄元御著，中国中医药出版社，2009 年 11 月出版，第 21 页。

③《圆运动的古中医学（续）》，彭子益著，中国中医药出版社，2009 年 6 月出版，第 6 页。

气不达，实赖土气以达焉。盖厥阴肝木，生于肾水而长于脾土，水土温和，则肝木发荣，木静而风恬，水寒土湿，不能生长木气，则木郁而风生"[1]。

2. 少阴君火

脏循环启动自三焦相火入肝木，亦即入厥阴。三焦相火与胆木合而为少阳，故胆木降足，则三焦相火入脏便足；进而厥阴升足，则少阴君火足。按十二经气关系，肝木之升与胆木之降相连。故彭子益说："如木气充足，甲木下降有力，乙木化生清阳，则君火不病热也。"[2]

君火是功，是扩收的三焦相火，来自脏循环。脏循环虽是动力循环，本对外提供功，然而脏循环的启动却需要耗费相火。相火充足与否，成为脏循环正常与否的关键。三焦相火不足，工质所含焓下降便阴变，便致木行在 T-s 图上的终点移向右下方。进而心火也如此移动，当右移程度更大时，便会病热，故黄元御便说："凡少阴病热，乃受累于相火，实非心家之过。"从三焦相火入肾水看，相火化上热则必肾寒。从少阴看，有心火不降之上热，便有肾水不升之下寒。故黄元御接着说："而方其上热，必有下寒，以水火分离，而不交也。见心家之热，当顾及肾家之寒。"[3]

3. 少阳相火

功是任何系统运行的原动力。生理所涉循环的原动力是相火。三焦相火启动脏循环，脏循环向供功器输出功，供功器输出心包相火以启动腑循环。三焦相火是生命之源，作用自然甚大，故彭子益专门论述了相火与整个循环和六经的其他五经间的关系[4]。

据六气循环模型，作用在中轴上的是太阴湿土与少阳相火，君火并不直接与中轴作用，而是先经供功器贮存后再转输给中轴，下周期循环所耗

---

[1]《四圣心源》，清代黄元御著，中国中医药出版社，2009 年 11 月出版，第 21 页。

[2]《圆运动的古中医学（续）》，彭子益著，中国中医药出版社，2009 年 6 月出版，第 6—7 页。

[3]《四圣心源》，清代黄元御著，中国中医药出版社，2009 年 11 月出版，第 22 页。

[4]《圆运动的古中医学（续）》，彭子益著，中国中医药出版社，2009 年 6 月出版，第 8—10 页。

的功便来于此，即君火而后少阳相火，故彭子益说"君火不生土，相火乃生土"①（在不区分君火与相火时，如同两火合为一火，依然是火生土，五行关系依然没有破坏）。

作为启动生命之始的三焦相火，不可能由其他引发其运动，必是自发的。相火属功，是能质最高的能量，既不可能也不必由其他来引发变化，故黄元御说"相火本自下行"。"相火下行"，指相火自供功器降于命门中。"相火上行"，指三焦相火随肾肝之左升而上升，两种说法本质上没有冲突。相火不降之病，不是三焦相火的问题，而是与之形成少阳的胆木的问题。胆木对应的是需要耗费功（心包相火）的非自发过程，容易不降，进而导致三焦相火不降，故"凡上热之证，皆甲木之不降，于三焦无关也"②。胆木不降，理论上当是心包相火不能满足胆木的需要而导致的。心包相火来自脏循环向供功器提供功，不降当因于脏循环虚弱。这，又会因于三焦相火不升。此升此降相互纠缠，终究因于胆木不降，因运化的阻力终究来自非自发的腑循环。故《素问·六节藏象论》说："凡十一脏，皆取决于胆也。"启动生命的三焦相火虽能自动输送出来，却要受制于胆木之降，大而视之便是受制于敛阳的腑循环的运转。运则出，不运则不出。这是生命惜用相火（功）的重要表现，故"相火无燔灼太过之病，有相火不降之病"③。

相火不降之因，从经看，是胆木不降；从腑五行看，还有中轴胃土不降；从河图本源图看，会有肺金不降。相火能否自供功器输送出来，受制于胆木；能否被脏接收，又受制于脏，便可追因到肺金。至于到底因于何腑何脏，并不能全由理论推延出来，而要结合实践结果。黄元御说："相火本自下行，其不下行而逆升者，由于戊土之不降。戊土与辛金，同主降敛，土降而金敛之，相火所以下潜也。戊土不降，辛金逆行，收气失政，故相火上炎。"④

功是能，属阳；水是物，属阴。人体的"工质"实是水汽。三焦相火是起动功，水汽是不可或离的"工质"。生理启动必是三焦相火与水汽的联

①《圆运动的古中医学（续）》，彭子益著，中国中医药出版社，2009 年 6 月出版，第 9 页。

②《四圣心源》，清代黄元御著，中国中医药出版社，2009 年 11 月出版，第 23 页。

③《圆运动的古中医学》，彭子益著，中国中医药出版社，2007 年 6 月出版，第 9 页。

④《四圣心源》，清代黄元御著，中国中医药出版社，2009 年 11 月出版，第 23 页。

中医理论热力学论

动。相火不降，则脏循环不左升，水液便不会内藏于脏中，便表现为下寒而遗尿或下热而闭隆（膀胱主降，热则不降便闭隆）。

相火潜于肾水中，是说肾水压缩水汽并散热而成为比烟更高的水汽，终态比烟越高，则肝木之升的动力越足。如果可以简单地认为启动耗费的相火（功）与所得到的成果即君火间存在着正相关的话，那么就可以说"凡肾水耗伤之家，君火暗弱，思想迟钝，神明减少，此皆水少，封藏的相火不多故也"[1]。

4. 太阴湿土

在六气循环中，两阴左升，两阳右降。太阴土居中轴，左升。太阴湿，在 $T\text{-}s$ 图上的过程线下移，温度降低，输出的功便下降，轴运便不灵。对应到四维循环上，则两阴左升不力，两阳右降不能。左升不力，在下的热能（精微）不能升于上，上化功之热少，烟便少，附生的产热也就少了。三方面的寒都占全了，上便显寒症；本应在上化为功的烟因不能达于上而只能化为在下之热时，下便显热症。右不降，则少阳相火不降便化为热，上便显热症。下便缺少运化的烟（相火），活力便弱，便显寒症。正如黄元御所说"上湿则化火而为热，下湿则化水而为寒，然上亦有湿寒，下亦有湿热。""湿旺气郁，津液不行，火盛者，熏蒸而生热痰；火衰者，泛滥而生寒饮，此湿寒之在上者。湿旺水郁，膀胱不利，火衰者，流溢而为白淫；火盛者，梗涩而为赤浊，此湿热之在下者"[2]。

从河图的中土看，脾土湿而不左升，则胃土不右降。从脏四维循环看，脾不左升则肾水与肝木便不左升，心火与肺金便不右降。

5. 阳明燥金

按六气循环，少阳相火之降首先受阻于阳明燥金。只有阳明燥金有效运转起来后，少阳相火才能被有效利用而不化热。结合六气循环的工质流

---

[1]《圆运动的古中医学（续）》，彭子益著，中国中医药出版社，2009 年 6 月出版，第 10 页。

[2]《四圣心源》，清代黄元御著，中国中医药出版社，2009 年 11 月出版，第 24 页。

向来说，阳明燥金降，相火方降而不逆升，"秋分之后，金气当权，收令大行，相火下降，不再逆升，万物归根。人身亦相火下降，根气加增，精神强健，中气充足，无动关乎生死的时令病"[①]。

金行因不可逆度升高致功能不达标，使在 T-s 图上的过程线移向右方时，确态的干度便提高，便病燥。欲使变燥了的金行终态达标，便需耗费更多的功。这会使原本正常的少阳相火不降而化热，便上热。阳明燥金不右降，敛阳功能便不达标，下便必寒。故黄元御说"燥为寒热之中气，上燥则化火而为热，下燥则化水而为寒"[②]。

胃土为何有时病燥，有时病湿？胃土与大肠金形成阳明，燥因于大肠金燥。大肠金病燥致使在 T-s 图上的过程线右移，并进一步导致与其配合的其他四维行的过程线右移。四维腑确态的干度便提高了，作为四维腑循环总结果的胃土便燥了。中土循环右上段的脾土下移致湿时，与之配合的胃土也必发生相应的下移，结果也必湿。胃湿因于脾土湿。

6. 太阳寒水

按六气循环，太阳寒水是收藏外阳（烟）的终点。外阳收藏与太阳寒水之右降关系甚大，不降则化烟为热。"冬温乃阳气失根，外泄化热之病。即不发现于冬时，必发现于春初"[③]。

太阳经不降，据其组成，便有膀胱经不降与小肠经不升。小肠经不升，人体便无能量来源，必内寒。蕴烟之精不藏于肾水，肾水便寒。膀胱经不降，据经气关系有肾经不升（肾寒），进而心经不降。少阴经不降，进而使得营不外发，也得到了内寒的结论。故黄元御说"阳藏则外清而内温，阳泄则内寒而外热，外易寒水而为热火，内易温泉而为寒冰，外愈热而内愈寒，生气绝根，是以死也"[④]。

---

① 《圆运动的古中医学（续）》，彭子益著，中国中医药出版社，2009 年 6 月出版，第 8 页。

② 《四圣心源》，清代黄元御著，中国中医药出版社，2009 年 11 月出版，第 26 页。

③ 《圆运动的古中医学（续）》，彭子益著，中国中医药出版社，2009 年 6 月出版，第 8 页。

④ 《四圣心源》，清代黄元御著，中国中医药出版社，2009 年 11 月出版，第 27 页。

主要参考资料

1.《圆运动的古中医学》，彭子益著，中国中医药出版社，2007 年 6 月出版。

2.《圆运动的古中医学（续）》，彭子益著，中国中医药出版社，2009 年 6 月出版。

3.《四圣心源》，清代黄元御著，中国中医药出版社，2009 年 11 月出版。

4.《工程热力学》，严家騄、王永青著，中国电力出版社，2014 年 8 月出版。

5.《热力学分析》，朱明善、陈宏芳等著，高等教育出版社，1992 年 8 月出版。

6.《彭子益医学丛谈》，彭子益著、张宗详整理，中国医药科技出版社，2018 年 4 月出版。

7.《中医基础理论》（第 2 版），印会河、童瑶著，人民卫生出版社，2013 年 1 月出版。

8.《易学十讲》，邹学熹著，四川科学技术出版社，1989 年 7 月出版。

9.《黄元御医书全集》，黄元御著，中医古籍出版社，2016 年 1 月出版。

10.《中医发生学探微》，谭春雨著，中国中医药出版社，2013 年 9 月出版。

11.《从热力学角度审视和研究中医药》，肖小河、王永炎著，摘自《国际生物信息与中药论丛》，新加坡医药卫生出版社，2004 年出版。

12.《药性热力学观及实践》，肖小河、赵艳玲著，科学出版社，2015 年 1 月出版。

13.《中医入门》，秦伯未著，人民卫生出版社，2006 年 1 月出版。

14.《图注八十一难经释》，王树权著，中国中医药出版社，2010 年 1 月出版。

后 记

　　由于跨学科研究，本书的出版大费周章。在种种努力失败后，侥幸拨通了肖小河教授的办公电话。当我说明书稿主题后，他十分爽快地接受了鉴阅的请求。几个小时后，肖教授便给我打来了电话，并给了我宝贵的鼓励性评价。这个评价，至今难忘。他认为："本书内容具有独创性，值得出版。"此时，我向他提出了作序的请求，没想到他愉快地接受了，自此，事情便有了转折。因为该书稿内容是利用物理学科相关知识来研究中医理论，对责任编辑也有较大的挑战性。感谢中医古籍出版社王梅老师，她敢于承担的魄力，促成了本书的出版。国家电网有限公司技术学院分公司的同事马明礼老师花费了大量精力，精心绘制了本书的全部图表，并修正了多处错误。在此，向以上各位表示真诚的谢意！

　　为使读者阅读顺利，特建立了一个钉钉交流群，欢迎大家扫码以加入。让我们一起学习，共同成长，联系邮箱 LWF_LC@126.COM。

李　诚

2022 年 11 月

扫码进群